Médecine et médecins au Proche-Orient ancien

Médecine et médecins au Proche-Orient ancien

Textes réunis par

Laura Battini

et

Pierre Villard

Actes du Colloque International
organisé à Lyon les 8 et 9 novembre 2002,
Maison de l'Orient et de la Méditerranée

BAR International Series 1528
2006

Published in 2016 by
BAR Publishing, Oxford

BAR International Series 1528

Médecine et médecins au Proche-Orient ancien

ISBN 978 1 84171 750 0

BAR Publishing is the trading name of British Archaeological Reports (Oxford) Ltd. British Archaeological Reports was first incorporated in 1974 to publish the BAR Series, International and British. In 1992 Hadrian Books Ltd became part of the BAR group. This volume was originally published by John and Erica Hedges Ltd. in conjunction with British Archaeological Reports (Oxford) Ltd / Hadrian Books Ltd, the Series principal publisher, in 2006. This present volume is published by BAR Publishing, 2016.

Printed in England

BAR
PUBLISHING

BAR titles are available from:

BAR Publishing
122 Banbury Rd, Oxford, OX2 7BP, UK
EMAIL info@barpublishing.com
PHONE +44 (0)1865 310431
FAX +44 (0)1865 316916
www.barpublishing.com

Florent

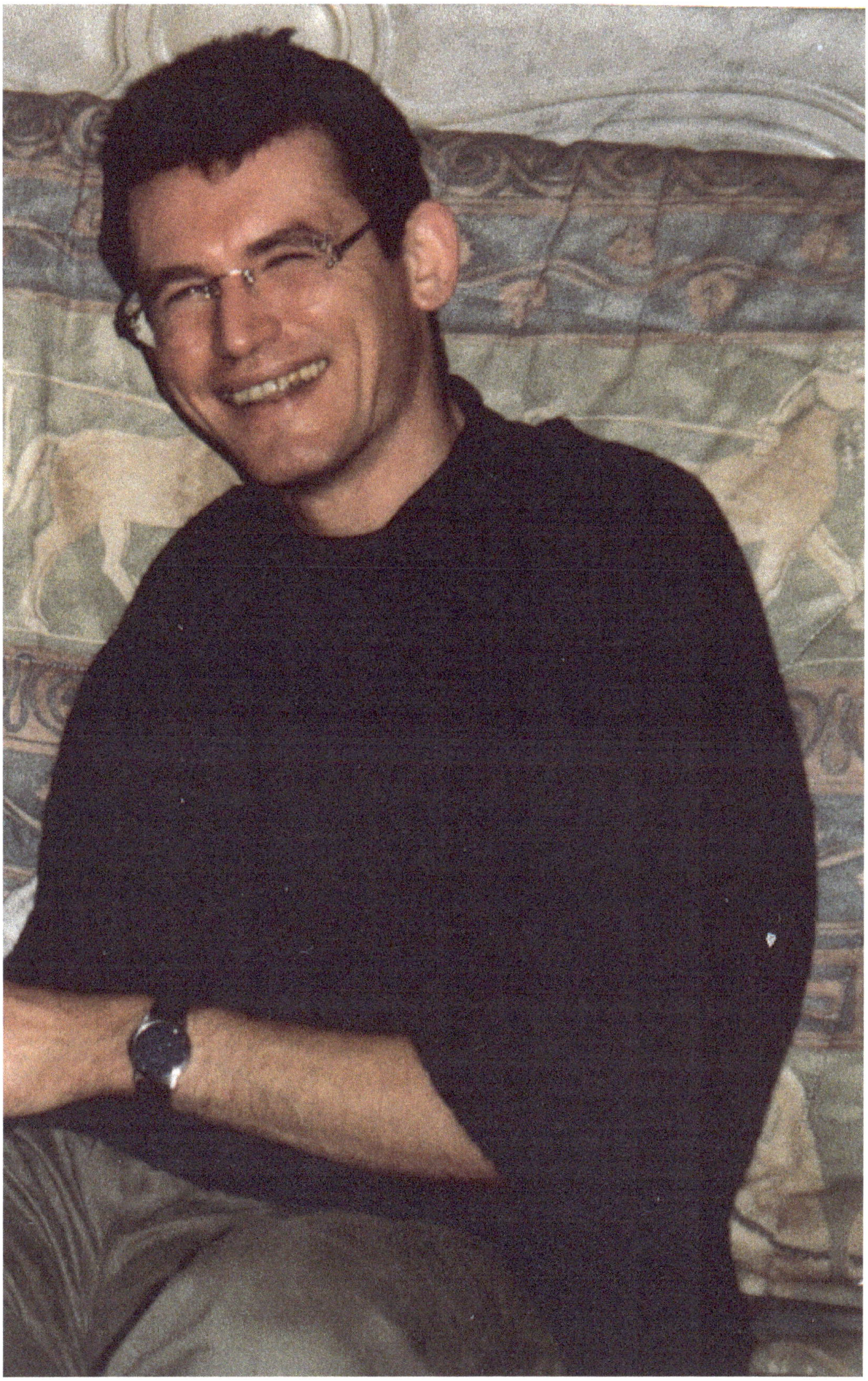

Ce livre est dédié à la mémoire de

FLORENT INGOLD

(26 mai 1964-19/20 février 2001)

chercheur en chimie, cher ami et compagnon de route,

frère rigolo et passionné, mort de coma diabétique

à l'âge de 37 ans.

DEDICACE

Il est difficile de parler d'un être humain en quelques lignes. Il nous a semblé offensant pour notre ami Florent de ne mettre que deux lignes à côté de sa photographie. Surtout en raison de sa mort précoce et imprévue, qui a laissé dans le désarroi profond tous ses amis et sa famille.

Florent était né en Alsace, à Retzwiller, avait perdu tôt son père et avait toujours dû travailler pour poursuivre ses études à l'université de Strasbourg. Chercheur en chimie, il avait travaillé dans plusieurs institutions étrangères, notamment au Japon, en Grande-Bretagne et en Hollande. Il aimait la peinture, la photo, la musique, le cinéma, le vélo, les chats et surtout Daniela...

Sa disparition imprévue laisse de profondes interrogations sur notre parcours terrestre qui semblent peut-être en partie apaisées par les mots de l'écrivain italien Remmert:

> « "Pardonnez-moi (...) mais ... voilà... qu'est-ce qui vous garde en vie ?" (...)
> "Les gens. Les gens qui vivent autour de moi... les gens que je rencontre et qui ne cessent de me surprendre... les gens comme toi" »
> (E. Remmert, *Rossenotti*, p.178-9)

Il reste tout de même un grand vide.

Puisses-tu reposer en paix!

TABLE DES MATIERES

LISTE DES FIGURES

LISTE DES TABLEAUX

PREFACE

Ce livre est le résultat d'une rencontre féconde entre historiens des textes, historiens des images et médecins. Les communications réunies ici ne sont qu'une partie de celles qui ont été présentées à la Maison de l'Orient et de la Méditerranée de Lyon, les 8 et 9 novembre 2002 (voir le programme ci-dessous). Pour les autres contributions, une plus longue attente aurait compromis la parution de l'ouvrage et il ne nous était plus possible de retarder encore la publication de ces actes.

Voici quel était le programme du colloque:

Vendredi 8 novembre 2002, après-midi:
J.-M. DURAND (Professeur au Collège de France), "Remarques sur le vocabulaire de quelques parties du corps".
I. L. FINKEL (Assistant Keeper au British Museum), "Larsa-Period Medicine at Ur".
J. RITTER (Maître de conférences à Paris X), "Deux vues obliques sur les textes médicaux paléo-babyloniens".
P. VILLARD (Professeur à Clermont-Ferrand II), "Les guérisseurs à la cour néo-assyrienne".
F. JOANNES (Professeur à Paris VIII), "Traitement des malades et *bît hilṣi* en Babylonie récente".

Samedi 9 novembre, matin
N.P. HEEßEL (Assistant à l'Université d'Heidelberg), "The Name of the Disease. Towards an Understanding of Babylonian Classification of Diseases".
Docteur P.L. THILLAUD (Chargé de conférences à l'E.P.H.E. IVème section, Sorbonne), "Première approche d'une paléopathologie du Proche-Orient ancien".
R.D. BIGGS (Professeur à l'Oriental Institute, University of Chicago), "The Human Body and Sexuality in the Babylonian Medical Texts".
A. CANCI (Assistant à l'Université de Pise): "Life and Death in Ancient Qatna (Central Syria): Results of the First Palaeopathological Study".
M. STOL (Professeur à la Vrije Universiteit, Amsterdam), "The Digestion of Food According to Babylonian Sources".

Samedi 9 novembre après-midi:
F. LE MORT (Chargé de recherche au CNRS, Lyon), A.N. BASAK (Bogazici University, Dept of Molecular Biology and Genetics, Istanbul, Turquie), C. CHATAIGNER (CNRS, Lyon), Y.S. ERDAL (Hacettepe University, Dept of Anthropology, Ankara, Turquie), H. OZBAL (Bogazici University, Dept of Chemistry, Istanbul, Turquie), M. ÖZBEK (Hacettepe University, Dept of Anthropology, Ankara, Turquie), PASCALE PERRIN (CGMC-UMR 5534, Université Claude Bernard - Lyon 1), G. O. TADMOURI (Dept. of Biology, Fatih University, Istanbul), L. ZAHED (American University, Dept of Pathology, Beyrouth, Liban), "Des modifications osseuses à l'ADN: les anémies héréditaires dans les populations anciennes du Proche-Orient".
L. BATTINI (Chargé de recherche au CNRS, Lyon), "Les images de la naissance".

J.-C. GOYON, Professeur émérite à Lyon 2 a dû annuler sa communication, qui se serait intitulée: "Égypte pharaonique : une thérapeutique anti-venins. Le Verbe et l'Acte".

REMERCIEMENTS

Nous n'aurions pas pu organiser cette rencontre sans l'aide de nombreuses institutions.

L'Institut Fernand Courby et l'Université Louis Lumière de Lyon 2 nous ont épaulé financièrement et ont suivi avec attention les différentes étapes de préparation du colloque.

Nous avons également reçu des subventions du Ministère des Affaires Étrangères, de l'Association des Amis de la Maison de l'Orient, ainsi que des services culturels de la Région Rhône-Alpes et de la Ville de Lyon.

Au sein de Maison de l'Orient et de la Méditerranée, l'aide de plusieurs collègues, en particulier de Monique Fabre, nous a été précieuse.

Nous tenons à remercier vivement Marie-Françoise Boussac, alors directrice de l'Institut Fernand Courby, pour ses encouragements et ses conseils, ainsi que l'UMR 5133, dirigée par Pierre Lombard, sous les auspices de laquelle ce livre a pu se réaliser.

Enfin, un grand merci à tous les participants qui se sont prêtés au jeu de véritables échanges entre des points de vue assez différents.

INTRODUCTION

Tenu dans une ville d'ancienne tradition médicale, le colloque "Médecine et médecins au Proche-Orient ancien" proposait à ses participants de réfléchir aux divers aspects liés à l'état sanitaire des populations de l'Antiquité ou aux connaissances et pratiques médicales des Anciens, sans imposer de problématique plus précise. De fait, les contributions réunies dans ce volume explorent de nombreuses pistes, qui s'ordonnent toutefois autour de quelques thématiques principales.

Autour de la paléopathologie

Les problèmes théoriques soulevés par la paléopathologie, discipline médico-historique qui a pour objet de retrouver la trace des maladies sur des restes humains anciens ou à partir de représentations anthropomorphes sont exposés en détail par P. Thillaud. Des quatre branches de cette discipline, paléopathologie organique, ostéo-archéologie, paléogénétique et iconodiagnostic, la première a parfois donné des résultats spectaculaires mais n'est pas applicable aux études proches-orientales, faute de matériaux - tissus momifiés - à analyser. Cela explique que les études paléopathologiques soient jusqu'à présent bien moins développées pour l'Asie occidentale que pour l'Égypte, les restes osseux constituant le principal matériel utilisable. Afin de présenter l'état actuel de la recherche, P. Thillaud propose une synthèse des études ostéo-archéologiques concernant les régions proche-orientales, depuis le néolithique jusqu'à la période byzantine, publiées depuis les années 1970. Le tableau que l'on peut dresser montre que les données disponibles sont très inégales selon les régions, puisque le matériel étudié provient à 75% d'Israël, de la Turquie ou de la Jordanie. C'est pourquoi la documentation ostéo-archéologique de Tell Mishrife en Syrie centrale (l'ancienne Qaṭna), présentée par A. Canci et D. Morandi-Bonacossi est particulièrement bienvenue. L'analyse de six squelettes provenant d'un petit cimetière de l'Âge du Fer II permet de mettre en évidence des anomalies de développement de caractère héréditaire et surtout des déformations et pathologies liées à un travail agricole intensif (piochage, mouture des céréales, récolte des fruits).

La contribution de F. Le Mort *et alii*, consacrée aux anémies héréditaires chez les populations anciennes du Proche-Orient relève quant à elle à la fois de l'ostéo-archéologie et de la paléogénétique. L'étude du matériel osseux permet de postuler la grande ancienneté de certaines anémies héréditaires, alors que des analyses génétiques effectuées sur des patients, originaires de dix populations méditerranéennes différentes ont permis de retracer l'origine de l'une des plus fréquentes mutations β-thalassémiques présentes dans le bassin méditerranéen (la mutation IVS-I-110). Cette mutation serait probablement apparue en Anatolie ou au Levant, il y a 9 à 10 000 ans, et sa diffusion aurait été facilitée par le fait que les porteurs hétérozygotes étaient plus résistants à la malaria que l'ensemble de la population.

En marge de la paléopathologie, dont l'objet d'étude est constitué essentiellement par les restes humains, la documentation écrite apporte aussi des informations sur l'état sanitaire de certains groupes. Les archives néo-babyloniennes que traite F. Joannès offrent de nombreux exemples d'individus qui se déclarent malades ou sont décrits comme tels. Les lettres des thérapeutes néo-assyriens attachés à la cour impériales, étudiées par P. Villard, permettent d'autre part de dresser un tableau des symptômes qui affectèrent divers membres de la famille royale à la fin du règne d'Assarhaddon. Malgré la précision de certaines observations, il reste presque impossible d'établir des diagnostics rétrospectifs et il n'est même pas sûr qu'Assarhaddon ait été le roi maladif que l'on décrit souvent.

D'autre part, si l'iconodiagnostic ne peut guère donner de résultats probants dans l'identification des états pathologiques, la documentation iconographique intéresse l'histoire de la médecine dans la mesure où elle offre des scènes qui peuvent avoir un rapport avec des pratiques médicales. C'est en particulier le cas des scènes d'accouchement, dont L. Battini a réalisé l'inventaire critique.

Thérapeutes et pratiques thérapeutiques

Plusieurs contributions évoquent à des degrés divers les thérapies mises en œuvre dans l'antiquité. On trouve en particulier un certain nombre de prescriptions dans les textes médicaux cités par M. Stol, à propos du système digestif. L'article de R. D. Biggs étudie d'autre part les rituels *šaziga*, destinés à soigner les troubles de l'érection et dresse la liste des parties ou sécrétions du corps humain utilisées dans la confection de remèdes. La correspondance des guérisseurs néo-assyriens contient aussi divers remèdes ou rituels thérapeutiques proposés à Assarhaddon et à sa famille. Pour ce qui est de la pharmacologie, l'étude de F. Joannès fournit de nombreuses indications sur les plantes et autres substances utilisées dans la fabrication de produits aromatiques et de remèdes. La documentation provenant des grands sanctuaires néo-babyloniens, jusqu'à l'époque séleuco-parthe, permet d'avancer l'hypothèse selon laquelle ces institutions disposaient de jardins servant à cultiver des plantes aromatiques, mais aussi d'officines de traitement des aromates, appelées *bît hilṣi*, dont la production était en partie destinée au culte, mais servait également à des usages médicinaux, pour soigner le personnel malade.

Les spécialistes chargés d'appliquer ces thérapies se répartissaient en deux grandes catégories: les *āšipu*, "exorcistes", et les *asû*, "médecins". Évoquant le débat déjà ancien sur les compétences respectives de ces deux professions, R. D. Biggs remarque opportunément que ces traductions sont purement conventionnelles, tout en soulignant que l'*asû* était principalement un herboriste. Les deux types de guérisseurs sont amplement documentés par les archives royales d'époque sargonide, ce qui permet à P. Villard d'étudier leurs relations d'un point de vue pratique. Il en ressort que lorsqu'ils étaient au service d'un souverain, ils opéraient en étroite collaboration, utilisant indifféremment la littérature technique relevant de l'*āšipūtu* ou de l'*asûtu*. On peut aussi constater qu'une part importante de leur service consistait en la surveillance des jeunes enfants de la famille royale, ce qui vient rappeler à quel point la petite enfance représentait un âge critique.

Les représentations du corps

La connaissance qu'avaient les Anciens du corps humain et la façon dont ils se représentaient ce corps est évidemment en étroite relation avec l'étude de la médecine antique. À propos du vocabulaire relatif aux parties du corps, J.-M. Durand commence par rappeler comment les contextes des lettres de Mari permettent de préciser le sens de deux mots susceptible d'avoir une connotation sexuelle, *sūhatum* et *pahallum*. L'étude plus détaillée d'un troisième terme, *lipištum*, est l'occasion de proposer une méthode d'enquête lexicologique. Après avoir rappelé les conclusions de ses prédécesseurs ainsi que les raisonnements qui les avaient motivées, J.-M. Durand envisage les contextes les plus clairs tirés des documents épistolaires de Mari, qui suggèrent nettement les sens de "sang" ou de "race". Il analyse pour finir les raisons d'une évolution sémantique entre la période amorrite, où le terme était d'un usage courant et le premier millénaire, où il est confiné à la littérature technique.

Consacrée à la digestion de la nourriture d'après les sources babyloniennes, la contribution de M. Stol envisage aussi les désignations de certaines parties du corps. Les différents organes que les Anciens associaient au processus digestif font l'objet d'une étude qui s'appuie principalement sur les textes "médicaux" relevant de l'*āšipūtu*, mais qui a aussi recours à des sources plus larges, incluant les ouvrages d'extispicine ou les textes littéraires. M. Stol peut ensuite considérer la façon dont les Babyloniens visualisaient les processus à l'œuvre à l'intérieur du ventre, ce qui lui permet de la comparer avec les conceptions médicales des Grecs.

Se limitant volontairement à ce qu'il définit comme "littérature médicale", R. D. Biggs y cherche les éléments relatifs à la sexualité ou à des phénomènes liés à la sexualité, tels que la menstruation. L'étude des rituels *šaziga* permet en particulier d'envisager la façon dont les Mésopotamiens considéraient les troubles sexuels et les moyens d'y remédier. Un point important est que l'activité sexuelle n'est pas envisagée dans ce type de textes à des fins de procréation, le point de vue étant seulement celui du plaisir. Cette littérature renseigne aussi sur les associations établies entre puissance sexuelle et certains animaux, contribuant ainsi à l'exploration de l'imaginaire mésopotamien.

Les images peuvent enfin apporter une contribution importante à l'étude des représentations du corps. Les images mésopotamiennes de la naissance montrent l'existence de deux types d'accouchement, l'un en position accroupie, qui est le plus fréquent, l'autre en position allongée. Si des raisons médicales ou des phases successives peuvent entraîner l'une ou l'autre de ces positions, la vraie distinction concerne le style de la représentation, un style cursif pour la majeure partie des images et un style soigné pour les autres. Cette différence est probablement socio-économiquement significative. Mais dans tous les cas, les images de la naissance avaient aussi une fonction prophylactique, comme le démontrent le lieu de leur découverte, les nombreux symboles qui les accompagnent et le fait de pouvoir être portées sur la personne.

LES IMAGES DE LA NAISSANCE EN MÉSOPOTAMIE

L. BATTINI
UMR 5133, CNRS
Maison de l'Orient, Lyon

Dans toutes les sociétés, anciennes comme modernes, la naissance est un moment d'une grande importance et d'une grande puissance. Pourtant, en Mésopotamie, les images concernant ce moment ne sont pas très nombreuses et elles sont limitées à deux supports, la glyptique et le relief, en terre cuite et en métal. Le but de cet article est à la fois une définition des images de la naissance et une tentative de compréhension de leur signification dans le contexte de la société mésopotamienne[1].

I: PROBLEMES CONCERNANT LES IMAGES

Lorsqu'on parle des images, on s'attire souvent des critiques à cause de la nature et de l'utilisation de ce type de sources[2]. Les images sont en effet d'interprétation difficile, car elles sont strictement liées à la société qui les a produites et également sujettes à un langage précis, et donc à des règles qui peuvent ne pas être bien comprises aujourd'hui. Ces images participent à un imaginaire collectif hautement symbolique et polysémantique[3], centré sur des concepts-clés pas toujours évidents étant donné la distance entre l'antiquité et aujourd'hui. S'ensuivent des difficultés et des risques d'anachronisme dans la lecture et l'interprétation actuelle des images anciennes[4]. À tout cela, s'ajoutent deux autres problèmes: d'abord, la différence entre l'expression artistique des élites sur laquelle les textes contemporains peuvent nous éclairer un peu et celle plus populaire qui ne semble pas trouver facilement un écho dans les textes littéraires[5]. Un autre problème fort complexe dans l'étude des images est la perpétuelle évolution des symboles utilisés à différentes époques: ces apparentes contradictions rendent souvent la tâche d'explication difficile.

Ainsi, les images de la naissance n'ont pas été réalisées pour nous donner une idée de la manière dans laquelle se déroulait un accouchement. Elles sont d'ailleurs limitées en quantité et en catégories de

---

[1] Si aujourd'hui la naissance est vécue comme un moment positif (on parle d'un "heureux événement" selon les mots aussi de G. Coulon, 2004, p. 221), en revanche dans les sociétés anciennes, la naissance est ressentie comme un moment négatif, à craindre, source de soucis pour la mère, pour l'enfant à naître ou pour tous les deux (V. Dasen [éd], 2004, *passim*). En effet, ce sont les complications des accouchements et les infections ou hémorragies conséquentes qui sont la cause principale de mortalité des femmes dans le monde ancien (cf. M. Stol, 1995, p. 128). Une fois conjurés presque complètement les risques liés à l'accouchement et à ses suites, l'espérance de vie des femmes est désormais supérieure à celle des hommes en Occident.

[2] Cf. P. L. Thillaud dans cet ouvrage.

[3] Voir en particulier P. Amiet, 1956, 1973, 1977, 1980, 1992, 1994; M.B. Garrison, 1989; M. Tosun, 1956. Surtout les concepts religieux sont polysémantiques (A. Peatfield, 1994, p. 151; C. Renfrew, 2001, p. 137-138).

[4] Sur ces dernières difficultés voir en dernier: A. Peatfield, 1994, p. 149-155: "our notions of validity in interpretation and explanation are strongly influenced by our own cultural heritage: we interpret within our own context and that should not surprise us. But that is not an admission of failure. (...) We set out to discover the possible rather than forever regretting the impossible" (*ib.*, p. 151).

[5] cf. P. Amiet, 1994, p. 25; F. A. M. Wiggermann, 1998-2001, p. 46-53; J. Assante, 2002, p. 6-14.

supports. Et elles utilisent des éléments qui appartiennent au domaine symbolique plus que réel. Mais il est aussi évident que les artisans qui ont façonné ces images ne les ont pas inventées complètement, ils se sont inspirés du quotidien. Ne pas analyser ces images tout en les repoussant dans le douteux reviendrait à vouloir limiter d'avance la connaissance des sociétés antiques[6]. Une contradiction qui marque les études sur le Proche-Orient ancien est d'un côté l'utilisation des images par les paléo-zoologues et les archéologues pour des questions concernant les animaux et de l'autre le refus des paléo-pathologues d'en tenir compte[7]. Il est clair qu'on ne peut pas étudier ces images sans essayer d'en comprendre l'époque et la société auxquelles elles s'adressaient et sans avoir testé leur solidité et leur degré de fiabilité. Si l'iconographie est souvent méprisée, cela dépend aussi en partie de l'attitude des auteurs qui trop souvent s'arrêtent à l'aspect descriptif des images, sans essayer de relier ces dernières à la société qui les a faites et aux différents concepts que ces images véhiculent[8]. Mais une analyse historique et symbolique des images peut apporter des connaissances nouvelles à la compréhension des hommes de Mésopotamie.

II: LES IMAGES D'AVANT LA NAISSANCE

La représentation figurative en Mésopotamie, comme dans le reste du Proche-Orient et aussi en Égypte, n'a pas concerné particulièrement les enfants et cela est d'autant plus vrai pour leur naissance[9].

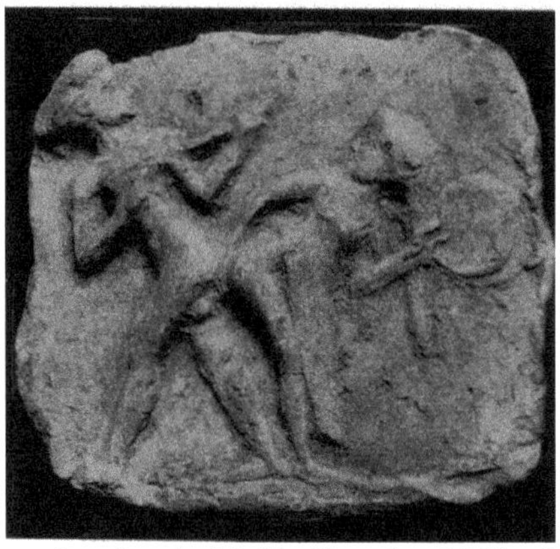

Figure 1: Terre cuite, d'après M.-Th. Barrelet, 1968, pl. LVI, n. 591)

Actuellement, on dispose d'un certain nombre d'images de couples qui font l'amour[10] **(Fig. 1)**. Il s'agit de quelques sceaux et plaques perforées protodynastiques[11] et de plaquettes et modèles de lits en terre cuite

---

[6] Cf. aussi les remarques de P. Amiet (1973, p. 1 et 33; *Id.*, 1992, p. 66; *Id.*, 1994, p. 19 et p. 25) D. Beyer (2004, p. 39-49), W. W. Hallo (dans l'introduction de B. Buchanan, 1981, p. ix), E. Porada (1975, p. 164 et p. 171), M. Tosun (1956, p. 49-59). D'ailleurs, déjà E. Pottier dans l'introduction à la publication de la glyptique du Louvre faite par L. Delaporte soulignait l'importance des sceaux pour comprendre la société ancienne (dans L. Delaporte, 1920, p. vii). Selon E. Reiner, qui citait D. Bynum, les sceaux mésopotamiens sont des citations symboliques liée au culte et au rite mais pas au mythe: il n'ont pas une volonté de raconter un fait, mais juste de faire allusion à des personnages et à des thèmes facilement reconnaissables à l'époque. Ce qui complique leur compréhension aujourd'hui, puisqu'il n'y a pas de connexion évidente entre les images et les textes mythiques et magiques (E. Reiner, 1987, p. 28-30).

[7] Voir ci-dessous l'article de P. L. Thillaud.

[8] Cf. les regrets d'A. Green sur l'analyse superficielle de l'iconographie (A. Green, 1986, p. 143-145).

[9] Pour le Proche-Orient ancien voir D. Parayre, 1997, p. 59-82. Et pour l'Égypte, voir E. Feucht, 2004, p. 33-53.

[10] Pour une synthèse des représentations des scènes d'accouplement, voir J. S. Cooper, 1972-1975, p. 259-269. Les représentations et la documentation écrite attestent l'existence de plusieurs positions pour les actes sexuels (J. C. Pangas, 1988, p. 211-226). L'acte par derrière est également attesté sans être mal considéré (J. C. Pangas, 1988, p. 220). Cette manière de faire l'amour constituait d'ailleurs l'une des méthodes anticonceptionnelles "naturelles". Un texte en babylonien standard (CT 31) donne des conseils aux hautes prêtresses pour éviter la grossesse: "la haute prêtresse aura des rapports per anum pour éviter de rester enceinte" (CAD s.v. *erû*, p. 325b). Et la découverte de plaquettes "érotiques" dans les temples a peut-être une signification rituelle, ce qui donc pourrait expliquer pourquoi l'acte sexuel est souvent "a tergo".

de production populaire d'époque paléo-babylonienne et médio-assyrienne[12]. Mais ni les unes ni les autres de ces images n'ont été conçues pour illustrer les premiers moments de vie de l'enfant et souvent ces images ont une valeur rituelle et propitiatoire[13].

Selon un proverbe sumérien "la conception est douce, c'est la grossesse qui est amère". Et selon un autre proverbe "donner un prêt est doux comme faire l'amour, mais le reprendre est pénible comme d'avoir un bébé"[14]. Ces proverbes semblent avoir un écho dans les représentations figuratives: si les images d'accouplement sont très nombreuses, celles de la grossesse (*merû*[15]) sont peu fréquentes. Il existe en Palestine deux figurines féminines enceintes, une chalcolithique et une tardive. La plus ancienne[16], retrouvée à Be'er Safad (proximité de Beerscheba), représente une femme qui se distingue de la majeure partie des statuettes féminines par l'absence des formes généreuses canoniques et parce qu'elle a pour ventre une grosse protubérance conique au centre de laquelle se trouve un trou. La figurine plus récente, datée au IVe siècle av. J.-C.[17], présente un ventre arrondi, comme quelques terres cuites phéniciennes datées à l'époque néo-babylonienne ou perse[18].

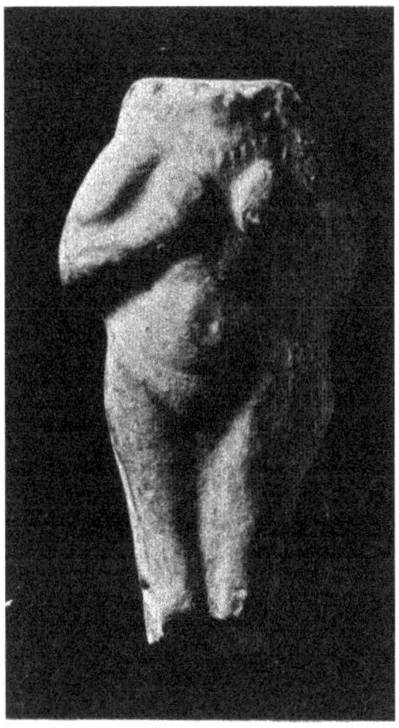

Figure 2: Terre cuite d'après L. Legrain, 1930, n.59

Les textes montrent la connaissance des mécanismes de la fécondation, de la grossesse et de ses possibles problèmes, même si parfois cette connaissance est mêlée à des idées curieuses. Je ne reviendrai pas sur ces aspects qui ont été traités de manière approfondie par M. Stol: M. Stol, 2000, p. 1-48 (cf. aussi *Id.*, 1995, p. 128-129).

[11] Pour les sceaux, voir par ex. L. Legrain, 1936, n. 365-369 et n. 385; B. Buchanan, 1966, n. 254; H. Frankfort, 1955, n. 340, n. 559 et n. 796; cf. N. Karg, 1984, p. 32-34. Pour les plaques perforées, voir J. Böese, 1971, taf. IV,1.

[12] Par exemple pour l'époque paléo-babylonienne: M.-Th. Barrelet, 1968, n. 527, n. 591, n. 628, n. 744; R. Opificius, 1961, p. 166-168, n. 604-615; B. Hrouda, 1981, pl. 28, IB 955 et pl. 29 IB 1189; B. Hrouda, 1987, IB 1347 (Pl. 21); D. McCown, R. Haines et D. P. Hansen, 1967, pl. 137, n. 4 et 7. Pour l'époque médio-assyrienne: W. Andrae, 1967, pl. 45, p. 103-104. Pour les modèles de lits voir en dernier N. Cholidis, 1992, pl. 38, pl. 40-42.

[13] Comme par exemple la plaque perforée protodynastique retrouvée dans le temple d'Abu à Tell Asmar (J. Böese, 1971, taf. IV,1).

[14] *CAD* A_1, p. 288b.

[15] F. A. M. Wiggermann, 1998-2001, p. 49.

[16] O. Keel et S. Schroer, 2004, fig. 9. Conservée au Museum de Jérusalem.

[17] I. Seibert, 1973, pl.75 gauche.

[18] Conservées au Musée de Fribourg en Suisse (Sammlungen BIBEL+ORIENT): O. Keel et S. Schroer, 2004, fig. 201-203.

Mais en Mésopotamie on ne dispose pas d'images sûres de femmes enceintes. L'élément de base pour l'identification d'une grossesse est naturellement la taille du ventre. Il existe quelques terres cuites de femmes nues avec un ventre arrondi, qui pourraient faire penser à une grossesse[19] **(Fig. 2)**.
Mais aucune certitude n'existe, puisque les formes généreuses des femmes sont de bons auspices pour la fertilité. Dans ce sens, l'accentuation des formes féminines ne veut pas forcément signifier une grossesse. Pourtant, ces figurines se différencient des autres au ventre plat et une raison pourrait être l'expression d'une grossesse. D'ailleurs, il est difficile de croire à l'absence d'images de grossesses dans une civilisation qui était particulièrement sensible au renouvellement de la vie, de la végétation, des animaux et des hommes et qui faisait commencer l'année au moment le plus propice à la fécondité. Et surtout il s'agit d'hommes qui mouraient tôt, où la mortalité infantile était très élevée, la mort en couches banale, donc la reproduction si importante... D'ailleurs, même si elle n'est pas non plus très fréquente, la représentation de la grossesse semble plus commune en Égypte[20]. Il est alors possible qu'il ait existé des images mésopotamiennes de grossesse, mais sous des conventions qui aujourd'hui ne sont pas encore comprises. Un autre problème consiste dans la grande quantité de figurines féminines nues qui en apparence sont identiques, mais qui en réalité dans la position des membres inférieurs et supérieurs et dans les gestes des mains doivent faire allusion à des moments particuliers de la vie. Parmi ces figurines liées au concept de fertilité, comme le démontre aussi leur nudité et l'accentuation de leurs organes sexuels, certaines ont la main sur le ventre **(Fig. 3)**, par ex. à Isin les terres cuites paléo-babyloniennes IB 1167, IB 1034, IB 1251, IB 1235[21].

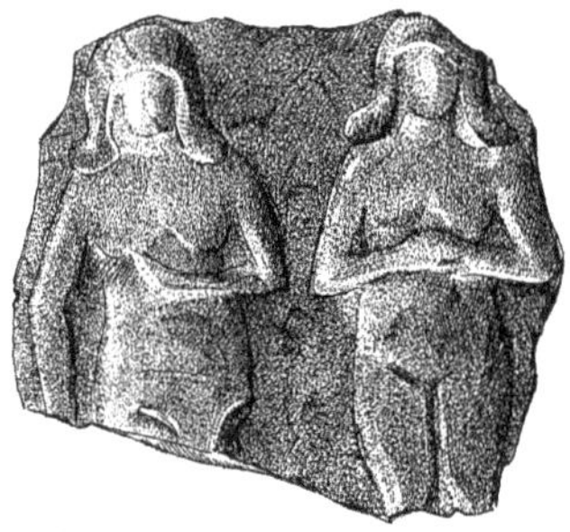

Figure 3: Terre cuite d'Isin (d'après B. Hrouda, 1981, pl. 29, IB 1235)

Cette attitude, si typique des femmes enceintes, pourrait faire penser à la représentation d'une grossesse, mais on ne dispose d'aucune certitude. Et ce geste pourrait aussi servir à mettre en valeur les qualités demandées aux femmes, leur rôle de reproductrices[22]. Il existe, pourtant, une autre possibilité, déduite d'un des deux seuls exemplaires proche-orientaux d'époque historique montrant de manière sûre un accouchement **(Fig. 4)**[23]. La femme qui accouche dans l'épingle du Luristan se tient les seins avec ses mains et ce geste interprété comme lié à l'aspect nourricier de la femme pourrait mieux s'interpréter comme un geste courant chez une femme enceinte.

---

[19] Par ex. Ch. Ziegler, 1962 n. 275; L. Legrain, 1930, n. 57-59, 60, 65.

[20] C. Spieser, 2004, p. 55-70. Mais en Grèce aussi, les représentations de femmes enceintes ne sont pas abondantes (H. Cassimatis, 1985, p. 19-21).

[21] B. Hrouda, 1981, pl. 28 et 29.

[22] Ce rôle a fortement influencé l'image de la femme dans la Bible (K. Pfisterer Darr, 1994, p. 17-30), et par conséquence aussi dans l'Occident chrétien.

[23] Il s'agit d'une épingle à disque en bronze, du Luristan (haute de 24,9 cm et ayant un diamètre de 10,9cm, acquise en 1939 par le Louvre - AO 25006 -: P. Amiet, 1976, fig. 189, p. 81. Voir aussi O. Muscarella, 1981, p. 337 et note 64 à la même page) et du sceau MNB 1465 (ici, fig. 6).
À l'époque préhistorique, plusieurs figurines de Catal Höyük montrent un accouchement en position assise (J. Mellaart, 1967, p. 181-182, fig. 52 à p. 184, pl. 67, 68 et IX). Cette position semble la plus répandue et depuis la plus haute époque.

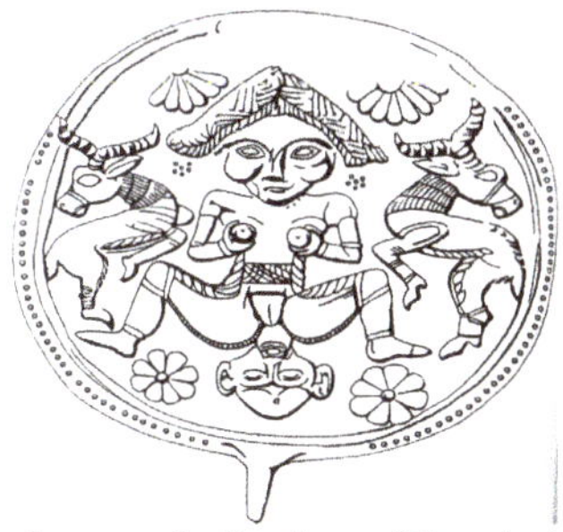

Figure 4: Epingle en bronze du Luristan (d'après P. Amiet, 1976, fig. 189)

Ainsi, on pourrait expliquer l'existence des nombreuses figurines féminines qui se tiennent un sein avec chaque main **(Fig. 5)**, position qui est bien distincte de celle d'autres figurines qui tiennent les bras repliés sous les seins.

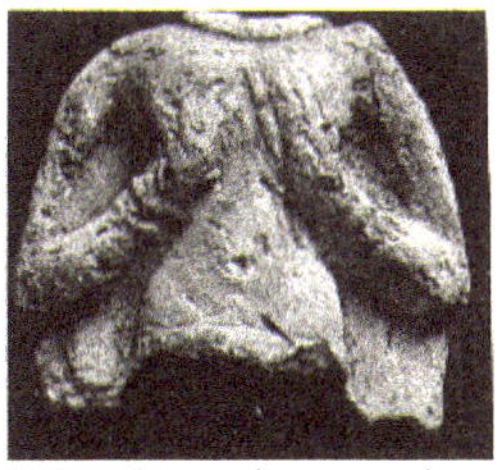

Figure 5: Terre cuite d'après (M.-Th. Barrelet, 1968, pl. LXII, n. 661)

III: LES IMAGES DE LA NAISSANCE

Il n'est pas facile d'étudier les images de la naissance. À l'heure actuelle, il n'y a pas eu d'étude sur le sujet car il n'y a aucune image qui puisse être identifiée sans aucune hésitation à une scène d'accouchement, à part deux cas, l'un iranien (une épingle en bronze du Luristan)[24] et l'autre mésopotamien (un sceau: voir ci-dessous, section III.1). Donc, on part d'un constat déjà assez surprenant par rapport à d'autres société anciennes: les images d'accouchement ne sont pas très "lisibles" pour nous, ce qui ne veut pas dire qu'elles n'existent pas. Mais à cause de la distance du passé, il est difficile d'identifier aujourd'hui ces images. Il est possible aussi qu'une signification symbolique se cache derrière ces images, en rendant plus difficile la lecture.

III.1: Images sûres de la naissance

Un cas mésopotamien sûr de scène d'accouchement est constitué par le sceau du Louvre MNB 1465[25] **(Fig. 6)**. Une femme nue, les jambes écartées, appuie sa main droite sur le genou droit, la main gauche fait le même mouvement, mais entre le genou gauche et la main gauche se trouve quelque chose de lecture complexe (voir ci-dessous). À ses côtés, se trouve un homme debout qui tient dans la main gauche un couteau. Derrière l'homme debout est gravée une inscription dont deux traductions forts différentes ont été données (cf. ci-dessous). En bas de la scène, un personnage masculin allongé, sa jambe gauche touchant presque les pieds de la femme, les muscles du corps et surtout des jambes fortement soulignés, le sexe visible.
Ce sceau n'est pas d'interprétation facile puisque à ma connaissance il est le seul à présenter une scène pareille[26]. Les interprétations précédentes ont trop fixé leur attention sur le couteau, et à cause de la

[24] Il s'agit d'une épingle à disque en bronze, du Luristan (P. Amiet, 1976, fig. 189, p. 81). On ne tiendra pas ici en compte cet exemplaire, puisqu'il ne concerne pas la Mésopotamie. Mais dans cette scène également, l'accouchement se fait en position accroupie.

[25] L. Delaporte, 1920, T. 88, p. 8, pl. 4 (6) (cf. aussi I. Seibert, 1973, fig. 19; D. Collon, 1987, n. 636).

[26] Cf. les remarques de B. Teissier sur les scènes "uniques" (*Ead.*, 1984, p. xxviii). Il existe deux scènes semblables mais pas tout à fait identiques: une dans la glyptique (AO 15474, voir ci-dessous, section III.4) et une dans une esquisse (J. Asher-Greve, 1995, fig. 3b). À Tell Aliabad on a retrouvé une scène semblable sur une jarre (cf. J. Asher-Greve, 1985, n. 218 et S. Mazzoni, 2002, p. 369).

nudité de la femme et de la présence du couteau, plusieurs auteurs y ont vu une scène de violence sexuelle[27]. Il me paraît difficile, vu la mentalité mésopotamienne, qu'une personne ait pu porter un sceau représentant un viol. D'ailleurs, on pourrait penser qu'une scène de viol aurait fait du tort au propriétaire du sceau, dont on lirait l'identité sur l'inscription du sceau ("Eshag descendant de Lugal-Uru"[28]).

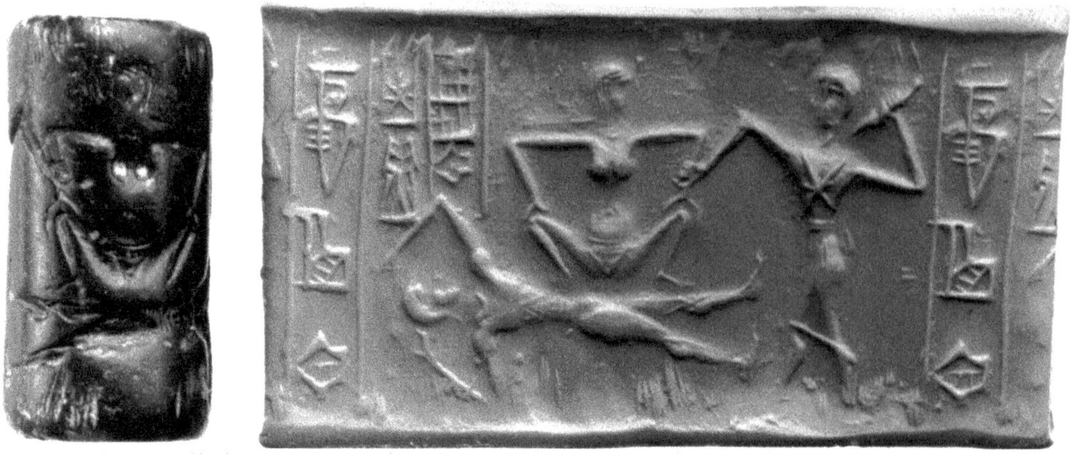

Figure 6: Sceau cylindre et son empreinte, MNB 1465, Louvre, Dist RMN/ ! Les frères Chuzeville

En effet, l'association de l'image et de la présumée inscription de propriété aurait laissé entendre que sa filiation n'était pas aussi sûre qu'il le réclamait. Et enfin, s'il s'agissait vraiment d'une scène de viol, il faudrait expliquer pourquoi la femme est déjà nue et dans cette position bizarre qui n'est pas spécifique à un acte sexuel.

Une autre interprétation, déjà formulée par L. Delaporte, a été soutenue il y a presque une soixantaine d'années par Maurice Lambert[29]: si Delaporte hésitait pour comprendre la scène entre une naissance et un acte sexuel, pour M. Lambert le sceau représentait sûrement une naissance. M. Lambert pensait même pouvoir identifier la naissance en question: il s'agirait de celle du prince Enannatum I ou de son fils Entemena, né de la déesse Lugal-URU-KAR^{ki} comme le confirmerait l'inscription évoquant la maison d'accouchement. Il traduisait en effet l'inscription ainsi: "(dans) l'E-shag, la mère (qui) enfante (c'est) Lugal-URU+KAR^{ki}"[30]. Pierre Villard me signale qu'il vaut mieux choisir la transcription de M. Lambert que l'on peut moderniser ainsi: é-shà ama-tud lugal-uruxkár^{ki}[31]. Cette inscription est donc la preuve que la femme représentée dans le sceau est bien en train d'accoucher. Le sceau, en outre, est intéressant, puisqu'il prouve l'existence d'un lieu particulier où les femmes d'une certaine condition pouvaient accoucher, un peu sur le modèle de la "demeure pourpre" (et le rouge n'est pas un hasard) à Constantinople[32].

En partant de l'interprétation de Maurice Lambert[33], on peut affiner la compréhension des images du sceau: la femme est nue et dans cette position bizarre car elle vient d'accoucher. Rien n'indique pourtant sa nature divine. L'élément de lecture difficile qui se trouve entre le genou gauche de

[27] L. Delaporte avait suggéré que l'homme au couteau menace la femme accroupie (1920, p. 8). Mais un homme armé qui menace une femme nue ne semble pas une scène possible dans l'univers sigillographique mésopotamien. B. Buchanan trouvait lui aussi la scène "violente" (*Id.*, 1981, p. 201).

[28] Traduction donnée dans D. Collon, 1987, p. 147. Elle suivait la traduction de L. Delaporte (1920, p. 8).

[29] L. Delaporte, 1920, p. 8; M. Lambert, 1948, p. 199-202.

[30] M. Lambert, 1948, p. 199.

[31] Qu'il soit ici remercié.

[32] C'est dans la "demeure pourpre" qu'accouchaient les impératrices de Byzance (E. Patlagean, 1985, p. 555).

[33] Que l'on ne suit qu'en partie: primo puisqu'on ne peut pas croire à la divinité de la femme et de l'homme au couteau (dieu accoucheur selon M. Lambert, 1948, p. 201), secundo puisqu'on ne croit pas que l'homme (adulte) allongé sous les pieds de la femme soit son bébé qui aurait ces grandes proportions à la suite d'une convention artistique ou idéologique (l'entrée dans la vie d'adulte équivaudrait à une naissance) selon M. Lambert, 1948, p. 201-202.

la femme et la main droite de l'homme debout est le nouveau-né. Il ne peut en effet pas s'agir de la main de la femme, ni de celle de l'homme debout, car elle serait disproportionnée et en plus on n'arriverait pas à comprendre pourquoi il y a une grosse protubérance au milieu de l'avant-bras de la femme. On peut ainsi distinguer sous cette petite tête deux bras, un tronc très mince et deux petites jambes qui se trouvent à califourchon sur le genou de la maman. Dans ce cas, le bras de la maman est seul représenté, sa main restant derrière le bébé. L'homme qui tient le couteau, dès lors, est probablement en train de couper le cordon du bébé[34]. Par contre, il reste à expliquer la figure énigmatique qui se trouve allongée sous la femme en train d'accoucher (son mari? démon? figure prophylactique?). S'agissant d'un homme, il y a des fortes présomptions pour penser au père de l'enfant, donc la scène montrerait deux moments distants dans le temps: l'amour et ensuite la naissance qui en est le fruit. Et même s'il n'y avait pas le bébé, l'explication du sceau resterait la même (dédoublement de l'action avant et pendant la naissance) puisque ici l'inscription aide à l'interprétation du sceau[35].

III.2: Images probables de la naissance

Cette scène d'accouchement unique dans la présence du bébé se révèle essentielle pour la compréhension et la recherche d'autres scènes similaires. Ici, comme dans l'épingle à disque en bronze du Luristan, l'accouchement se fait en position accroupie, les jambes écartées. C'est aussi la position des figurines néolithiques de déesses-mères en train d'accoucher de Catal Hüyük[36]. Et d'ailleurs cette position accroupie a été souvent interprétée comme une scène d'accouchement[37]. Alors, en partant de cette position féminine, on peut vraisemblablement retrouver d'autres scènes d'accouchement, que le bébé soit représenté déjà sorti ou pas encore, ce qui expliquerait son absence.

La femme accroupie est un motif récurrent dans l'imaginaire mésopotamien. Jusqu'à maintenant les chercheurs interprétaient ce motif comme une scène sexuelle[38]. Mais il est indispensable de distinguer trois types de scènes qui en apparence similaires ne sont pas tout à fait identiques: d'une part, une femme seule accroupie, de l'autre une femme accroupie sur un homme ou sur un sexe masculin et en troisième lieu une femme avec un homme, les jambes entremêlées, pas tout à fait en position accroupie[39]. Dans le premier type de scènes la femme est seule, et aucun acte sexuel n'est suggéré, tandis qu'au contraire la position, la nudité de la femme et l'insistance sur le sexe, les seins et le ventre laissent penser qu'on a voulu la représenter dans son rôle de reproductrice. La majeure partie des sceaux analysés dans cet article appartiennent à ce groupe. Le deuxième type de scène est connu par de rares images: deux sceaux, une esquisse sur pierre et quelques figurines en terre cuite[40]. On y voit une femme accroupie représentée sur un homme au sexe bien visible ou bien sur un sexe masculin (*pars pro toto*[41]). Pour des raisons de compréhension, lorsque l'homme n'est pas représenté directement, mais à travers son sexe, la femme n'a pas la position accroupie "typique", c'est-à-dire qu'elle fléchit ses jambes mais que son bassin ne touche

---

34 Dans les textes c'est un roseau taillé en lame de couteau qu'on utilise pour couper le cordon (M. Stol, 2000, p. 141-144).

35 Comme le faisait aussi remarquer M. Lambert (1948, p. 201). Mais ce n'est pas toujours le cas (W. H. Hallo, dans Buchanan, 1981, p. xiv-xv; B. Teissier, 1984, p. xxviii).

36 J. Mellaart, 1967, p. 181-182, fig. 52 à p. 184, pl. 67, 68 et IX.

37 La littérature sur l'interprétation de femmes accroupies comme accouchement n'est pas inexistante: l'ont suggéré L. Delaporte (1920, p. 8), M. Mallowan (1935, p. 79), M. Rostovtzeff (1937, p. 19-20), M. Lambert (1948, p. 199-202), O. W. Muscarella (1981, p. 336), J. Asher-Greve (1985, p. 41-42).

38 J. Asher-Greve, 1985, p. 39-42; B. Buchanan, 1981, p. 200-201; S. Mazzoni, 2002, p. 367-374. Mais J. Asher-Greve donne plusieurs interprétations: 1) scène érotique; 2) scène de grossesse; 3) scène d'accouchement (*Ead.*, 1985, p. 41-42). Et aussi B. Buchanan pensait qu'il pouvait s'agir de scènes de grossesses (1967, p. 279).

39 B. Buchanan (1981, p. 201) considérait que dans cette scène la femme est accroupie. En réalité (cf. L. Legrain, 1936, n. 365-366) elle a les jambes entremêlées avec son partenaire: elle n'appuie pas son bassin et ses pieds par terre tout en rehaussant les genoux à la hauteur de la taille, comme dans la position accroupie.

40 Voir: AO 15474 (ci-dessous, section III. 4), J. Asher-Greve (1995, fig. 3b), B. Hrouda (1987, IB 1427, pl. 21), D. McCown (1967, pl. 137: 6).

41 Ici de toute évidence l'acte sexuel est suggéré malgré l'absence de partenaire masculin ou plutôt son remplacement par une partie de lui.

pas le sol. Ces scènes évoquent certes des rapports sexuels mais dans deux cas il y a probablement deux moments successifs qui sont représentés: la relation sexuelle féconde et l'accouchement qui s'ensuit (cf. section III.1 et III.4). Dans le troisième type de scène, enfin, la femme n'est pas accroupie: elle mêle ses jambes à celles de son partenaire, et la signification de la scène est assez évidente[42].

Le rôle de reproductrice est très évident dans le sceau Legrain 1936 n. 268 **(Fig. 7)**. On y voit une femme au sexe bien défini, dont on distingue aussi la vulve, les seins assez gros et le ventre arrondi. Les bras sont largement ouverts, les cheveux partent dans tous les sens. En revanche, aucune distinction du visage n'est manifeste, comme dans la majeure partie des sceaux de ce type: l'important, donc, n'est pas la caractérisation physionomique de la femme, mais son corps.

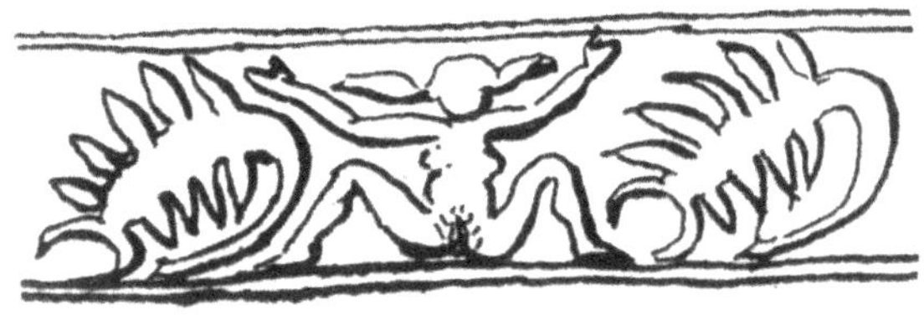

Figure 7: Empreinte de sceau protodynastique d'Ur (d'après L. Legrain, 1936, n. 268)

La présence dans le sceau Legrain 268 de deux scorpions, la queue vers le bas, confirme l'idée de l'accouchement, suggérée par de nombreux éléments. Car selon des textes plus tardifs[43] le scorpion est lié à la définition du sexe du bébé. On pourrait objecter que les textes dont on dispose ne sont pas contemporains de l'image et qu'on ne peut donc pas les utiliser[44]. Pourtant, même sans cette référence littéraire, le scorpion, véritable animal fétiche dans l'imaginaire mésopotamien, est très souvent lié aux femmes. Par la manière de sa reproduction, les oeufs, et par leur nombre élevé, cet animal est un symbole évident de fécondité[45]. En outre, à l'époque protodynastique, donc contemporaine du sceau Legrain n.268, il est vraisemblablement lié à Inanna, déesse de "la fertilité sous toutes ses formes"[46]. Car sa nature ambivalente, la femelle tue le mâle après l'accouplement, rappelle les sacrifices imposées par Inanna à ses amants.

Les sceaux Legrain 1936 n. 269, n. 270 et n. 42 et Moorey 1979 n. 597 montrent une femme nue dans la même position accroupie que le sceau Legrain 268 et aussi en partie accompagnée par les mêmes éléments.

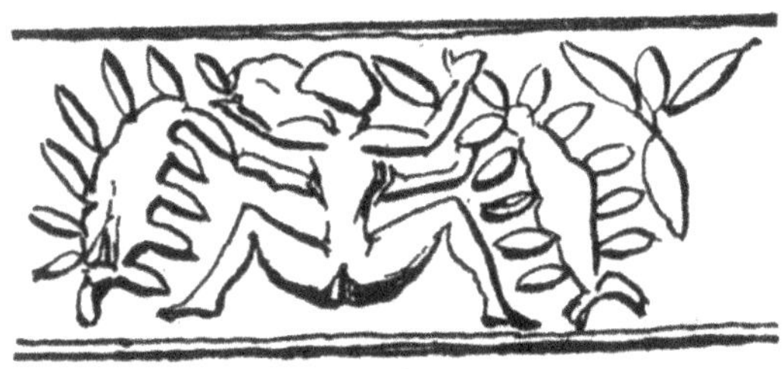

Figure 8: Empreinte de sceau protodynastique d'Ur (d'après L. Legrain, 1936, n. 269)

[42] Cf. par exemple: L. Legrain, 1936, n. 365, n. 366.

[43] H. Hunger, 1992, 147: r . 2-4; 307: 1-2; 480: 7-8.

[44] Mais si on accepte les recherches d'analogie entre l'ancienne Mésopotamie et des sociétés actuelles, alors on peut aussi par ANALOGIE utiliser des sources qui d'ailleurs VIENNENT de la même culture pour essayer de comprendre une situation certes plus ancienne mais qui a des continuités importantes avec ce que les textes décrivent (et certes plus qu'avec les sociétés contemporaines): cf. aussi I. Winter, 1999, p. 249-250.

[45] L. Battini, sous presse et à paraître. Plusieurs auteurs ont toujours souligné l'importance du scorpion comme symbole de fertilité (cf. E. van Buren, 1937, p. 1-2, p. 12-18; B. Teissier, 1984, p. 11; S. Mazzoni, 1992, p. 35-43 et *Ead.*, 2002, p. 367).

[46] L. Battini, sous presse et à paraître. La définition entre guillemets est celle de F. Bruschweiler, 1987, p. 78.

Il n'y a que des détails qui changent, comme le type d'animal qui entoure la femme, bien que le choix est toujours d'animaux qui font beaucoup d'oeufs, claire allusion bénéfique aux naissances répétées[47].

Dans les sceaux Legrain 269 **(Fig. 8)** et 270 l'ouverture du vagin est dessinée comme dans le sceau Legrain 268. La femme, toujours nue, les mains toujours à la hauteur de la tête, les cheveux en l'air, n'a pas de visage défini. Deux animaux l'accompagnent: dans le sceau Legrain n.269, la femme est accompagnée par deux scorpions qui présentent la queue vers sa poitrine. Cette position d'un côté confirme l'insistance sur les caractères féconds de la femme et de l'autre elle montre que la disposition des "éléments secondaires" n'est pas anodine, mais strictement en rapport avec le sujet principal de la scène[48].

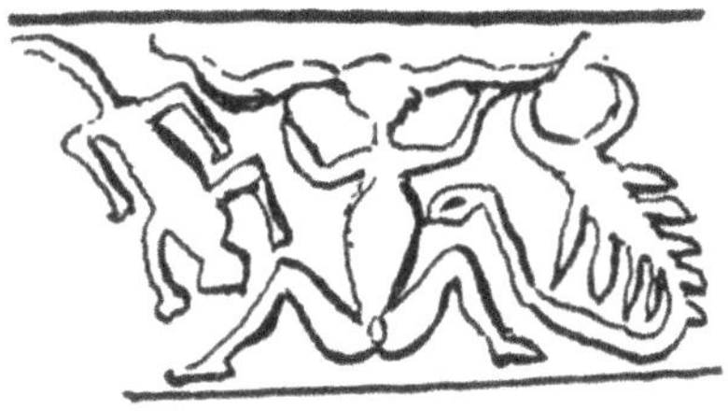

Figure 9: Empreinte de sceau protodynastique d'Ur (d'après L. Legrain, 1936, n. 270)

Dans le sceau Legrain 1936 n. 270 **(Fig. 9)** aux côtés de la femme se trouvent un lézard (?)[49] et un scorpion, dont la queue est dirigée vers le ventre du personnage accroupi. Le lézard est un animal qui dans le type de reproduction par oeufs est de bon augure et souvent associé à des scènes de fertilité[50]. Dans le sceau Legrain n.269, derrière le scorpion de droite se trouve un autre objet de lecture difficile, probablement une plante[51], qui est souvent associée à des scènes de fertilité[52].

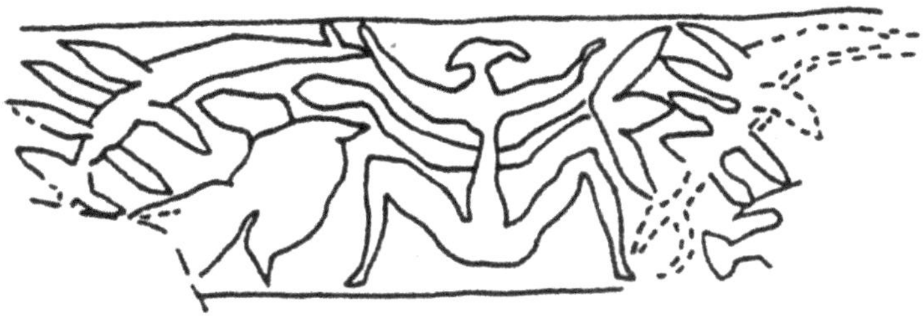

Figure 10: Empreinte de sceau protodynastique d'Ur (d'après P.R.S. Moorey, 1979, n. 597)

Le sceau Moorey n. 597 **(Fig. 10)** reproduit la même scène, bien que de manière plus stylisée. Ainsi, si l'on ne disposait pas des autres sceaux, il n'est pas sûr qu'on arriverait à bien le comprendre. En effet, le personnage accroupi peut être identifié avec une femme par similitude avec les autres sceaux: similitude de position, de nudité, de gestes des bras et de la présence de scorpions (très stylisés eux aussi)[53]. Derrière la femme, se trouve un serpent[54], animal chthonien, lié à Inanna depuis au moins le protodynastique (cf. IM.66071[55]), souvent associé aux femmes, même en Égypte.

---

[47] Pour les animaux connexes à la fécondité voir en dernier: S. Mazzoni, 2002, p. 367.

[48] En un mot, ils ne constituent pas des éléments de "remplissage", mais ils permettent de mieux expliquer, compléter, ou enrichir la scène représentée (cf. aussi D. Collon, 1995, p. 69-76).

[49] L. Legrain l'identifiait aussi avec un lézard (*Id.*, 1936, p. 29).

[50] S. Mazzoni, 1992, p. 40-42.

[51] "a star flower" selon L. Legrain (*id.*, 1936, p. 29).

[52] Voir L. Battini, sous presse.

[53] P. R. S. Moorey lui aussi identifie le personnage avec une femme et les deux éléments à forme de feuille avec des scorpions (*Id.*, 1979, p. 115).

[54] P. R. S. Moorey, 1979, p. 115.

[55] E. Valz dans A. Invernizzi, 1985, fig. à p. 306 et p. 364-365.

Le sceau Legrain 1936 n. 42 **(Fig. 11)** est un peu particulier, car tout en reproduisant la même scène que les sceaux qu'on vient d'analyser, le visage du personnage aux jambes écartées est bien singulier.

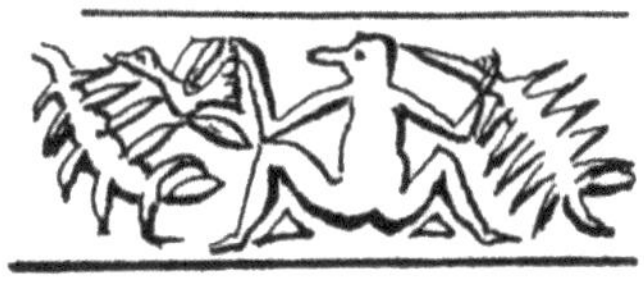

Figure 11: Empreinte de sceau protodynastique d'Ur (d'après L. Legrain, 1936, n. 42)

Pour la première fois, en effet, il s'agit d'un visage de toute évidence chauve, puisque les cheveux ne sont pas montrés. Puis, pour la première fois un oeil est dessiné et aussi pour la première fois le visage est reproduit de profil de sorte qu'on peut remarquer le très long nez. Tous ces éléments donnent un aspect animalier à ce visage, qui rappelle un oiseau (?) -selon Legrain un singe[56]. La signification n'est pas évidente, bien que l'abondance d'éléments animaliers serve vraisemblablement à porter de la chance. Malgré ces particularités, le sceau s'insère parfaitement dans la série des images qu'on a analysées ci-dessus. Car le corps représenté est clairement humain et même la rondeur du ventre suggère un corps féminin. En outre, la position accroupie, les jambes écartées ainsi que les animaux accompagnant la scène trouvent une parfaite correspondance avec les autres sceaux. La femme tient dans une main la queue d'un scorpion et dans l'autre un oiseau.

Si la position accroupie d'une femme nue et l'absence de partenaire masculin ou de son phallus indiquent un accouchement plutôt qu'une scène érotique, alors on peut considérer aussi comme scène d'accouchement les sceaux assez stylisés d'époque Jemdet Nasr comme un cachet et une amulette de l'Ashmolean Museum, deux cachets de l'ex-collection Erlenmeyer, aujourd'hui dispersée, et un cachet de Tepe Gawra.

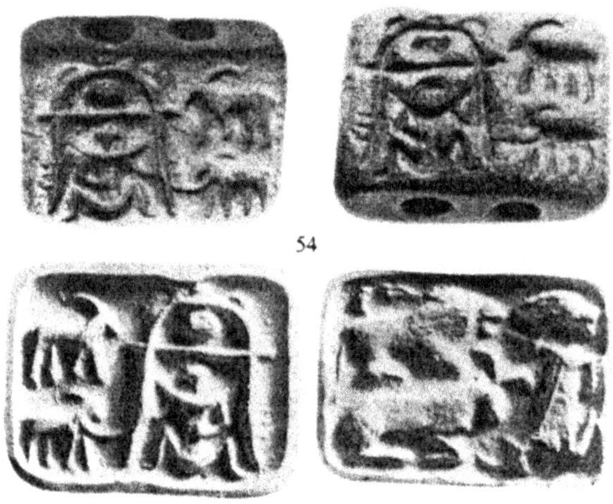

Figure 12: Cachet de l'Ashmolean Museum (d'après B. Buchanan et P.R.S. Moorey, 1984, pl. 4 n. 54)

Dans le cachet de Ashmolean **(Fig. 12)** une figure assise, les genoux levés à la taille, les pieds bien ancrés au sol vers les cuisses, est encadrée dans une sorte de construction (?), en forme de U renversé. Dehors, deux quadrupèdes l'un sur l'autre semblent attachés à la construction[57].

L'amulette d'Oxford **(Fig. 13)**, représentant une femme nue et accroupie, aux formes généreuses[58]. Un trou de suspension permettait de la porter.

---

[56] L. Legrain parlait de "monkey" (*Id.*, 1936, p. 19), mais le corps est le corps humain jusqu'au visage. Ce qui semble bizarre est l'absence de cheveux.

[57] B. Buchanan et P. R. S. Moorey, 1984, p. 10, n. 54. Le cachet a été acheté sur le marché antiquaire, mais ses rapprochements les plus directs sont avec des cachets de Tepe Gawra.

[58] E. Mackay, 1931, n. 3315, p. 274, pl. 74.5 et pl. 74.6 ; J. Asher-Greve, 1985, n. 208.

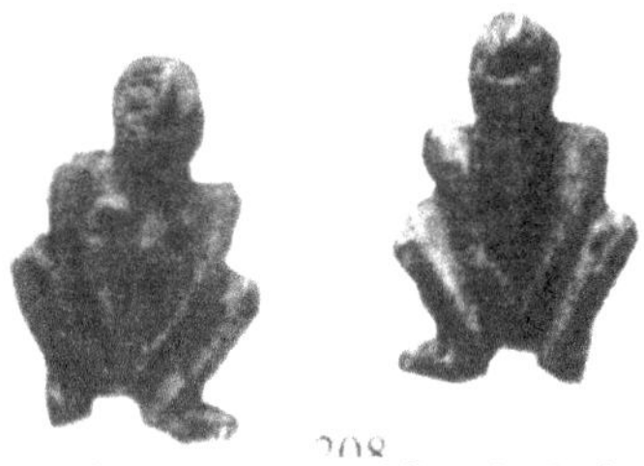

Figure 13: Amulette de l'Ashmolean Museum (d'après J. Asher-Greve, 1985, n. 208)

Un cachet de l'ex-collection Erlenmeyer **(Fig. 14)** montre une figure très stylisée et nue qui lève les mains et dont les jambes sont repliées de telle manière que les pieds se rapprochent des cuisses et la partie basse du buste touche terre[59].

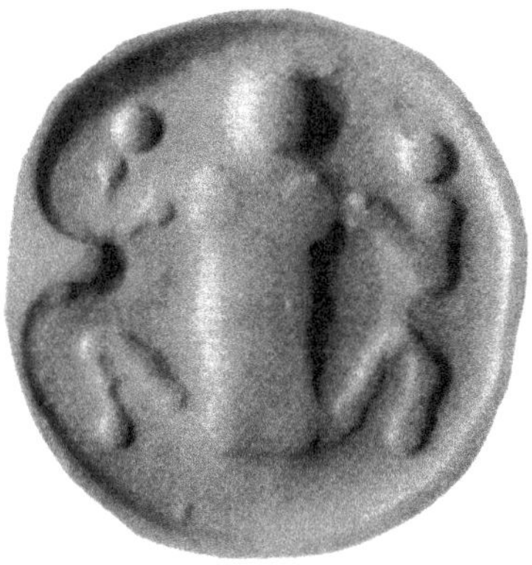

Figure 14: Cachet de l'ex-collection Erlenmeyer (d'après M.-L. et H. Erlenmeyer, 1958, fig. 48)

En revanche, un autre sceau de la même collection montre deux figures spéculaires accroupies entourées de deux serpents **(Fig. 15)**[60].

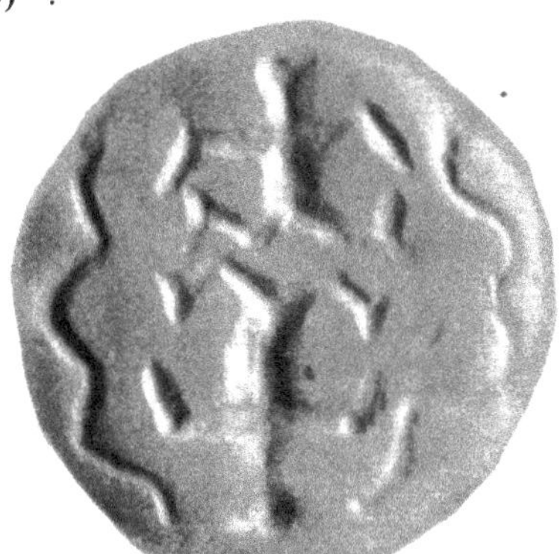

Figure 15: Cachet de l'ex-collection Erlenmeyer (d'après J. Asher-Greve, 1985, n. 211)

Les figures ont les jambes fléchies avec les genoux soulevés et les bras sont levés mais les avant-bras et les mains descendent pour toucher presque les genoux. On ne peut rien dire sur le sexe de ces figures, puisque le visage et le corps n'ont pas de précisions physionomiques, aussi à cause des dimensions réduites du cachet. Mais la présence d'une protubérance derrière la tête (chignon?) pourrait faire pencher pour deux femmes. En tout cas, vu la similitude de corps et de gestes, il ne s'agit pas d'un couple homme-

[59] M.-L. et H. Erlenmeyer, 1958, fig. 48; J. Asher-Greve, 1985, n. 210, p. 39-42.

[60] J. Asher-Greve, 1985, n. 211, p. 40-43.

femme, ce qui permettait une interprétation sexuelle de la scène[61], mais soit de deux femmes, soit de deux hommes[62]. D'ailleurs, à la même époque on trouve des sceaux avec des images spéculaires en tête-bêche (B. Buchanan, 1981, n. 68, 106 et 107). La position accroupie des figures, l'absence de sexe masculin visible, la présence de serpents, symboles chthoniens et augures de fertilité, et peut-être l'indication d'un chignon constituent des indices pour suggérer l'identification d'une figure féminine représentée sur le point d'accoucher et en plus dédoublée selon une certaine habitude de l'époque.

Cette position accroupie et spéculaire se retrouve dans un cachet de Tepe Gawra **(Fig. 16)**, conservé au Musée de Philadelphie[63].

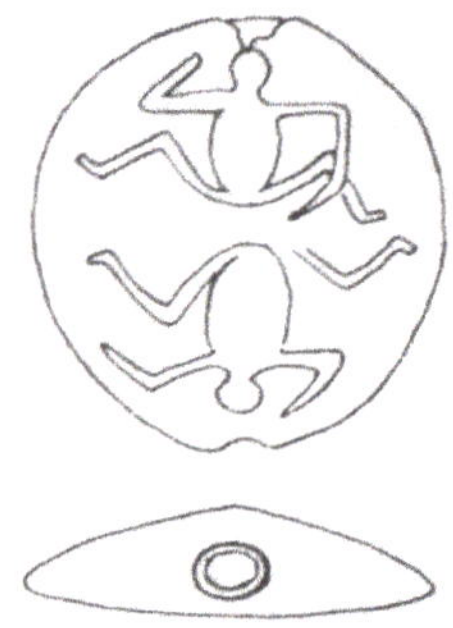

Figure 16: Cachet de Tepe Gawra (d'après E. A. Speiser, 1935, pl. LVI: 3)

On y voit une figure accroupie représentée en face d'une autre qui a la même position. Seule la position des bras change, car une figure a un bras levé et l'autre baissé sur la cuisse tandis que la deuxième figure présente les deux bras levés. Aucune caractérisation du visage n'est donnée, les deux figures pourraient ne pas être féminines, bien que la position le suggère fortement. En revanche, la position de la figure d'un autre sceau Erlenmeyer, les jambes repliées, mais le bassin largement éloigné du sol, laisse penser à une scène sexuelle dans laquelle la femme ouvre les jambes sur un phallus, ici probablement représenté sous la femme[64].

Enfin, une même position accroupie se trouve aussi dans certaines figurines en bronze et en terre cuite, comme le démontrent deux figurines médio-assyriennes en bronze d'Assur et quelques terres cuites néo-babyloniennes.

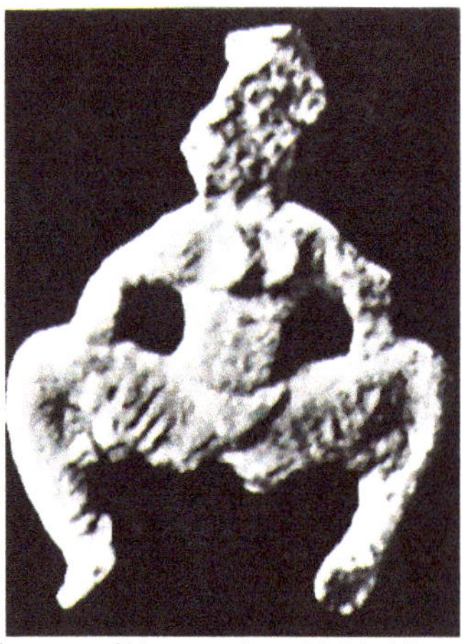

Figure 17: Figurine en bronze d'Assur, Ass 8253 (d'après W. Andrae, 1967, pl. 45 k)

[61] C'est l'interprétation de J. Asher-Greve (1985, p. 40 et p. 42) et de S. Mazzoni (1992, p. 35-36 et *Ead.*, 2002, p. 369).

[62] Mais l'absence visible de sexe n'induit pas trop à penser à des hommes.

[63] E. A. Speiser, 1935, p. 121, pl. LVI: 3.

[64] Bien que s'il s'agisse d'un phallus on devrait expliquer la division en deux qu'il semble présenter. Pour le sceau, voir M.-L. et H. Erlenmeyer, 1958, fig. 49; J. Asher-Greve, 1985, n. 210, p. 39-42.

Dans les deux figurines d'Assur[65] **(Fig. 17)** la femme se tient les cuisses (Ass 8253) ou les talons (Ass. 19901), elle est nue, les seins sont très en saillie, le visage mal conservé, le triangle pubien mis en valeur (Ass 8253). L'absence de partenaire masculin, ou bien d'un sexe masculin, l'insistance sur les seins et le pubis font penser que ces figurines exaltent la fertilité sous la forme de la femme qui donne la vie. Les mêmes éléments, la même insistance sur les seins et le sexe, la même position (jambes largement ouvertes et repliées de manière à avoir les genoux vers la poitrine, mains touchant les talons ou les cuisses) se retrouvent dans certaines terres cuites du Ier millénaire av. J.-C. L'une d'elles a été publiée par H. de Genouillac comme provenant du tell de l'Est[66] **(Fig. 18)**.

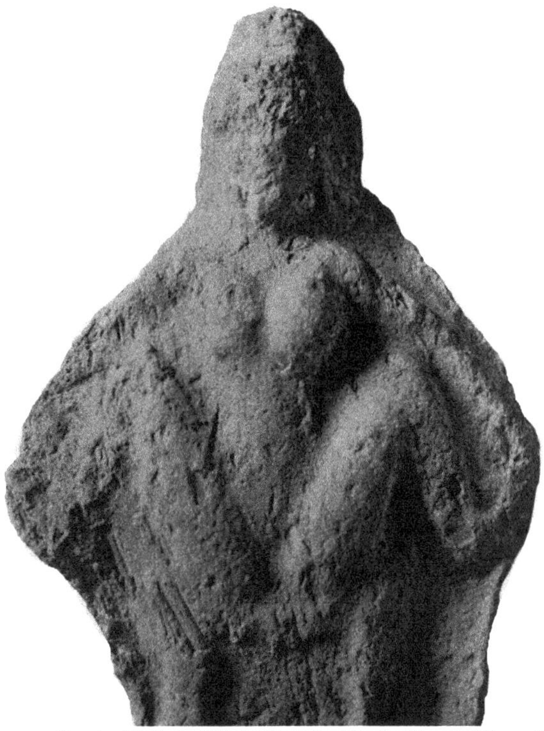

Figure 18: Terre cuite du Tell de l'Est (d'après H. de Genouillac, 1924, pl. VI.7)

Elle se présente assise sur un tabouret, les jambes très écartées et les mains touchant les talons. Deux autres ont été retrouvées à Nippur, toutes les deux accroupies, mais l'une ayant les mains sur le ventre (HSM 2134), l'autre sur les cuisses (CBS 15.432)[67]. On remarque aussi un style assez rude de la première (HSM 2134) qui contraste avec l'exécution de la figurine du tell de l'Est, dans laquelle le modelé est par contre bien suivi.

Toutes ces figurines dérivent d'un imaginaire collectif qui exalte le corps féminin fécond et la reproduction: mais si elles sont symbole de fertilité, c'est plutôt en connexion avec la naissance qu'avec l'acte sexuel.

---

[65] W. Andrae, 1967, pl. 45 k et l. Pas de commentaire spécifique de ces images, regroupées avec celles de type érotique (*ib.*, p. 103-104).

[66] H. de Genouillac, 1924, p. 20 note 5, p. 59 (sous numéro 265), pl. 58 et VI.7. Jugée "scène obscène" par H. de Genouillac et probable représentation de la Baubo hellénistique (*ib.*, p. 59), elle a été datée de l'époque hellénistique par E. Van Buren (1930, p. 225), mais S. Mazzoni la date plutôt de l'époque néo-babylonienne (2002, p. 371).

[67] Pour HSM 2134 voir: E. van Buren 1930, p. 225, fig. 279. Pour CBS 15.432 voir: E. van Buren, 1930, p. 225, n. 1101. E. van Buren cite une autre figurine de Babylone au Louvre (E. van Buren, 1930, p. 225 n. 1103) qui serait similaire aux autres de Nippur et du tell de l'est. Mais on ne dispose pas de photo et vu la description, il semblerait s'agir plutôt d'une scène sexuelle (car il y aurait un "cône" sous les cuisses, donc vraisemblablement un sexe masculin).

III.3: Autres images vraisemblables et possibles

L'analyse récente d'un sceau représentant vraisemblablement un accouchement permet de considérer d'autres sceaux comme témoignages du moment de la naissance. Le sceau A 27902 de l'Oriental Institute Museum de Chicago **(Fig. 19)**, en effet, est très vraisemblablement une scène d'accouchement[68].

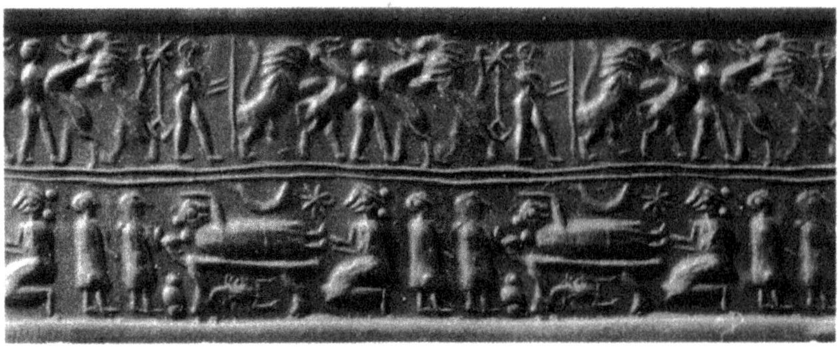

Figure 19: Sceau A 27902 (d'après L. Battini, 2002, fig.1)

Le sceau est divisé en deux registres: dans le registre supérieur un héros nu protège deux quadrupèdes de l'attaque de deux lions. Dans le registre inférieur, une femme est allongée sur un lit à pattes taurines sous lequel se trouve un scorpion. Sur le ventre de la femme allongée se trouve un croissant et à côté une étoile. Aux pieds du lit se trouve une autre femme agenouillée, les mains et les bras tendus vers les pieds de la femme allongée. Derrière cette dernière, se trouvent deux personnages imberbes dont l'un peut être identifié avec une femme en raison de sa longue chevelure. Entre cette femme et celle allongée se trouve un objet qui rassemble à un vase. Le sceau a été interprété comme une scène de sexe ou d'oniromancie[69]. Les deux propositions n'expliquent pourtant ni le rapport entre les registres supérieur et inférieur, ni la présence à côté de la femme sur le lit de trois autres personnages dont deux femmes. La récente identification de la scène avec un accouchement, en revanche, permet d'expliquer la présence de trois personnages (aide à l'accouchement), surtout la position de la femme agenouillée prête pour recevoir le bébé, probablement une sorte de sage-femme[70]. En outre, cette identification permet d'expliquer la présence du scorpion et de la lune, deux symboles liés aux femmes et aux grossesses[71], et permet d'expliquer le choix d'une scène de combat mythologique du registre supérieur comme un porte-bonheur si important pour le bon déroulement de l'accouchement: le héros qui chasse le mal est de bon augure pour la femme qui risque sa vie et celle de son bébé[72].

Si le sceau A 27902 montre une scène d'accouchement, alors en Mésopotamie on pratiquait aussi l'accouchement allongé ou au moins pendant la phase de travail la femme pouvait rester allongée. Les scènes où une femme est allongée sur un lit ont été toujours interprétées comme des scènes sexuelles, même si le partenaire masculin manque[73]. Cette absence est pourtant essentielle à l'interprétation des scènes, car une femme seule sur un lit et en plus habillée n'a pas une signification forcément sexuelle, surtout lorsque d'autres personnages sont représentés à côté d'elle et lorsque d'autres registres du sceau

---

[68] L. Battini, 2002, p. 153-161. L'hypothèse selon laquelle la femme allongée sur le lit serait une oniromancienne (J. Asher-Greve, 1987, fig. 1) n'est pas très crédible.

[69] Pour J. Asher-Greve il s'agit d'une scène d'oniromancie (1985, p. 114 et 1987, p. 30-32).

[70] L. Battini, 2002, p. 157-158.

[71] Voir H. Hunger (1992, n. 41, n. 51, n. 181, n. 204, n. 205, n. 278, n. 299, n. 303, n. 494, n. 529, n. 531), S. Mazzoni (1992, p. 35-43 et 2002, p. 367), B. Teissier (1984, p. 11), E. van Buren (1937, p. 1-2, p. 12-18). D'ailleurs, la croyance d'un lien entre la lune et la grossesse venait de manière naturelle de l'observation de l'identité du cycle féminin et du cycle lunaire (cf. aussi les remarques de M. Stol, 2000, p. 24-25).

[72] L. Battini, 2002, p. 157-158. Ou bien le héros maître des animaux symbolise le pôle masculin opposé à la puissance génératrice féminine (S. Mazzoni, 1992, p. 36-42).

[73] cf. par ex. B. Buchanan, 1981, p. 177; J. S. Cooper, 1972-75, p. 261.

montrent des scènes symboliques (lutte du héros contre l'assaut des bêtes sauvages) ou rituelles (représentation d'un temple, arbre de vie). On peut penser qu'en l'absence de partenaire sur le lit, la position allongée de la femme indique un accouchement[74]. Dans ce type de représentation l'accouchement est vu de manière plus symbolique comme le montrent le nombre d'éléments "secondaires" accompagnant la scène, la division du sceau en deux registres et les nombreuses significations symboliques des différentes scènes.

Les sceaux Buchanan Yale 458 et al-Gailani-Werr n.19 montrent une femme seule allongée sur un lit, avec les mêmes objets et les mêmes personnages que le sceau A 27902 (vases, scorpion, assistants à la naissance). Ces sceaux, en outre, offrent une division en registres dont la signification ne s'explique qu'en interprétant la scène de la femme seule allongée sur un lit comme une scène d'accouchement.

Le sceau Yale 458 (= Boehmer 690[75]) **(Fig. 20)** montre une figure nue sans barbe, les jambes écartées, allongée sur un lit aux pieds taurins, devant lequel sont représentés trois gros objets qui rassemblent à des vases et à la tête duquel est dessiné un autre gros vase. Sous le lit se trouve un scorpion. Cinq bandes géométriques séparent ce registre d'un autre inférieur dans lequel apparaît un palmier dattier, symbole de fertilité, approché par une chèvre (?) à côté d'un édifice, interprété comme une chapelle[76].

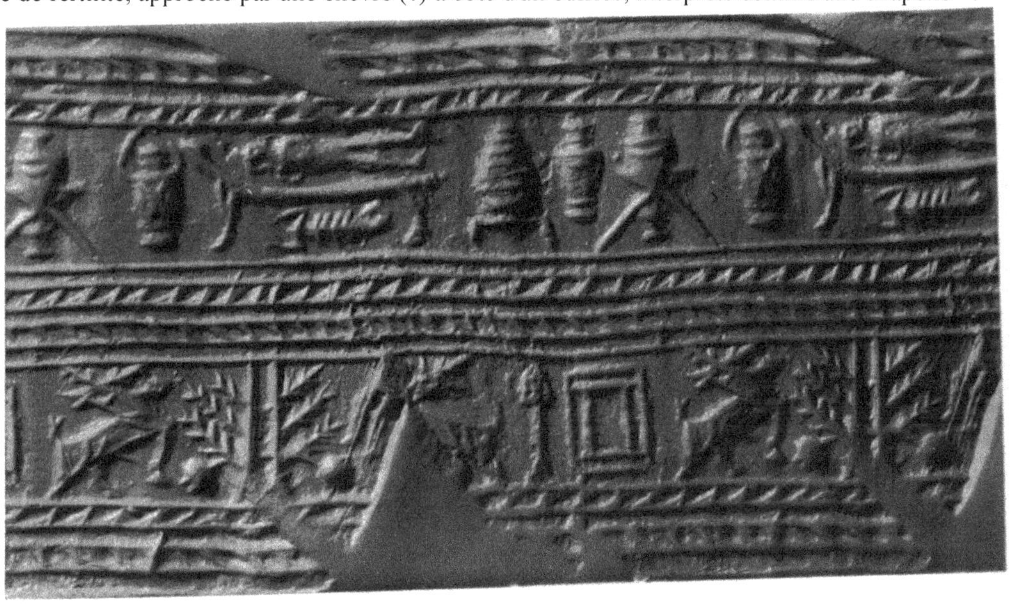

Figure 20: Sceau Yale 458 (d'après B. Buchanan, 1981, n. 458)

La division du sceau en plusieurs registres doit être prise en compte pour la bonne compréhension des scènes représentées[77]. En effet, on peut remarquer le choix des motifs des deux registres qui s'accordent bien entre eux et font allusion à la même sphère conceptuelle: la fécondité. Mais on reste surtout frappé par la disposition des motifs entre les deux registres: le centre de la scène du registre inférieur coïncide avec la tête du personnage allongé qui est le centre de la scène du registre supérieur. La raison essentielle pour ne pas interpréter comme scène d'amour celle où le personnage se trouve allongé sur un lit est essentiellement l'absence de partenaire masculin. Un autre élément semble confirmer cette interprétation: la présence de gros vases, qui devaient être utiles au moment des accouchements soit en offrant l'eau pour boire et nettoyer, soit en servant de contenants pour jeter des refus d'accouchement (placenta, peut-être linge sale). En effet, ces vases ne sont pas identiques à ceux présents dans les scènes érotiques: il n'ont pas de tuyaux, donc on ne devait pas les utiliser pour boire, et aucun personnage n'est représenté tirer du

---

[74] cf. L. Battini, 2002, p. 157-159.

[75] B. Buchanan, 1981, n. 458, p. 177; R. M. Boehmer, 1965, fig. 690. Cf. aussi J. S. Cooper, 1972-1975, p. 261.

[76] B. Buchanan, 1981, p. 177.

[77] M. Garrison, 1989, p. 1-13; L. Battini, 2002, p. 158-159.

liquide de ces vases - au contraire de ce qui se passe dans les scènes érotiques. Dans les scènes de naissance en Égypte également, la femme est souvent représentée avec des objets de toilette et des vases, ainsi que des plantes, des serpents[78] et le lit sur lequel se trouve la parturiente a des pattes animales. Dans le sceau Yale 458 la présence du scorpion renvoie en outre à la sphère de la fertilité et de la procréation. Et, enfin le palmier s'accorde aussi avec l'interprétation d'une scène d'accouchement, étant un élément de fécondité[79].

Dans le sceau al-Gailani-Werr (éd), 1992, n. 19[80] **(Fig. 21)** le personnage étendu sur le lit est représenté nu comme celui du sceau Yale 458, les jambes écartées.

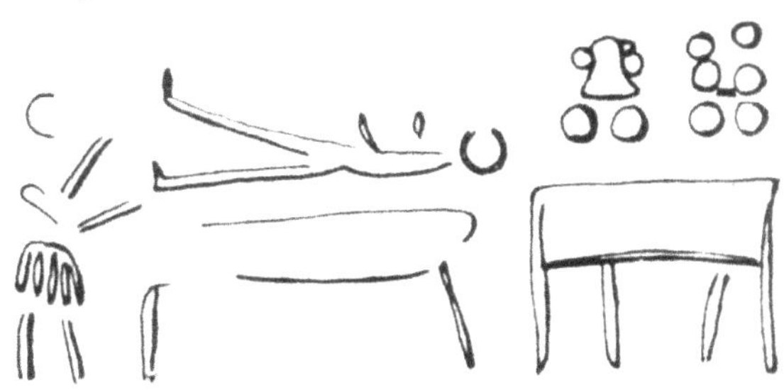

Figure 21: Sceau de Tell Suleimeh (d'après L. al-Gailani-Werr éd., 1992, n. 19)

La représentation stylisée ne permet pas de savoir s'il s'agit d'une femme, mais la position de la figure, les éléments qui y sont représentés et les similitudes avec le sceau A 27902 et aussi Yale 458 font croire à l'identification avec une femme. Derrière elle, une table présente deux objets d'identification difficile, probablement des vases. Même si la représentation est assez schématique, elle ressemble à celle des deux sceaux précédents du fait de la position allongée du personnage central et de la présence d'un assistant qui se trouve du côté des pieds de la femme. Par ailleurs, les jambes écartées et l'absence d'un partenaire montrent qu'on est en face d'une scène d'accouchement.

III.4: Cas problématiques

Il existe des sceaux d'interprétation difficile car les scènes qui pourraient être d'accouchement sont mêlées à d'autres et il n'est pas ainsi évident de trouver une signification qui prenne en compte les différentes scènes. En outre, certains sceaux sont partiellement conservés, ainsi il est encore plus difficile de les analyser[81]. Partiellement conservées et donc lisibles sont les empreintes de deux sceaux, conservés à l'Ashmolean Museum (Buchanan, n.3 et 4[82]). Dans la première **(Fig. 22)**, qui vient d'un sceau à deux registres, le registre supérieur est occupé par un défilé de personnes au travail tandis que le registre

---

78 G. Pinch, 1983, p. 404-410.

79 M. Roaf et A. Zgoll, 20001, p. 286, note 58; G. Bergamini, 1987, p. 44; M. Rutten, 1936, n. 40; H. Danthine, 1937, *passim*, surtout, p. 7-11, p. 153-164, p. 211-213.

80 L. al-Gailani-Werr (éd.), 1992, p. 15.

81 Je ne prends pas ici en considération le sceau VA 8536 retrouvé à Fara (E. Heinrich, 1931, pl. 67) puisque la figure considérée comme accroupie est en réalité assise, les jambes vraisemblablement en tailleur. En effet les genoux restent attachés au sol, tandis que dans les figures en position accroupie, les genoux sont à la hauteur de la taille. Je ne prends pas non plus en considération les sceaux VAT 8966 (Th. Beran, 1957, n. 65 et p. 178-9) et Ravn, 1960, n. 105: dans le premier cas puisque ici aussi la figure considérée comme accroupie est en réalité assise sur une chaise/tabouret, les jambes ouvertes certes, mais les cuisses et les genoux restant à la hauteur du bassin et seuls les pieds touchant le sol. Dans le deuxième cas, en revanche, la figure n'est pas accroupie, mais elle a les jambes fléchies et en outre elle n'appartient pas à la tradition mésopotamienne.

82 B. Buchanan, 1966, p. 5-6.

inférieur, très incomplet montre un personnage allongé sur un lit à tête de taureau et une figure penchée sur un vase (?).

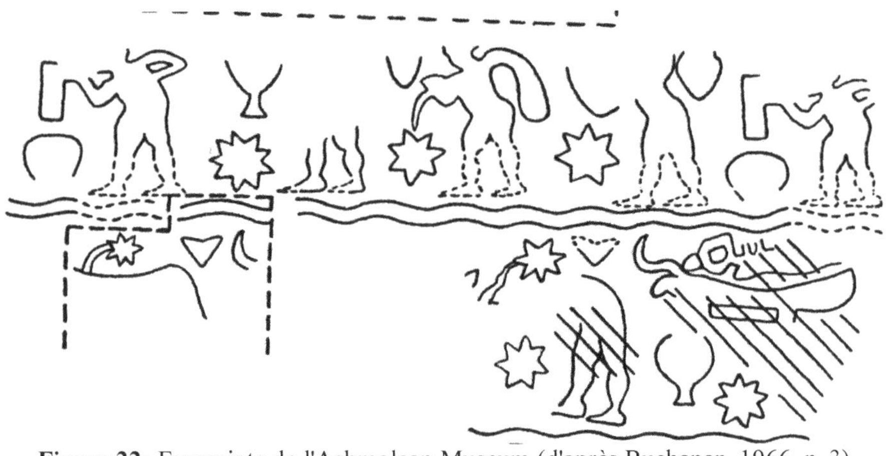

Figure 22: Empreinte de l'Ashmolean Museum (d'après Buchanan, 1966, n. 3)

Dans les deux registres, on remarque l'utilisation constante des rosettes et des vases. Deux lignes ondulées séparent les deux registres, mais la présence de même motif dans la partie inférieure du registre inférieur pourrait faire penser à l'existence d'un troisième registre[83]. On pourrait aussi penser que ce motif encadrait tout simplement comme décor le haut et le bas du sceau. Si le registre supérieur est assez bien conservé, l'inférieur est peu compréhensible: il n'est pas possible de définir le sexe du personnage allongé, même si la proposition de B. Buchanan d'y voir une femme est assez vraisemblable par rapport à ce qui est connu jusqu'à maintenant. Et puis les cheveux de ce personnage semblent liés en chignon, ce qui confirmerait l'identification proposée. La représentation d'une femme dans cette position pourrait signifier qu'elle est en train de coucher avec un homme, ou bien qu'elle accouche. En l'absence de partenaire visible dans le registre et en raison du type particulier des vases représentés (sans tuyaux) on peut penser qu'il s'agit d'un accouchement. Malgré la stricte connexion entre les deux registres, marquée par l'utilisation de mêmes éléments "secondaires", il est difficile de pouvoir avancer plus que des hypothèses: ce sceau veut vraisemblablement célébrer la fécondité qui dépend du travail des champs (les biens amassés dans les vases et les sacs) et des femmes (reproduction)[84].

Le sceau Ashm. 1926.748[85] **(Fig. 23)** assez mal conservé est de lecture difficile: il semble qu'on puisse y voir la partie basse d'un bâtiment, sous lequel se trouve une figure et peut-être une tête.

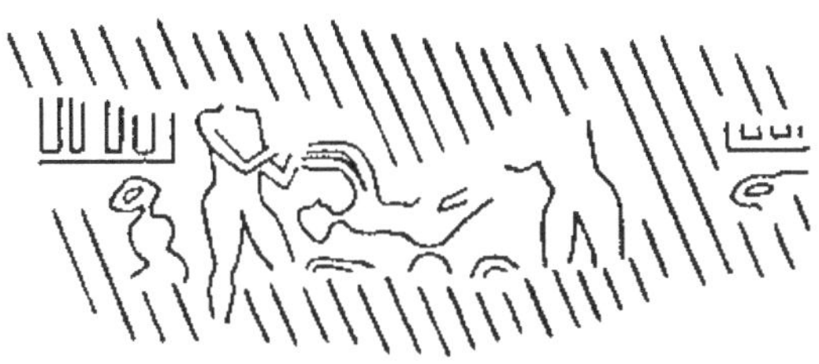

Figure 23: Empreinte de l'Ashmolean Museum (d'après Buchanan, 1966, n. 4)

À côté d'eux, sont dessinées trois figures de plus grande taille, à peu près le double que le reste. Ce sont ces trois figures, donc, qui sont le point le plus important du sceau: une figure est allongée sur trois formes arrondies qui ne se comprennent pas aisément en raison de la cassure de l'empreinte. La figure allongée est tenue par les mains par une autre debout derrière sa tête, tandis que une troisième se trouve

---

[83] B. Buchanan doutait lui aussi sur le nombre exact des registres de ce sceau (*Id.*, 1966, p. 5-6).

[84] Soit que la femme soit représentée en acte d'accoucher, soit qu'elle soit représentée dans le moment de l'acte sexuel.

[85] B. Buchanan, 1966, p. 6-7.

debout vers les jambes de la figure allongée. Selon B. Buchanan il pourrait s'agir d'une scène érotique, une femme allongée entre deux hommes. Mais si c'était le cas, il s'agirait d'un viol vu la disproportion entre le nombre des femmes et des hommes et vu la position bizarre des hommes par rapport à la femme. Et la représentation d'un viol poserait problème dans la société mésopotamienne. Une scène d'accouchement est plus vraisemblable, mais vu l'état des empreintes il n'est pas possible de formuler plus que des hypothèses. B. Buchanan lui-même affirmait "the correct explanation of the design remains uncertain"[86].

Le sceau AO 15474, trouvé à Tello[87], est de compréhension difficile **(Fig. 24)**: une femme les jambes accroupies et les mains appuyant sur les genoux se trouve sur un homme au phallus très marqué et entre deux hommes qui semblent la toucher.

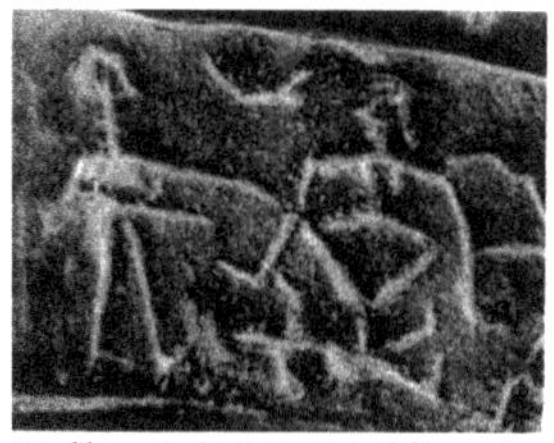

Figure 24: Sceau de Tello, AO 15474 (d'après A. Parrot, 1954, n. 259)

La scène ressemble beaucoup à celle du sceau MNB 1465, à la différence qu'ici, on ne voit plus le bébé qui était présent dans le sceau MNB 1465. Une autre différence est la présence d'un troisième homme qui encadre la scène. Tous les personnages sont nus, ce qui n'arrivait pas dans le sceau MNB 1465 et en outre le style est très différent: dans le sceau de Tello les figures sont réduites à des lignes, sans modelé véritable des muscles du corps. Le visage de l'homme qui se trouve à gauche dans l'empreinte est très schématique. Ce style cursif contraste nettement avec celui du sceau MNB 1465. S'agit-il d'une scène d'accouchement? Ou bien d'une scène sexuelle? Ou les deux? La présence de l'homme et sa position suggèrent une valeur sexuelle. Mais en considération de la ressemblance avec le sceau MNB 1465, il est possible qu'il s'agisse d'une scène en succession: d'abord une scène érotique (homme allongée + femme accroupie), puis une d'accouchement (femme accroupie+ deux assistants). Aucune identification n'est certaine.

Le sceau W 21004 retrouvé à Uruk[88] **(Fig. 25)** même s'il n'a pas de division en registres soulignés par des lignes, est pourtant thématiquement divisé en deux: en haut se trouvent deux femmes en position accroupie, les jambes repliées les mains probablement soutenant les seins.

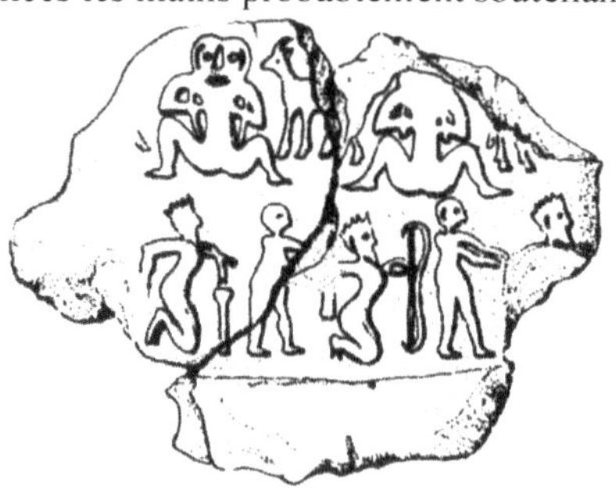

Figure 25: Empreinte d'Uruk W 21004 (d'après M.A. Brandes, 1979, pl. 13)

Entre elles est dessiné un quadrupède (caprin ?). En bas, en revanche, se trouve un défilé de prisonniers liés et agenouillés portés par des soldats debout. Le rapport entre ces deux registres n'est pas évident, mais il semble faire allusion à la prospérité acquise avec les guerres, les animaux et les femmes. Si une

86 B. Buchanan, 1966, p. 7.

87 A. Parrot, 1954, n. 259, p. 55.

88 M. A. Brandes, 1979, p. 166-173 (volume I) et pl. 13 (volume II).

scène d'accouchement a été ici représentée, c'est dans sa valeur symbolique et comme augure de bonne chance plus que comme description minutieuse d'une naissance.

Le sceau P. Amiet 1980 n. 1361[89] **(Fig. 26)** est aussi problématique car il est divisé en deux registres et plusieurs actions se déroulent dans chaque registre.

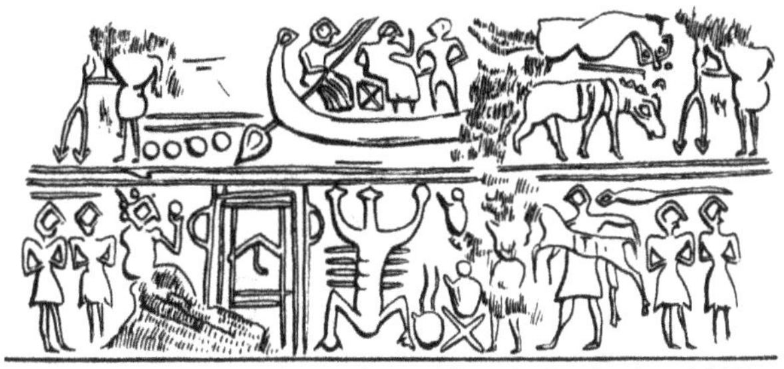

Figure 26: Sceau protodynastique (d'après P. Amiet, 1980, n. 1361)

En haut une scène de bateau est flanquée par un groupe d'animaux et par un autre ensemble malheureusement cassé. Le registre inférieur comporte plusieurs scènes: en face d'un édifice, se trouvent trois personnages, deux debout, un assis (?). Derrière l'édifice se tient une figure aux jambes accroupies sur la taille de laquelle se trouvent quatre lignes droites. À côté de cette figure, se trouvent des vases, puis un personnage mal lisible, puis un homme portant un quadrupède dans les mains. Le personnage accroupi se trouve dans une position qui fait penser à un être humain, mais son apparence ne l'est pas: sa tête est allongée comme un tuyau et ne présente pas de caractérisation physionomique. En plus, autour de la taille, poussent quatre lignes droites et parallèles qui font penser aux bras d'un scorpion (?). La présence d'un élément qui rappelle un scorpion va bien avec une scène d'accouchement ou sexuelle. Dans tous les cas, il reste à expliquer le personnage mi-homme, mi-animal et sa position à côté d'un bâtiment sacré, vers lequel le bateau du dieu s'avance probablement pour une fête (de fertilité ?).

Le sceau Legrain 1936 n. 370[90] est aussi d'interprétation difficile **(Fig. 27)** puisque plusieurs scènes se déroulent sans qu'on puisse comprendre leurs relations.

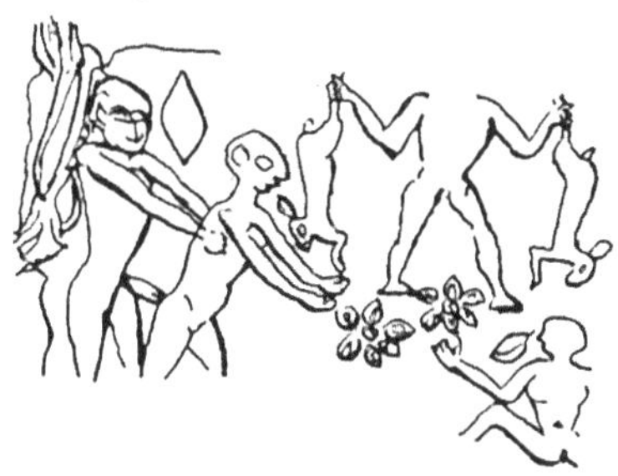

Figure 27: Empreinte d'Ur (d'après L. Legrain, 1936, n. 370)

À gauche du champ figuratif, est représentée une scène sexuelle: un homme prend une femme par derrière. À droite du champ figuratif se trouve une femme accroupie, les mains levées, le visage tourné vers le couple ou vers les deux fleurs qui sont entre le couple et la femme. En haut de ces deux fleurs se trouve un homme nu qui tient deux animaux, ressemblant à deux lapins. Le sceau semble avoir une signification liée à la fécondité à travers la maîtrise des animaux et à travers la reproduction permise par les femmes qui couchent (scène à gauche) et accouchent (scène à droite).

Un autre sceau d'interprétation complexe est Buchanan, Yale n. 515[91] **(Fig. 28)**. Trois scènes y sont représentés, deux en taille minuscule, une en taille telle qu'elle remplit la hauteur du sceau.

[89] L. Delaporte, 1923, p. 107, pl. 70 (2), A 125; P. Amiet, 1980, n. 1361, pl. 103, p. 165, p. 169, p. 172.

[90] L. Legrain, 1936, n. 370, p. 34, pl. 50.

[91] B. Buchanan, 1981, n. 515, p. 200-201, fig. à p. 200.

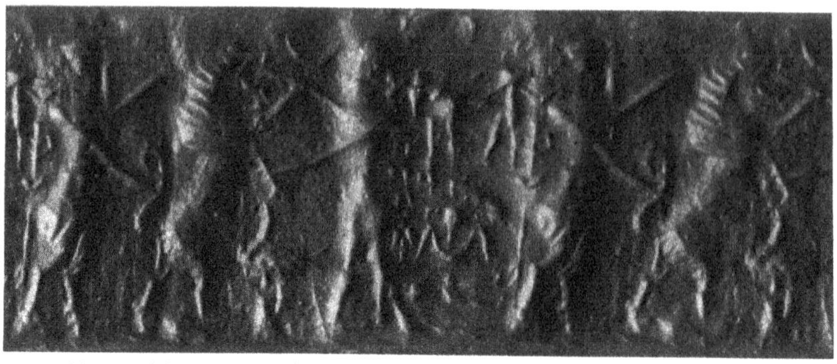

Figure 28: Sceau Yale 515 (d'après B. Buchanan, 1981, n. 515)

La scène principale est une image canonique de combat des animaux: un lion est attaqué par l'homme taureau au visage frontal et par le héros nu à la ceinture. Derrière ce dernier se trouvent les deux petites scènes l'une sur l'autre: en haut une scène érotique à tergo, en bas une femme accroupie sur un homme. La position accroupie fait penser à une naissance, mais la présence d'un homme sous la femme désigne cette scène vraisemblablement comme une scène d'amour. Dans tous les cas, la signification du sceau est semblable à celle du sceau Legrain 1936 n. 370: la féconde abondance acquise à travers les femmes et la maîtrise des animaux.

Un cas problématique date de l'époque néo-assyrienne, le sceau Ashmolean n. 612 **(Fig. 29)** qui dans le quatrième registre montre une femme accroupie.

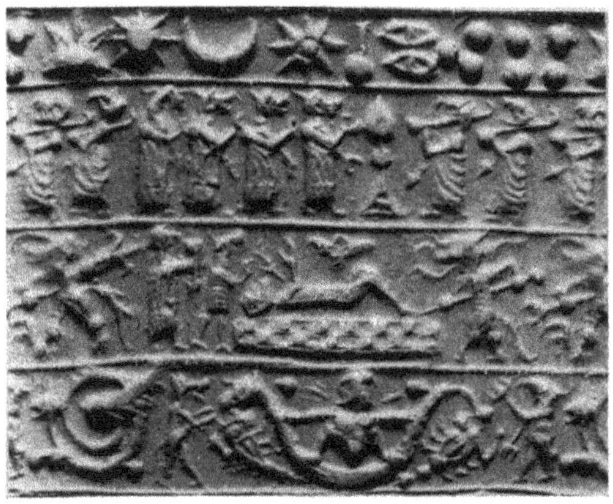

Figure 29: Sceau néo-assyrien (d'après B. Buchanan, 1966, n. 612)

Il s'agit d'un sceau d'une très grande complexité car divisé en quatre registres tous montrant des scènes peu fréquentes dans la glyptique mésopotamienne[92]. On n'a pas le temps ici de traiter de manière exhaustive ce sceau et de l'expliquer de manière complète, puisque les registres sont liés entre eux et pour la compréhension du sceau on ne peut pas faire abstraction d'eux. Mais la position accroupie de la femme du quatrième registre est extrêmement ressemblante à celle des autres sceaux analysés ici. Ses jambes sont bien écartées, ses bras sont levés à la hauteur de la tête et ses cheveux sont en l'air et enfin le visage reste assez imprécis. On peut privilégier l'hypothèse d'une scène d'accouchement pour le quatrième registre en raison de la nudité du personnage, en raison de la position accroupie jambes écartées, en raison de l'insistance sur son sexe et ses seins, en raison aussi de la position des bras et des cheveux, en raison de la présence de scorpions et de serpents et en raison de l'insertion de cette scène dans un sceau qui de

[92] C'est probablement pour cette raison que des doutes se sont formés sur l'authenticité de ce sceau (B. Buchanan lui-même laissait en doute l'authenticité du sceau: 1966, p. 111). D. Collon, par contre, en reconnaît l'authenticité (1987, p. 148).

toute évidence traite de malades[93]. Car l'accouchement était ressenti dans toute l'antiquité comme une maladie plus qu'un état normal[94]. Et la présence de deux scènes de maladie unies à deux scènes qui invoquent les dieux donnent une valeur probablement apotropaïque à ce sceau, comme défense contre la maladie. D'ailleurs, déjà D. Collon et P.R.S. Moorey avaient souligné la fonction magique de ce sceau, mais ils ne considéraient que l'homme malade du troisième registre[95].

Dans le relief, il existe deux exemplaires au moins qui laissent penser à une possible scène d'accouchement.

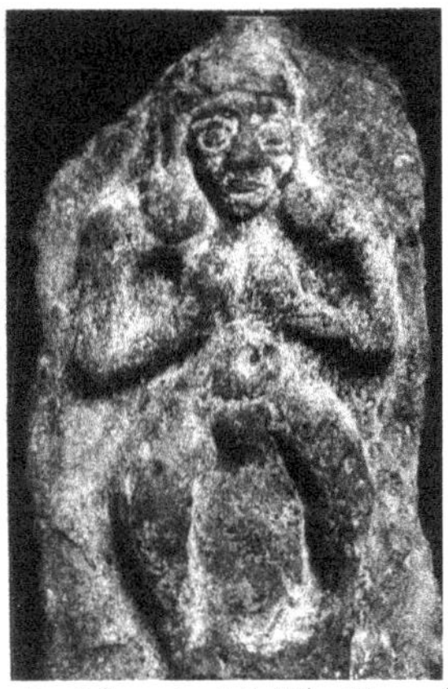

Figure 30: Terre cuite (d'après M.-Th. Barrelet, 1968, n. 809)

La figurine Barrelet n. 809 **(Fig. 30)** pourrait être interprétée comme une femme qui accouche[96], puisqu'elle a les jambes ouvertes et se tient les seins. Ce n'est pas une position accroupie (les jambes sont légèrement fléchies), mais vu l'absence de sexe masculin qui aurait pu se trouver sous les jambes de la femme et aussi en considération du geste de se tenir les seins, comme dans l'épingle du Luristan, on peut penser à une scène d'accouchement. Également, la figurine en terre cuite de Nippur n. 74[97] **(Fig. 31)** pourrait faire allusion à un accouchement: c'est la position fléchie des jambes et la position des mains appuyées sur les cuisses qui est énigmatique et qui en fixant l'attention de l'observateur sur le point de contact entre cuisses et mains et aussi sur le bassin semble faire allusion à un accouchement.

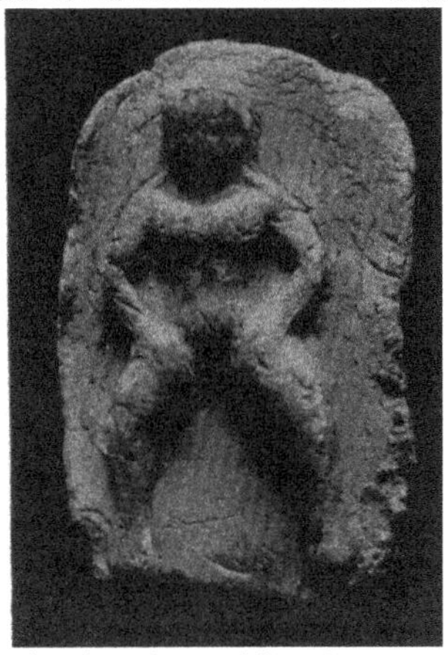

Figure 31: Terre cuite de Nippur (d'après L. Legrain, 1930, n. 74)

---

[93] Dans le troisième registre se trouve un homme malade étendu sur un lit et nu, dans le deuxième registre sont représentés plusieurs personnages autour d'un autel et enfin dans le premier registre se trouvent les symboles divins. Ainsi le contexte de la maladie apparaît très vraisemblable.

[94] Encore à l'époque classique l'accouchement est considéré comme une maladie, qui peut entraîner des ennuis plus ou moins grands et qui parfois peut être fatale (D. Gourevitch, 1984, p. 149-150).

[95] D. Collon, 1987, p. 177; P. R. S. Moorey, 1976, p. 45. Selon eux le sceau aurait une fonction magique dans l'éloignement des démons de l'homme malade du troisième registre.

[96] M. -Th. Barrelet, 1968, p. 402.

[97] L. Legrain, 1930, p. 18 et fig. 74. Sans provenance stratigraphique connue (L. Legrain, *ib.*, p. 3).

D'ailleurs cette même position, mais avec les jambes complètement pliées, se retrouve dans les deux figurines en bronze d'Assur. Mais l'absence d'autres éléments et l'extrême rareté de la position laissent des doutes[98].

III.5: Remarques

Tous ces sceaux représentent les moments précédant immédiatement la naissance, même si l'on ne peut pas dire exactement s'il s'agit du travail ou déjà du début de la phase d'expulsion, phases qui étaient bien distinctes dans les textes[99]. Un seul sceau représente le moment suivant immédiatement l'expulsion: le sceau MNB 1465. Il est le seul aussi à représenter la section du cordon ombilical[100]. En revanche, comme on s'y attendait, aucune image n'est connue de la délivrance, c'est-à-dire l'expulsion du placenta, bien que les textes montrent la connaissance de cette phase dangereuse[101]. Mais les images ne sont pas faites pour illustrer la connaissance des différents moments de la naissance. Ce qui était important était le bon déroulement de l'accouchement et la bonne santé de l'enfant et de la mère.

Plusieurs éléments présents dans ce qui peut être interprété comme des scènes de naissance mésopotamienne se retrouvent en Égypte.

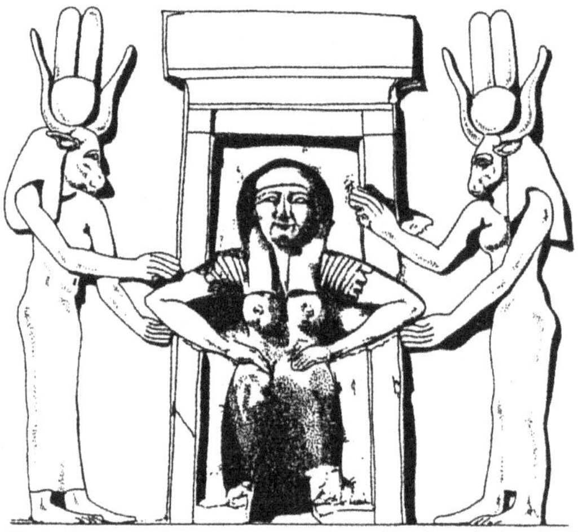

Figure 32: Femme sur siège d'accouchement entre deux Hathor (d'après E. Feucht, 2004, fig. 5)

On retrouve la femme allongée sur le lit ou accroupie **(Fig. 32)**, nue ou habillée, la présence de serpents, de plantes, de vases, d'autres personnages, et même le décor des pieds du lit fait parfois en forme de jambes de Bès[102] tandis qu'en Mésopotamie en forme de jambes de taureau. Et bien que les comparaisons entre deux civilisations soient dangereuses, la coïncidence de détails et de situations entre les représentations mésopotamiennes et égyptiennes contemporaines sont pourtant très importantes pour suivre les pratiques d'accouchement dans des sociétés anciennes.

---

[98] Un cas vraisemblable est Woolley, 1976 (UE VII), n. 205.

[99] En effet, il existe un terme spécifique pour la femme en travail (*hayyaltu*) et en outre on connaissait les souffrances liées à cette phase de l'accouchement. Dans l'épopée de Gilgamesh, on compare la violence d'un fleuve à une femme en travail (*CAD* S, p. 32b). D'autres textes soulignent les difficultés du travail (*CAD* A_1, p. 289a) ou insistent sur les grandes souffrances d'une femme en travail (*CAD* S, p. 32b. Texte CT 1845 K. 4192 r. 4 f).

[100] Cette section devait être accompagnée par des mots favorables afin d'éviter d'influencer négativement le destin du nouveau-né: H. Limet, 1968, note n. 2 à p. 46 ; Th. Jacobsen, 1976, p. 108.

[101] M. Stol, 2000, p. 144-145. Il semble qu'on mettait de l'huile dans le vagin pour faciliter la délivrance (I. L. Finkel, 2000, p. 173). Une délivrance incomplète est source de nombreux problèmes. Mais surtout, après la délivrance, l'utérus devrait commencer à se rétracter en assurant la fermeture des vaisseaux sanguins qui le reliaient au placenta. S'il ne se rétracte pas, surviennent des hémorragies, qui devaient être toujours mortelles dans l'antiquité. Dans le mythe d'Enki et l'ordre du monde on dit que le placenta était mis dans un vase de lapis-lazuli (Th. Jacobsen, 1976, p. 109).

[102] G. Pinch, 1983, p. 404-410.

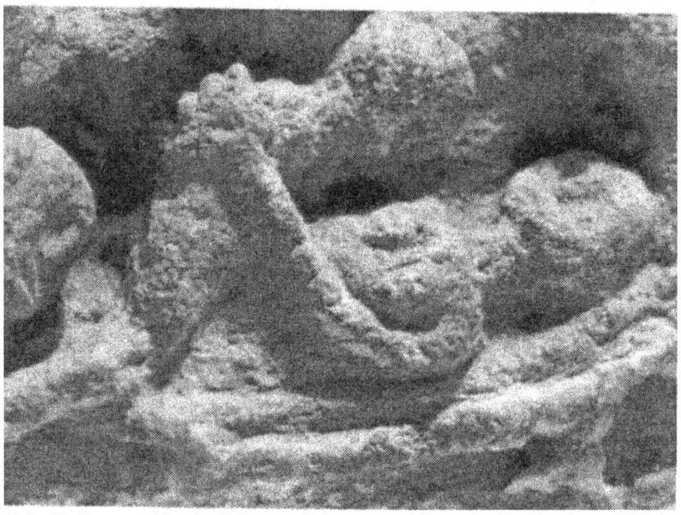

Figure 33: Détail d'une stèle du Musée d'Auxerre (d'après G. Coulon, 2004, fig. 5)

D'ailleurs, même dans le monde gréco-romain l'accouchement se déroulait en position allongée **(Fig. 33)** ou accroupie **(Fig. 34)**.

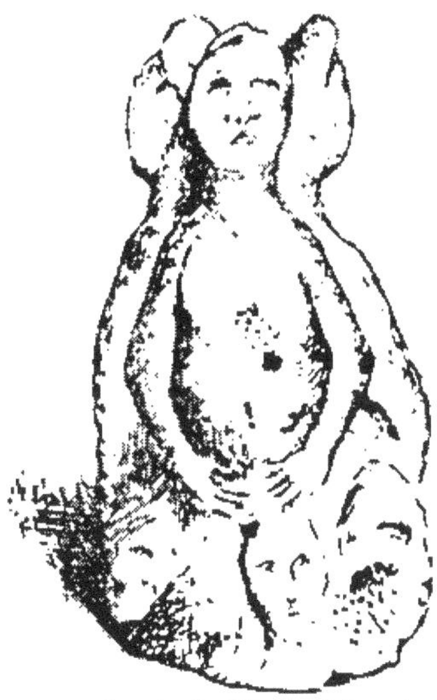

Figure 34: Triple figurine accouchant, de Vichy (d'après G. Coulon, 2004, fig. 7)

En effet, il n'y a pas beaucoup de manières d'accoucher, hier comme aujourd'hui.

IV: APRES LA NAISSANCE

Les moments suivant immédiatement l'accouchement ne sont pas très connus d'après les images, ni d'après les textes[103]. Le sceau AO 22310, conservé au Louvre[104], montrerait le bain d'un jeune dieu, peut-être le bain d'un nouveau-né. Mais il est difficile d'abord d'identifier le personnage sur les genoux de la divinité comme un nouveau-né (il s'agit plutôt d'un enfant) et en outre cet enfant est peut-être un dieu,

[103] On ignore ce qu'on faisait à l'enfant qui venait de naître, même si on peut imaginer qu'on le nettoyait et qu'on le couvrait, comme dans la Bible: M. Stol, 2000, p. 177. On ignore aussi à quel moment l'enfant recevait un nom. Et l'on ignore aussi si les familles fêtaient la naissance d'un de leurs membres avec des cadeaux, comme le faisaient les familles royales de l'époque: la reine d'Ebla fait des cadeaux à son petit-fils et à sa mère Tishte-Damu et une offrande aux dieux pour l'heureux événement (M. G. Biga, 1987, p. 46). De même, le roi d'Ebla fait une offrande pour remercier les dieux de l'accouchement de sa belle-fille Damur-dasheli (M. G. Biga, 1987, p. 47). À Mari aussi, est attestée cette pratique de cadeaux après un accouchement royal: voir N. Ziegler, 1997, p. 45-47.

[104] D. Collon, 1987, fig. 637 à p. 147). Cf. P. Amiet, 1973, n. 259. Une scène similaire est le sceau akkadien conservé à New York (D. Parayre, 1997, fig. 20b).

mais aussi un enfant royal[105]. Et les vases de la scène pourraient faire penser à un bain mais peut-être aussi, bien que moins probablement, à la préparation des aliments[106].

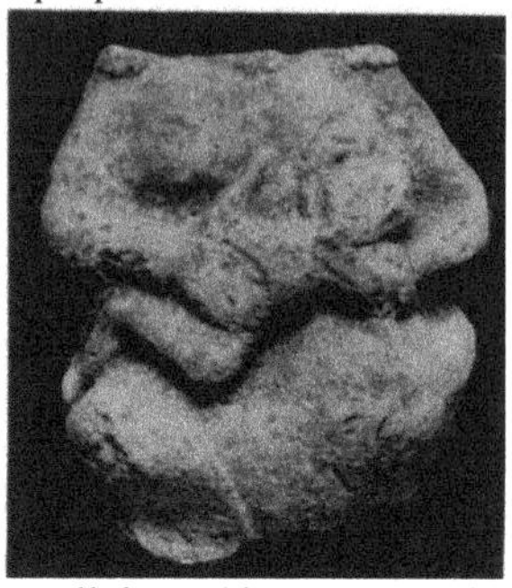

Figure 35: Figurine féminine allaitant (d'après M.-Th. Barrelet, 1968, pl. LVI, n. 595)

En revanche, il existe plusieurs représentations d'allaitement **(Fig. 35)**[107], qui sont beaucoup plus fréquentes que celles concernant la grossesse et l'accouchement. Dans les représentations d'allaitement on est frappé par la préférence d'un allaitement au sein gauche[108], peut-être à cause de la majorité de femmes droitières. C'est ainsi que Marie, la mère de Jésus est toujours représentée allaiter à gauche, comme le montre par exemple la belle statue de Nino Pisano, la "Madonna del latte"[109].

Enfin, il existe quelques statuettes qui représentent une maternité, c'est-à-dire un enfant dans les bras de sa mère. Très rarement des jumeaux sont représentés ainsi[110].

On sait que le roi et la cour fêtaient la naissance de leurs membres[111]. Il ne semble pas inconcevable que les familles communes fêtaient aussi la naissance d'un leur nouveau membre.

V: LA NAISSANCE A TRAVERS LES IMAGES

En Mésopotamie, la représentation des enfants est très limitée et cela est d'autant plus vrai pour les moments de la naissance. On peut compter quelques images vraisemblables de grossesse, vingt-neuf représentations possibles d'accouchement et des dizaines d'images d'allaitement. Sur les vingt-neuf images relatives à la naissance, dix-neuf le sont presque sûrement, dix de manière probable[112]. Sur ces vingt-neuf, vingt-et-une appartiennent à la glyptique et huit au relief (figurine en ronde-bosse et figurines en relief). Si l'on ne considère que les images sûres, treize sont des sceaux et six des figurines. Dans les deux cas, donc, la glyptique est nettement plus représentée que le relief, entre deux fois et deux fois et demie. Les époques représentées sont comprises entre Uruk et le Ier mill. av. J.-C. Que l'on considère la totalité des images ici étudiées, ou seulement les images sûres, on remarque leur concentration plus

---

105 D. Parayre, 1997, p. 73-74 et p. 76.

106 P. Amiet (1973, n. 259) interprétait la scène comme un bain, tandis que D. Parayre (1997, p. 74) y voyait une scène de cuisine.

107 E. Strommenger, 1962, pl. 10-11; M.-Th. Barrelet, 1968, n. 528-530, n. 592-594, n. 821-822, n. 824, n. 826; R. Opificius, 1961, n. 240; Ch. Ziegler, n. 185, n. 188, n. 265-270 (d'époque tardive); D. McCown, R. Haines et D. P. Hansen, 1967, pl. 125 n. 3 et n. 5.

108 E. Strommenger, 1962, pl. 10-11; M.-Th. Barrelet, 1968, n. 528, n. 592, n. 593, n. 821, n. 822, n. 824, n. 826; R. Opificius, 1961, n. 240; Ch. Ziegler, n. 185, n. 188, n. 265-270; D. McCown, R. Haines et D. P. Hansen, 1967, pl. 125 n. 3 et 5.

109 Conservée à Pise, Museo di San Matteo.

110 Pour la Syrie, un bel exemplaire est publié dans C. Doumet, 1995, figurine n. 32 (p. 56, p. 76, photos à p. 96 et en face de la page 52). Pour les scènes de maternité, voir par ex.: M. Mallowan, 1946, pl.XXVI, 3 (1650); J. Reade, 1991, n. 20, p. 19; Ch. Ziegler, 1962, fig. 185.

111 Voir note 103.

112 Les dix-neuf images sûres sont: les deux cachets de l'ex-collection Erlenmeyer, un cachet et une amulette de l'Ashmolean Museum, un cachet de Tepe Gawra, les sceaux d'Ur Legrain 1936, n. 268-270, 42 et Moorey 597, le sceau de Tell es-Suleimeh=al Gailani Werr 19, les sceaux MNB 1465, A 27902, Yale 458, les deux figurines en bronze d'Assur, les deux figurines en terre cuite de Nippur et une du tell de l'est.

importante aux époques Uruk/Jemdet-Nasr et protodynastique. Sur les vingt-neuf images, seize, donc un peu plus que la moitié viennent de ces deux époques[113], chiffre qui se réduit à 11 si l'on ne considère que les 19 images sûres, donc toujours un peu plus que la moitié[114]. Il est difficile d'expliquer cette concentration aux époques plus anciennes: on pourrait penser que le thème de la fertilité était plus ressenti à ces époques très anciennes, mais en réalité le thème est récurrent dans toute l'histoire mésopotamienne. Peut-être s'agit-il du hasard des fouilles et des découvertes, ou bien le motif de la naissance s'est transformé sous d'autres formes qui sont moins explicites ou moins compréhensibles pour nous. Ou peut-être cela dépend en partie de la transformation d'usage et de destination des sceaux, comme démontrerait le fait que ce sont plutôt les figurines qui remplacent les sceaux à partir du Bronze Récent pour exprimer la naissance.

En effet, si la glyptique est plus représentée que le relief, on remarque pourtant une utilisation de ce dernier limité à l'époque du Bronze Récent et du Fer (sept cas), à part l'amulette de l'Ashmolean Museum qui date de l'époque Jemdet-Nasr. Les sceaux, en revanche, sont très utilisés comme expression de la naissance à l'époque Uruk/Jemdet-Nasr (huit cas) et protodynastique (huit cas), peu aux époques suivantes: trois cas à l'époque akkadienne, deux cas à l'époque Ur III/paléo-babylonienne, un cas à l'époque néo-assyrienne. Ainsi, lorsque l'utilisation des sceaux pour exprimer la naissance diminue, celle du relief augmente.

Pour mieux comprendre la fonction de ces images, il est indispensable d'étudier aussi leur lieu de découverte. Sur les vingt-neuf images de naissance, dix-huit (donc 62,1%) n'ont pas de provenance connue, soit qu'elles viennent du marché des antiquités, soit qu'elles n'aient pas de provenance stratigraphique connue, ayant été retrouvées lors de fouilles anciennes. De même, si l'on ne considère que les images sûres de naissance, la majeure partie n'a pas de provenance connue (onze cas sur dix-neuf, donc 57,9%). Les autres ont été retrouvés dans la zone des temples. La découverte d'images de la naissance dans des temples confirme le caractère apotropaïque de ces images, comme ex-votos ou comme offrandes, surtout si l'on pense qu'il s'agit du temple d'Ishtar (trois cas) et du temple de Sin (six cas), les deux étant liés à la reproduction et à la grossesse[115]. Mais lorsqu'on ne retrouve que les empreintes sur fermetures de jarres dans un contexte religieux, il s'agit de sceaux liés à l'administration.

L'analyse ci-dessus montre l'existence de deux types de scènes totalement différents, l'un représentant l'accouchement en position accroupie **(Fig. 6-18 et 24-31)** et l'autre en position allongée **(Fig. 19-23)**. On peut penser que l'accouchement pouvait se dérouler en position allongée ou accroupie, à moins de penser que ces images ne soient pas conçues en succession, le travail pouvant se faire en position allongée et l'expulsion en position accroupie. Dans les mondes égyptien et gréco-romain les deux positions sont connues et recommandées pour des cas différents[116]: selon Soranos la position allongée est préférable pour une femme arrivée fatiguée à l'accouchement ou épuisée par la longueur du travail, tandis qu'une femme bien portante devait accoucher accroupie[117].

Il y a des intervenants, serviteurs ou accoucheurs ou les deux, dans au moins quatre cas[118]. Le bébé sorti est représenté une seule fois, ce qui rentre tout à fait dans la mentalité mésopotamienne: car le

---

[113] Il s'agit de deux cachets de l'ex-collection Erlenmeyer, d'un cachet et d'une amulette de l'Ashmolean Museum, d'un cachet de Tepe Gawra, des sceaux d'Ur Legrain 1936, n. 268-270, 42 et Moorey 597 et du sceau de Tell es-Suleimeh (=al Gailani Werr 19), de deux empreintes Buchanan 1966 n. 3 et 4, des sceaux W 21004, Amiet 1361 et Legrain n. 370.

[114] Il s'agit de deux cachets de l'ex-collection Erlenmeyer, d'un cachet et d'une amulette de l'Ashmolean Museum, d'un cachet de Tepe Gawra, des sceaux d'Ur Legrain 1936, n.268-270, 42 et Moorey 597 et du sceau de Tell es-Suleimeh (=al Gailani Werr 19).

[115] Sin en tant que dieu de la lune, Ishtar en tant que déesse de la fécondité et du renouvellement.

[116] G. Coulon, 2004, p. 210-215 et p. 217-218.

[117] G. Coulon, 2004, p. 211. Cet auteur a ressemblé plusieurs images de la naissance dans le monde romain et la majeure partie sont en position accroupie (cf. *Id.*, 2004, p. 209-225).

[118] MNB 1465, A 27902, al-Gailani-Werr n. 19, AO 15474, donc dans deux sceaux représentant un accouchement en position accroupie et dans deux sceaux représentant un accouchement en position allongée.

bébé est une mi-personne[119], on n'a pas beaucoup d'intérêt pour lui sinon en rapport avec l'adulte qu'il deviendra.

L'accouchement en position accroupie est représenté vingt-quatre fois, dont seize dans les sceaux[120] et huit dans le relief[121]. Douze de ces sceaux, donc la majeure partie (75%) présentent un style cursif, une certaine répétitivité du schéma et des éléments "secondaires"[122] et une certaine absence de détails. Par contre, les quatre autres sceaux (MNB 1465, Buchanan Ashmolean n.612, Buchanan Yale 515 et Amiet 1361) sont de style plus soigné et de thèmes très compliqués, rares dans la glyptique mésopotamienne[123].

L'accouchement en position allongée apparaît cinq fois et seulement dans la glyptique[124]. Le rapport des représentations d'accouchement en position allongée et en position accroupie montre une préférence pour ce dernier. Cela est vrai aussi pour le monde gréco-romain, au moins pour les représentations, probablement pour une raison physique (nécessité de pousser fort, donc en appuyant les pieds bien à terre). Lorsque l'accouchement est en position allongée, on peut aussi distinguer trois sceaux de style cursif (al-Gailani-Werr n.19, Buchanan 1966 n.3 et 4) et deux sceaux d'excellente composition et style (Yale 458 et A 27902), adoptant la division en registres, ce qui rend la compréhension des scènes représentées beaucoup plus complexe[125]. Les similitudes de style, de composition élaborée, de division en registres et de thématiques plus complexes sont communs aux deux sceaux MNB 1465, Amiet 1361, Buchanan Ashmolean n.612 et Buchanan Yale n.515 (accouchement accroupi) et aux deux autres sceaux A 27902 et Yale 458 (accouchement allongé). Dans le même temps, les sceaux al-Gailani-Werr n.19 et Buchanan 1966 n.3 et 4 (accouchement allongé) sont plus proches par le style, la simplification de la scène et les détails des douze sceaux de style cursif représentant un accouchement en position accroupie[126]. Ces remarques montrent bien qu'au-delà des nécessités médicales qui pouvaient conseiller une position ou l'autre, la différence véritable des représentations sigillographiques ne concerne pas la position allongée ou accroupie de la femme, mais le style et l'élaboration de la scène: on peut distinguer parmi les vingt-et-un sceaux représentant une naissance un groupe de sceaux de style cursif et qui préfèrent une scène simple et ont des éléments "secondaires" facilement compréhensibles (71,4%)[127] et un groupe de sceaux qui préfèrent un style soigné, une composition élaborée et une richesse de détails et d'allusions symboliques de lecture difficile (28,6%)[128].

Comment peut-on expliquer ces différences, vu que la position de la femme n'y a aucune incidence? Une réponse peut venir du seul sceau qui porte une inscription, le sceau MNB 1465. La

---

[119] B. Lion, 1997, p. 116-117.

[120] MNB 1465, Moorey 597, Legrain n. 268-270 et 42, Buchanan 612, deux cachets de l'ex-collection Erlenmeyer, un cachet de Tepe Gawra, un cachet de l'Ashmolean Museum, Buchanan n. 515, Amiet 1361, AO 15474, W 21004, Legrain 370.

[121] Amulette d'Oxford, figurine du tell de l'est, deux figurines de Nippur, la figurine Barrelet n. 809 et celle Nippur 74, deux figurines en métal d'Assur.

[122] Il s'agit d'éléments secondaires par rapport au sujet "principal" du sceau, mais ces éléments sont d'une grande importance pour comprendre la signification des scènes représentées et il ne sont donc pas secondaires par rapport à leur intérêt sémantique.

[123] Selon B. Teissier, 1984, p. xxviii, les sceaux qui présentent des scènes rares sont faits pour des rituels spécifiques ou par un lapicide non professionnel.

[124] A 27902, Yale 458, al Gailani Werr 19, Buchanan 1966 n. 3 et 4.

[125] Car les deux ou plusieurs scènes représentées dans les différents registres du sceau ont été pensées et exécutées en harmonie et pour des raisons précises, sauf à penser que le lapicide choisissait au hasard ses thèmes. Sur l'importance de l'étude des différents registres ensemble voir L. Battini, 2002, p. 153-161.

[126] Donc aux sceaux Legrain 268-270, 42, 370, Moorey n. 597, deux cachets de l'ex-collection Erlenmeyer, un cachet de Tepe Gawra, un cachet de l'Ashmolean Museum, AO 15474, W 21004.

[127] Legrain 268-70, 42 et 370, Moorey 597, deux cachets de l'ex-collection Erlenmeyer, un cachet de Tepe Gawra, un cachet de l'Ashmolean Museum, Buchanan 1966 n.3 et 4, al-Gailani-Werr n. 19, W 21004, AO 15474.

[128] MNB 1465, Amiet 1361, Buchanan Ash. n. 612 et Buchanan Yale 515, A 27902, Yale 458.

présence d'une inscription désigne déjà ce sceau comme ayant eu un rôle social et juridique précis[129]. Mais, en plus, le type d'inscription et le fait de citer un lieu précis d'accouchement[130] montre qu'il s'agit d'un sceau sinon royal au moins d'un officiel très important. En raison de l'appartenance du sceau MNB 1465 au groupe des sceaux "complexes" et de style soigné, on peut suggérer que les sceaux de ce groupe appartenaient aux couches les plus élevées de la société, comme le démontrerait l'originalité dans le traitement du thème. L'existence d'un autre groupe de sceaux peut être expliquée soit en pensant à l'appartenance à une autre classe sociale, moins aisée que la première, soit en pensant à une autre fonction, notamment prophylactique. Mais le fait qu'une partie des sceaux simples ait été retrouvée sous forme d'empreintes (cf. Legrain 268-270, 42, 370, Moorey 597, W 21004) prouve une utilisation socio-économique du sceau. Il est donc vraisemblable que la différence des deux types de sceaux soit sociale plus que fonctionnelle. Mais il faut tenir en compte la différence chronologique entre les deux groupes puisque les sceaux de style simple appartiennent essentiellement à l'époque Jemdet Nasr/protodynastique, tandis que les sceaux complexes datent pour la plupart des époques akkadienne et Ur III[131]. Et il faut aussi tenir en compte le fait que lorsque la provenance est connue, les sceaux de style simple viennent de la zone des temples. Leur style cursif est-elle alors en contradiction avec cette provenance? Non, puisque dans l'administration des temples, il y a des fonctionnaires de rang peu élevé et en outre une théorie récente a proposé de voir dans des sceaux comparables une production populaire liée aux villages qui envoyaient leurs denrées au pouvoir central[132], donc ici en basse Mésopotamie plutôt au temple.

Dans le relief, on retrouve la même distinction de style: deux figurines sont de style élaboré, avec un bon suivi du modelé (figurine du tell de l'est et Legrain n.74) et six autres sont de style très cursif (amulette de l'Ashmolean Museum, deux figurines d'Assur, deux de Nippur, Barrelet 809). Malheureusement pour les figurines on ne connaît pas la provenance stratigraphique à part les deux d'Assur, retrouvées dans un contexte religieux, ce qui permet de penser à leur utilisation comme ex-votos consécutifs à une bonne naissance ou comme dons pour un bon déroulement de l'accouchement.

Les images concernant l'accouchement, donc, qu'elles soient de style complexe ou simple, ont une valeur prophylactique, comme le démontre leur découverte dans des temples (Ass 8253, Ass.19901), ou la possibilité d'être portées attachées à la personne (amulette de l'Ashmolean Museum), ainsi que les éléments "secondaires" apparaissant dans les sceaux et qui servent à éloigner les maux liés à la grossesse et à l'accouchement (scorpion, lézard, serpent, plante, rosette, vases) et ainsi que la division en registres qui renvoient à des thèmes comme la fertilité (Buchanan n. 458), la lutte contre les forces du mal (A 27902) et les maladies (Buchanan 612). Mais certaines de ces images, particulièrement les sceaux qui ont été sont retrouvés sous forme d'empreintes (Legrain 268-270, 42, 370 et Moorey 597, W 21004) ou qui possèdent une inscription (MNB 1465), avaient une double fonction économique et prophylactique. Peut-être les sceaux d'accouchement dans un contexte administratif servaient à fermer des denrées utilisées lors des fêtes liées à la fécondité, mais d'autres sceaux à valeur économique devaient servir comme justificatif d'une naissance "prouvée" et garantie (MNB 1465). Dans tous les cas, la fréquence de ces images témoigne d'un souci des grossesses et des accouchements. Car dans l'antiquité et jusqu'au début du XXe siècle l'accouchement et ses suites restaient le facteur principale de décès des femmes.

---

[129] Cf. R. D. Biggs et McG. Gibson (éds.), 1977, p. 19, p. 25-32, p. 62-65, p. 79-80; I. Winter, 2000, p. 79.

[130] M. Lambert, 1948, p. 199.

[131] Mais il y a aussi un sceau néo-assyrien (B. Buchanan Ashmolean 612 et un autre protodynastique (Amiet 1361). Comme pour les sceaux de style simple il y a aussi un sceau vraisemblablement Ur III (AO 15474).

[132] S. Mazzoni, 2003, p. 374-375.

Bibliographie

Amiet, P.	1956	"Le symbolisme cosmique du répertoire animalier en Mésopotamie", *Revue d'Assyriologie et d'Archéologie Orientale* 50, p. 114-126.
	1973	*Bas-reliefs imaginaires de l'Ancien Orient d'après les cachets et les sceaux-cylindres*, Paris.
	1977	"Pour une interprétation nouvelle du répertoire iconographique de la glyptique d'Agadé", *Revue d'Assyriologie et d'Archéologie Orientale* 71, p. 107-116.
	1980	*La glyptique mésopotamienne archaïque*, Paris.
	1992	"Les sceaux dans l'ancien Orient", *Supplément au Dictionnaire de la Bible*, Paris, p. 66-86.
	1994	"Vivre et penser dans l'antiquité orientale. À propos de sceaux récemment acquis", *La Revue du Louvre* 5/6, p. 19-25.
Andrae, W.	1967	*Die Jüngeren Ischtar Tempel in Assur*, Osnabrück.
Asher-Greve, M.	1985	*Frauen in altsumerische Zeit*, Bibliotheca Mesopotamica 18, Malibu.
	1987	"The Oldest Female Oneiromancer", *CRRAI* XXXIII, p.27-32.
	1995	"A Seal Cutter's Trial-Piece in Berlin and a New Look at the Diqdiqqeh Lapidary Workshops", *Iraq* 57, p. 49-60.
Assante, J.	2002	"Style and Replication in 'Old Babylonian' Terracotta Plaques : Strategies for Entrapping the Power of Images", dans O. Loretz *et alii* (éds), *Ex Mesopotamia et Syria Lux. Festschrift für Manfried Dietrich zu seinem 65. Geburtstag*, Münster, p. 1-29.
Barrelet, M.-Th.	1968	*Figurines et reliefs en terre cuite de la Mésopotamie antique*, Bibliothèque archéologique et historique n.85, Paris.
Battini, L.	2002	"De l'étude des sceaux: quelques nouvelles pistes en partant de l'analyse du sceau A 27902 de l'Oriental Institute Museum de Chicago", dans *Akkadica* 123, 2002, p. 153-161.
	sous presse	"La déesse aux oies: une image de la fertilité?", sous presse dans RA 99 (2005).
	à paraître	"Les sceaux Parrot GM n.39 et 29: regards sur le scorpion", à paraître dans *Mesopotamia*.
Beran, Th.	1957	"Assyrische Glyptik des 14. Jahrhunderts", *Zeitschrift für Assyriologie* 52, p. 141-215.
Bergamini, G.	1987	*Sigilli a cilindro. Glittica mesopotamica dai Sumeri agli Assiri*, Milano.
Beyer, D.	2004	"Quelques réflexions sur les contraintes spatiales et les problèmes d'échelle dans le décor des sceaux du Proche-Orient antique", *Ktema* 29, p. 39-49.
Biga, M.G.	1987	"Femmes de la famille royale d'Ebla", *CRRAI* XXXIII, Paris, p. 41-47.
	1997	"Enfants et nourrices à Ebla", dans B. Lion, C. Michel et P. Villard (éds.), *Enfance et éducation au Proche-Orient ancien*, *Ktema* 22, Strasbourg, p. 35-44.
Biggs, R. D.	2000	"Conception, Contraception and Abortion in Ancient Mesopotamia", dans A. R. George et I. L. Finkel (éds.), *Wisdom, Gods and Literature. Studies in Assyriology in Honour of W. G. Lambert*, Winona Lake, p. 1-13.
Biggs, R.D., et Gibson, McG. (éds.)	1997	*Seals and Sealing in the Ancient Near East*, BiMes 6, Malibu.
Boehmer, R.M.	1965	*Die Entwicklung der Glyptik während der Akkad-Zeit*, Berlin.
Boëse, J.	1971	*Altmesopotamische Weihplatten. Eine sumerische Denkmalsgattung des 3. Jahrtausends v. Chr.*, UAVA 6,

		Berlin-New York.
Brandes, M. A.	1979	*Siegelabrollungen aus den archaischen Bauschichten in Uruk-Warka*, Freiburger Altorientalische Studien 3, Wiesbaden.
Bruschweiler, F.	1987	*Inanna. La déesse triomphante et vaincue dans la cosmologie sumérienne*, Cahiers du CEPOA, Leuven.
Buchanan, B.	1966	*Catalogue of Ancient Near Eastern Seals in the Ashmolean Museum* vol.1, Oxford.
	1967	"The Prehistoric Stamp Seal. A Reconsideration of Some Old Excavations", *JAOS* 87, p. 265-279.
	1981	*Early Near Eastern Seals in the Yale Babylonian Collection*, New Haven and London.
Buchanan, B. et Moorey, P.R.S.	1984	*Catalogue of Ancient Near Eastern Seals in the Ashmolean Museum*. Volume III: *The Prehistoric Stamp Seals*, Oxford.
van Buren, E.D.	1930	*Clay Figurines of Babylonia and Assyria*, Yale Oriental Series Researches XVI, New Haven and Oxford.
	1937	"The Scorpion in Mesopotamian Art and Religion", *AfO* XII, p. 1-28.
	1939	*The Fauna of Ancient Mesopotamia as Represented in Art*, Analecta Orientalia 18, Roma.
CAD	-	*Chicago Assyrian Dictionary*, Chicago.
Cassimatis, H.	1985	"Imagerie et femme", dans *La femme dans le monde méditerranéen I. Antiquité*, TMO 10, Lyon, sous la direction d'A.-M. Vérilhac, p. 19-27.
Cholidis, N.	1992	*Möbel in Ton. Untersuchungen zur archäologischen und religionsgeschichtlichen Bedeutung der Terrakottmodelle von Tischen, Stühlen und Betten aus dem Alten Orient,* AVO 1, Münster.
Collon, D.	1987	*First Impressions of Cylinder Seals in the Ancient Near East*, London.
	1995	"Fillings Motifs", dans U. Finkbeiner, R. Dittmann, H. Hauptmann (éds.), *Beiträge zur Kulturgeschichte Vorderasiens*, Festschrift für Rainer Michael Boehmer, Mainz, p. 69-76.
Cooper, J.S.	1972-1975	"Heilige Hochzeit. B: Archäologisch", *RlA* 4, Berlin- New York, p. 259-269.
Coulon, G.	2004	"Images et imaginaire de la naissance dans l'Occident romain", dans V. Dasen (éd.), *Naissance et petite enfance dans l'Antiquité.* Actes du colloque de Fribourg 2001, OBO 203, Fribourg, p. 209-225.
Curti, S.	1988-89	"Il concetto di funzione e lo studio delle manifestazioni culturali simbolico-rituali", *Origini* XIV, p. 741-749.
Danthine, H.	1937	*Le palmier-dattier et les arbres sacrés dans l'iconographie de l'Asie occidentale*, BAH 25, Paris.
Dasen, V. (éd.)	2004	*Naissance et petite enfance dans l'Antiquité.* Actes du colloque de Fribourg 2001, OBO 203, Fribourg.
Delaporte, L.	1920	*Musée du Louvre, Catalogue des cylindres orientaux I. Fouilles et missions*, Paris, 1920.
Erlenmeyer, M-L. et Erlenmeyer, H.	1958	"Über die Bildkunst im Alten Orient und in der Âgäis zu Beginn des 3. Jahrtausends. I", *Orientalia* 27, p. 351-371.
Finkel, I.L.	2000	"On Late Babylonian Medical Training", dans A. R. George et I. L. Finkel (éds.), *Wisdom, Gods and Literature. Studies in Assyriology in Honour of W. G. Lambert*, Winona Lake, p. 137-223.
Feucht,E.	2004	"Der Weg ins Leben", dans V. Dasen (éd), *Naissance et petite enfance dans l'Antiquité.* Actes du colloque de Fribourg 2001, OBO 203, Fribourg, p. 33-53.
Frankfort, H.	1955	*Stratified Cylinder Seals from the Diyala Region*, OIP 72, Chicago.
al-Gailani-Werr, L. (éd.)	1992	*Old Babylonian Cylinder Seals from the Hamrin*, Edubba 2,

London.

Garrison, M.B. 1989 "An Early Dynastic III Seal in the Kelsey Museum of Archaeology: the Relationship of Style and Iconography in Early Dynastic III Glyptic", *Journal of Near Eastern Studies* 48, p. 1-13.

de Genouillac, H. 1924 *Premières recherches archéologiques à Kich*. Mission d'Henri de Genouillac, 1911-1912, Tome Premier, Paris.

Gourevitch, D. 1984 *Le mal d'être femme*, Paris.

Green, A. 1986 "The Lion-Demon in the Art of Mesopotamia and Neighbouring Regions. Materials Towards the Encyclopaedia of Mesopotamian Religious Iconography, I/1", *Baghdader Mitteilungen* 17, p. 141-254.

Heinrich, E. 1931 *Fara. Ergebnisse der Ausgrabungen der DOG in Fara und Abu Hatab*, Berlin.

Hrouda, B. 1981 *Isin-Ishan Bahriyat* II, München.

1987 *Isin-Ishan Bahriyat III. Die Ergebnisse der Ausgrabungen 1983-1984*, München.

Hunger, H., 1992 *Astrological Reports to Assyrian Kings*, SAA VIII, Helsinki.

A. Invernizzi éd, 1985 *La Terra tra i due fiumi*, Venti anni di archeologia italiana. La Mesopotamia dei tesori, Torino.

Jacobsen, Th. 1976 *The Treasures of the Darknesss. A History of Mesopotamian Relighion*, New Haven and London.

Karg, N. 1984 *Untersuchungen zur älteren frühdynastichen Glyptik Babyloniens*, Baghdader Forchungen 8, Mainz am Rhein.

Keel, O. et Schroer, S. 2004 *Eva-Mutter. Frauen- und Göttinnenidole aus dem Alten Orient*, Fribourg am Schweiz.

Lambert, M. 1948 "Notes d'archéologie et d'épigraphie sumériennes" *RA* 42, p. 189-209

Legrain, L. 1930 *Terra-cottas from Nippur*, University Museum Publications of the Babylonian Section XVI, Philadelphia.

1936 *Archaic Seal-Impressions*, Ur Excavations III, London.

Limet, H. 1968 *L'anthroponymie sumérienne*, Paris.

Lion, B. 1997 "Les enfants des familles déportées de Mésopotamie du nord à Mari en ZL 11'", dans B. Lion, C. Michel, P. Villard (éd), *Enfance et éducation dans le Proche Orient ancien, Ktema 22*, Strasbourg, p. 109-118.

Mackay, E. 1931 *Report on Excavations at Jemdet Nasr, Iraq*. With Preface by S. Langdon, Chicago.

Mallowan, M. 1935 "Excavations at Tell Arpachiyah", *Iraq* 2, London.

1946 "The Excavations in the Balih Valley, 1938", *Iraq* 8, p. 111-159.

Matthiae, P. 1992 "Figurative Themes and Literary Texts", *Quaderni di semitistica 18*: Literature and Literary Language at Ebla, Firenze, p. 219-241.

Mazzoni, S. 1992 *Le impronte su giara eblaite e siriane nel Bronzo Antico*, Materiali e Studi Archeologici di Ebla I, Roma.

2002 "The Squatting Woman: Between Fertility and Eroticism", dans S. Parpola et R.M. Whiting (éd.), *Sex and Gender in the Ancient Near east*, RAI 47, Helsinki, p. 367-377

McCown, D., Haines, R. et Hansen, D.P. 1967 *Nippur I : Temple of Enlil, Scribal Quarter and Soundings*, OIP 78, Chicago.

Mellaart, J. 1967 *Catal Hüyük; A Neolithic Town in Anatolia*, London.

Moorey, P.R.S. 1976 *Ancient Iraq (Assyria and Babylonia)*, Printed for the Visitors, University of Oxford Ashmolean Museum, Oxford.

1979 "Unpublished Early Dynastic Sealings from Ur in the British Museum", *Iraq* 41, London, p. 105-120.

Muscarella, O. 1981 "Surkh Dum at the Metropolitan Museum of Art: a Mini-Report", *Journal of Field Archaeology* 8, p. 327-359.

Opificius, R. 1961 *Das altbabylonische Terrakottarelief*, UAVA 2, Berlin.

Pangas, J.-C. 1988 "Aspectos de la sexualidad en la Antigua Mesopotamia",

		Aula Orientalis VI, Barcelona, p. 211-226.
Parayre, D.	1997	"Les âges de la vie", dans B. Lion, C. Michel et P. Villard (éds.), *Enfance et éducation au Proche-Orient ancien*, *Ktema* 22, Strasbourg, p. 59-89.
Parrot, A.	1954	*Glyptique mésopotamienne. Fouilles de Lagash (Tello) et de Larsa (Senkereh) (1931-1933)*, Paris.
Patlagean, E.	1985	"Byzance, Xe-XIe siècle", dans *L'histoire de la vie privée. I: De l'Empire romain à l'an mil*, Paris, 1985, p. 533-615.
Peatfield, A.	1994	"Cognitive Aspects of Religious Symbolism", *Cambridge Archaeological Journal* 4/1, p. 149-155.
Pfisterer Darr, K.	1994	"Two Unifying Female Images in the Book of Isaiah", dans L.M. Hopfe (éd), *Uncovering Ancient Stones. Essays in Memory of Neil Richardson*, Winona Lake, p. 17-30.
Pinch, G.	1983	"Childbirth and Female Figurines at Deir el-Medina and el-'Amarna", *Orientalia* 52, p. 405-414.
Porada, E.	1975	"Standards and Stools on Sealings of Nuzi and Other Examples of Mitannian Glyptic Art", dans E. van Donzel *et alii* (éds.), *Le temple et le culte*, CRRAI XX, Istanbul, p. 164-172.
Ravn, O.E.	1960	*A Catalogue of Oriental Cylinder Seals and Impressions in the Danish National Museum*, Kobenhavn.
Reade, J.	1991	*Mesopotamia*, London.
Reiner, E.	1987	"Magic Figurines, Amulets and Talismans", dans A.E. Farkas *et alii* (éds.), *Monsters and Demons in the Ancient and Medieval Worlds*. Papers Presented in Honor of Edith Porada, Mainz am Rhein, p. 27-36.
Renfrew, C.	2001	"Symbol before Concept: Material Engagement and the Early Development of Society", dans I. Hodder (éd.), *Archaeological Theory Today*, Cambridge, p. 122-140
Roaf, M. et Zgoll, A.	2001	"Assyrian Astroglyphs: Lord Aberdeen's Black Stone and the Prisms of Esarhaddon", *Zeitschrift für Assyriologie* 91, p. 264-295.
Rostovtzeff, M.	1937	"The Squatting Gods in Babylonia and Dura", *Iraq* 4, London, p.19-20.
Rutten, M.	1936	*Le Musée du Louvre. Cachets et Cylindres de la Mésopotamie*. Encyclopédie photographique de l'art n.3 du tome II, Paris.
Seibert, I.	1973	*Die Frau im alten Orient*, Leipzig.
Speiser, E.A.	1935	*Excavations at Tepe Gawra I*, Philadelphia.
Spieser, C.	2004	"Femmes et divinités enceintes dans l'Égypte du Nouvel Empire", dans V. Dasen (éd.), *Naissance et petite enfance dans l'Antiquité*. Actes du colloque de Fribourg 2001, OBO 203, Fribourg, p. 55-70.
Stol, M.	1995	"Women in Mesopotamia", *JESHO* 38, Leiden, p.123-144.
	2000	*Birth in Babylonia and the Bible. Its Mediterranean Setting*, CM 14, éd. Brill-Styx, Leiden-Boston.
Strommenger, E.	1962	*Fünf Jahrtausende Mesopotamien. Die Kunst von der Anfängen um 5000 av. Chr. bis zu Alexander dem Grossen*, München.
Tadmor, M.	2003	"Scorpions, Fish and Nets: an Unusual Jar Canaanite Middle Bronze Context with an Appendix by Yuval Goren", dans T. Potts, M. Roaf et D. Stein (éds), *Culture through Objets. Ancient Near Eastern Studies of P. R. S. Moorey*, Oxford, p. 189-206.
Taylor, T.	1994	"Is there a Place for Aesthetics in Archaeology?", *Cambridge Archaeological Journal* 4/2, p. 249-269.
Teissier, B.	1984	*Ancient Near Eastern Cylinder Seals from the Marcopoli Collection*, London.
Tosun, M.	1956	"The Significance of the Symbols of Gods in the Mesopotamian Cylinder Seals", *Belleten* 77, p. 49-59.

Wiggermann, F.A.M.	1998-2001	"Nackte Göttin", *RlA* 9, Berlin-New-York, p. 46-53.
Winter, I.	1999	"Reading Ritual in the Archaeological Record. Deposition Pattern and Function of two Artifact Types from the Royal Cemetery of Ur", dans H. Kühne, R. Bernbeck, K. Bartl (éds.), *Fluchtpunkt Uruk. Archäologische Einheit aus Methodischer Vielfalt.* Schriften für J. Nissen, Rahden, p. 229-256.
	2000	"*Le palais imaginaire*: Scale and Meaning in the Iconography of the Neo-Assyrian Cylinder Seals", dans Ch. Uehlinger (éd), *Images as Media. Sources for the Cultural History of the Near East and the Eastern Mediterranean (Ist mill. BCE)*, OBO 175, Fribourg, p. 51-87.
Woolley, L.	1976	*The Old Babylonian Period*, Ur Excavations VII, London.
Ziegler, Ch.	1962	*Die Terrakotten von Warka*, ADFU 6, Berlin.
Ziegler, N.	1997	"Les enfants du palais", dans B. Lion, C. Michel et P. Villard (éds.), *Enfance et éducation au Proche-Orient ancien, Ktema* 22, Strasbourg, p. 45-57.

Catalogue:

-MNB 1465 : Sceau à un registre. Époque: protodynastique (selon M. Lambert, 1948, p. 199) / akkadienne (d'après D. Collon, 1987, p. 147). Provenance : Tello (sans provenance stratigraphique connue). Description: Une femme nue, les jambes accroupies, les mains sur les genoux, se trouve sur un personnage allongé et à côté d'un homme habillé qui tient dans une main un couteau et dans l'autre un bébé. Le bébé est entre les genou et main gauches de la mère et la main droite de l'homme habillé et debout. Matériel : Serpentine. Dim. : 2,95 cm x 1,5 cm. Lieu de conservation actuel : Musée du Louvre, Paris. N° de musée : MNB 1465, Musée du Louvre. Bibliographie : L. Delaporte, 1920, T 88, p. 8, pl. 4 (6); D. Collon, 1987, p. 148 et fig. 636 à p. 147; M. Lambert, 1948, p. 199-202.

-Legrain n. 268 : Empreinte de sceau à un registre. Époque : protodynastique I[133]. Provenance : Ur (SIS 4, "burnt stratum"). Description : Femme nue, en pleine frontalité, les jambes accroupies, le sexe bien dessiné, les seins gros. Ses pieds et ses fesses touchent le sol, les mains et les bras sont levés à la hauteur de la tête. Aucune caractérisation du visage, mais les cheveux liés en couettes. Deux scorpions se positionnent à sa droite et à sa gauche. N° de fouille : U 13884. Lieu de conservation actuel : Inconnu[134]. Bibliographie : L. Legrain, 1936, n. 268, p. 29 et pl. 14.

-Legrain n. 269 : Empreinte de sceau à un registre. Époque : protodynastique I. Provenance : Ur (SIS 4). Description : Femme nue et accroupie, le sexe très clairement dessiné. Ses pieds et ses fesses touchent le sol, les mains et les bras sont levés à la hauteur de la tête. Deux scorpions et un objet de lecture difficile (fleur? vase?) complètent la scène. N° de fouille : U 14152, U 14185, U 14654, U 18414. Lieu de conservation actuel : Inconnu[135]. Bibliographie : L. Legrain, 1936, n. 269, p. 29 et pl. 14.

-Legrain n. 270 : Empreinte de sceau à un registre. Époque : protodynastique I. Provenance : Ur (Pit W, SIS 4-5). Description : Femme nue et accroupie, le ventre gonflé, le sexe bien dessiné, les pieds et les fesses touchant le sol, les bras levés, les cheveux volant au vent comme en deux couettes. Un scorpion à sa gauche, un lézard à sa droite. N° de fouille : U 18413. Lieu de conservation actuel : Inconnu[136]. Bibliographie : L. Legrain, 1936, n. 270, p. 29 et pl. 14.

-Moorey n. 597 : empreinte de sceau à un registre, taillé de manière rude. Époque : vraisemblablement protodynastique I. Provenance : Ur, SIS 4. Description : Un personnage assez stylisé (une femme selon Moorey, 1979, p. 115) est représenté en position accroupie, les genoux rehaussés à la hauteur de la taille, les pieds bien posés par terre ainsi que le bassin. Le personnage tend les bras vers le haut. De chaque côté de lui, se trouve un scorpion et derrière son dos peut-être un serpent sinueux. N° de fouille : U 15055. Lieu de conservation actuel : British Museum, Londres. Bibliographie : P. R. S. Moorey, 1979, n. 597, p. 115 et fig. 4.

-Legrain n. 42 : Empreinte de sceau à un registre. Époque : protodynastique I. Provenance : Ur (SIS 6?). Description : Femme à la tête animalière en position accroupie, les bras levés en hauteur, elle touche un oiseau d'une main et un scorpion avec l'autre. N° de fouille : U 14639, U 20083. Lieu de conservation actuel : Inconnu[137]. Bibliographie : L. Legrain, 1936, n. 42, p. 19 et pl. 3.

-Cachet rectangulaire incisé sur deux faces de l'Ashmolean Museum (Buchanan et Moorey, 1984, n. 54) : Époque: IVe mill., probablement début Uruk (car comparaisons avec Tepe Gawra XIA-VIII). Provenance : marché des antiquités, de la collection Greg. Description : Première face : Figurine féminine nue, accroupie, les pieds vers les cuisses, le bassin touchant le sol, une main vers le ventre, une autre vers

[133] C'est la datation la plus répandue (P. R.S. Moorey, 1979, p. 116-119; S. Mazzoni, 2002, p. 369), même si d'autres ont été proposées (voir bibliographie afférente dans S. Mazzoni, 2002, note 9 à p. 369 et dans P. R. S. Moorey, 1979, p. 116-119).

[134] Il pourrait s'agir du British Museum ou du Musée de Philadelphie, car au moment de l'écriture du livre, les sceaux n'avaient pas encore été partagés entre les deux musées (L. Legrain, 1936, p. 17).

[135] Cf. note 134.

[136] Cf. note 134.

[137] Cf. note 134.

la construction dans laquelle elle est représentée. Il s'agit d'une construction en forme de U renversé (hutte ? ; plutôt temple ? selon Buchanan et Moorey, 1984, p. 10). Devant la construction et attachées à elle, se trouvent deux chèvres. Deuxième face : lion sur un mouflon en face d'un taureau debout et d'un oiseau de proie. Matériel : schiste gris-vert. Dim. : 3,5 x 2,6 x 1,2 cm. Lieu de conservation actuel : Ashmolean Museum, Oxford. N° de musée : Ashm. 1895.87. Bibliographie : B. Buchanan et P. R. S. Moorey, 1984, n. 54 p. 10 et pl. 4.

-Amulette de l'Ashmolean Museum d'Oxford. Époque : Jemdet Nasr. Provenance : Jemdet Nasr (sans indication stratigraphique connue). Description : Figurine féminine nue, accroupie, les pieds vers les cuisses, le bassin touchant le sol, les mains vers le sexe. Un trou de suspension est percé dans la nuque. Matériel : "pierre blanche tendre" (E. Mackay, 1931, p. 274). Dim. : inconnues, mais par comparaison avec une amulette qui se trouve sur la même planche, on peut penser à 2 cm env. de hauteur. Lieu de conservation actuel : Ashmolean Museum, Oxford. N° de musée : ? . Bibliographie : E. Mackay, 1931, n. 3315, p. 274, pl. 74.5 et 74.6 ; J. Asher-Greve, 1985, n. 208, p. 39-42.

-Cachet de l'ex-collection Erlenmeyer. Époque : Uruk/Jemdet Nasr. Provenance : Inconnue. Description : Une figure très schématisée est en position accroupie, les pieds vers les cuisses, le bassin très proche du sol, les mains levées. Matériel : pierre. Dim. : 3,3 cm. Lieu de conservation actuel : ?. Bibliographie : M-L. Erlenmeyer et H. Erlenmeyer, 1958, n. 48, p. 358 et pl. 37 ; J. Asher-Greve, 1985, n. 210, p. 39-42.

-Cachet de l'ex-collection Erlenmeyer. Époque : Uruk/Jemdet-Nasr. Provenance : Inconnue. Description : Deux figures spéculaires accroupies, les bras soulevés de manière telle que les mains touchent les genoux, sont entourées de serpents. Matériel : pierre. Dim. : 3,7 cm. Lieu de conservation actuel : ? . Bibliographie : J. Asher-Greve, 1985, n. 211, p. 40-43.

- Cachet de Tepe Gawra. Époque : Jemdet Nasr. Provenance : Tepe Gawra (surface). Description : deux figures presque spéculaires, nues, accroupies, l'une lève les deux bras, l'autre lève un bras et baisse l'autre. Matériel : marbre rose. Dim. : 3,8 x 2,9 x 1 cm. Lieu de conservation actuel : Philadelphie. N° de musée : ? . Bibliographie : E. A. Speiser, 1935, pl. LVI: 3, p. 121.

- Ass 8253 : figurine d'Assur. Époque : médio-assyrienne. Provenance : Assur (temple d'Ishtar). Description : Femme nue, les seins très en saillie, le visage mal conservé, le triangle pubien mis en valeur, les jambes écartées et les mains aux cuisses. Matériel : bronze. Dim. : Inconnues. Lieu de conservation actuel : ? . Bibliographie : W. Andrae, 1967, p. 103-104, pl. 45 k.

- Ass 19901 : figurine d'Assur. Époque : médio-assyrienne. Provenance : Assur (temple d'Ishtar). Description : Femme partiellement conservée, représentée nue, les jambes écartées et les mains aux talons. Matériel : bronze. Dim. : Inconnues. Lieu de conservation actuel : ? . Bibliographie : W. Andrae, 1967, p. 103-104, pl. 45 l.

- Figurine du Tell de l'Est : Époque : néo-babylonienne (hellénistique selon van Buren, 1930, p. 225). Provenance: Tell de l'Est (sans provenance stratigraphique connue). Description : femme nue et accroupie, les seins très en relief, assise sur un tabouret, se tenant les pieds avec les mains. Le visage est assez abîmé par la corrosion, la figurine semble porter un chapeau ou une haute coiffure. Matériel : Terre cuite. Dim. : 6,4 cm x 9,3 cm. Lieu de conservation actuel : Musée du Louvre, Paris. N° de Musée : ?. Bibliographie : H. de Genouillac, 1924, pl. 58 et VI, 7, p. 59 (sous numéro 265), p. 20 et note 5; E. van Buren, 1930, n. 1100, p. 225 ; S. Mazzoni, 2002, p. 371.

- Figurine de Nippur : Époque : néo-babylonienne. Provenance : Nippur (sans provenance stratigraphique connue). Description : une femme en position accroupie a les mains sur un gros ventre, jambes courtes et ouvertes et un visage disproportionné aux traits rudes. Matériel : Terre cuite. Dim. : pas connues. Lieu de conservation actuel : Harvard Semitic Museum, Cambridge Mass. N° d'inventaire : H.S.M. 2134. Bibliographie : E. van Buren, 1930, n. 1104, p. 225, fig. 279.

- Figurine de Nippur : Époque : néo-babylonienne. Provenance : Nippur (sans provenance stratigraphique connue). Description : une femme nue en position frontale a les jambes largement ouvertes et tient les cuisses avec ses mains. Matériel : Terre cuite. Dim. : pas connues. Lieu de conservation actuel : Museum of Pennsylvania, Philadelphie. N° d'inventaire : C.B.S. 15432. Bibliographie : E. van Buren, 1930, n. 1101, p. 225.

- A 27902 : Sceau à deux registres. Époque : protodynastique III / akkad (selon Asher-Greve). Provenance : Inconnue. Description : dans le registre supérieur, un héros nu protège deux quadrupèdes de l'attaque de deux lions. Dans le registre inférieur, une femme allongée sur un lit à pattes taurines est entourée par une femme agenouillée et par deux personnages imberbes dont l'un est probablement une femme (longue chevelure). Vase, scorpion et croissant dans le champ. Matériel : inconnu. Dim. : 2,9 x 1 cm. Lieu de conservation actuel : Oriental Institute Museum, Chicago. N° de musée : A 27902. Bibliographie : J. Asher-Greve, 1985, p. 113-114, n. 593, pl. XXX; *Ead.*, 1987, p. 27-32 ; L. Battini, 2002, p. 153-161, fig.1.
- Yale 458 (=Boehmer 690) : Sceau à deux registres. Époque : akkadienne. Provenance : inconnue. Description : le registre supérieur montre un personnage nu, allongé sur un lit à pattes taurines. À la tête du lit se trouve un vase, aux pieds du lit trois autres. Sous le lit, un scorpion. Le registre inférieur montre deux chèvres (?) affrontées autour d'un palmier dattier ont la tête retournée vers une construction carrée ressemblant à une porte ("shrine" selon B. Buchanan, p. 177), à côté de laquelle se trouve un petit arbre. Matériel : Coquille. Dim. : 6,1 x 2,1 cm. Lieu de conservation actuel : Yale Babylonian Collection, New Haven. N° de musée : NBC 8956. Bibliographie : B. Buchanan, 1981, n. 458, p. 177 ; R. M. Boehmer, 1965, fig. 690, p. 121 ; J. S. Cooper, 1972-1975, p. 261.
- al-Gailani-Werr n. 19 : Sceau à un registre. Époque : protodynastique. Provenance : Tell Suleimeh (Niveau VI, West Quarter, Rm. 16). Description : sur un lit, se trouve un personnage nu allongé, les jambes ouvertes. Vers ses jambes, un homme à la courte jupe à kaunakès tend ses mains. Derrière la tête du lit, une table soutient ce qui semble être deux vases. Matériel : calcaire. Dim. : 2,2 x 1, 4 cm. Lieu de conservation actuel : Iraq Museum, Bagdad. N° de musée : IM 98455. Bibliographie : L. al-Gailani-Werr (éd.), 1992, p. 15, n. 19.
- Buchanan, 1966, n. 3 : Sceau à deux registres au moins. Époque : Jemdet Nasr. Provenance : Jemdet Nasr (sans provenance stratigraphique connue). Description : Registre supérieur : défilé de personnes au travail, portant vases ou sacs ou autres objets de nature indéterminée. Rosettes et vases séparent les personnages et créent un rythme alterné. Registre inférieur : très incomplet, on peut voir un personnage allongé sur un lit à tête de taureau, un autre personnage se penchant sur quelque chose. Rosettes, vases et triangles remplissent la scène, probablement d'accouchement. Matériel : inconnu (il s'agit d'une empreinte). Lieu de conservation actuel : Ashmolean Museum, Oxford. N° de musée : Ashm. 1926.565. Bibliographie : B. Buchanan, 1966, p. 5-6.
- Buchanan, 1966, n. 4 : Empreinte d'un sceau à un registre. Époque : Jemdet Nasr. Provenance : Jemdet Nasr (sans provenance stratigraphique connue). Description : à gauche, se trouve un édifice sous lequel est dessiné un personnage. À côté, un autre personnage tient les mains d'une personne allongée sur trois formes rondes, dont les pieds (?) sont tenus par un autre personnage. Matériel : empreinte. Lieu de conservation actuel : Ashmolean Museum, Oxford. N° de musée : Ashm. 1926.748. Bibliographie : B. Buchanan, 1966, p. 6-7.
- AO 15474 : Sceau à un registre. Époque : IIIe dynastie d'Ur. Provenance : Tello, Tell de l'Est (T 369). Description : une femme nue, les jambes accroupies, se trouve entre deux hommes nus et sur un troisième allongé et au phallus très long. Matériel : Diorite. Dim. : 2,1 cm x 1,2 cm. Lieu de conservation actuel : Musée du Louvre, Paris. N° de musée : AO 15474. Bibliographie : A. Parrot, 1954, n. 259, p. 55, pl. XIV.
- W 21004 : Empreinte de sceau à deux registres sans séparation. Époque : Uruk niveau IVa. Provenance : Uruk, Eanna (carrée de fouille : Nc XVI 4/5). Description : les registres qui forment le sceau ne sont pas divisés par des lignes, mais ils sont pourtant bien distincts. En haut : deux figures accroupies, les bras sur la poitrine, le visage bizarre. Elles pourraient être des femmes vu la position des bras et celle des jambes, mais le visage a quelque chose de caricatural (le nez triangulaire, la bouche grande ouverte, les yeux rond sans pupilles, les cheveux rendus par deux traits latéraux). Entre les deux figures accroupies, des quadrupèdes. En bas : deux soldats nus portent chacun un prisonnier agenouillé, les mains liées derrière le dos. Les soldats sont chauves, au contraire des prisonniers. Dim. : 5,6 cm x 4,4 cm. N° de musée : ? Bibliographie : Brandes, 1979, p. 115 et p. 166-173 (volume I), pl. 13 (volume II).
-Amiet 1361 : Sceau à deux registres. Registre supérieur : scène de bateau (trois personnages sont sur un bateau traîné par un taureau et un lion et accompagné par un assistant). Registre inférieur : personnages

autour d'un temple, marqué par les symboles d'Inanna et par la présence d'un personnage mi-humain, mi-animalier en position accroupie, les mains levées. Sa tête est allongée comme un tuyau, et ne présente pas de caractérisation physionomique, et autour de la taille poussent quatre lignes droites et parallèles qui font penser aux bras d'un scorpion (?). Pour L. Delaporte il s'agissait de l'animal à sacrifier, le corps percé de broches (1923, p. 107). Époque : Protodynastique. Provenance : acquisition 1903. Matériel : coquille. Dim. : 4,1 x 2,3 cm. Lieu de conservation actuel : Musée du Louvre, Paris. N° de musée : A0 4107. Bibliographie : L. Delaporte, 1923, p. 107, pl. 70 (2), A 125; P. Amiet, 1980, n. 1360, pl. 103, p. 165, p. 169, p. 172.

- Legrain n. 370 : Empreinte de sceau à un registre. Époque : protodynastique. Provenance : Ur, zone nord-est du cimetière royal. Description : à gauche du champ figuratif, scène sexuelle : un homme prend une femme par derrière. À droite du champ figuratif, une femme accroupie, les mains levées, le visage tourné vers le couple ou vers les deux fleurs qui se trouvent entre le couple et la femme. En haut de ces deux fleurs, se trouve un homme nu qui tient deux animaux, ressemblant à deux lapins. N° de fouille: U 15060. Lieu de conservation actuel : Inconnu[138]. Bibliographie : L. Legrain, 1936, n. 370, p. 34 et pl. 50.

-Buchanan, 1981, n. 515 : Sceau à un registre. Époque : néo-sumerienne-Ur III. Provenance : Inconnue. Description : lion attaqué par l'homme-taureau au visage frontal et par le héros nu à part la ceinture. Deux petites scènes l'une sur l'autre se trouvent à côté du héros nu : en haut une scène érotique à tergo, en bas une femme accroupie sur un homme. Matériel : Serpentine vert foncé. Dim. : 2,7 x 1,5 cm. Lieu de conservation actuel : Yale Babylonian Collection, New Haven. N° de musée : YBC 12637. Bibliographie : B. Buchanan, 1981, n. 515, p. 200-201, fig. à p. 200.

-Buchanan Ashmolean 612 : Sceau à quatre registres. Époque : néo-assyrienne. Provenance : collection privée, acheté à Baghdad en 1921. Description : premier registre : plante, étoile, croissant, vase (?), deux objets de lecture difficile, Pléiades. Deuxième registre : quatre personnages à gauche d'un autel (démons selon B. Buchanan) et quatre autres à sa droite. Troisième registre : un homme allongé sur un lit, à côté duquel se trouvent quatre personnages (deux hommes et deux monstres selon Buchanan) et un disque ailé. Quatrième registre : femme nue accroupie et assise sur un serpent, un autre serpent mais cette fois ailé, deux scorpions et deux personnages, qui selon Buchanan sont un démon et un monstre. Matériel : Serpentine verte. Dim. : 5,5 x 1,9 cm. Lieu de conservation actuel : Ashmolean Museum, Oxford. N° de musée : Collection Stevenson. Bibliographie : B. Buchanan, 1966, n. 612, p. 111-112, pl. 40.

- Barrelet n. 809 : Époque : néo-babylonienne. Provenance : acquisition 1914. Description : "figure grotesque, mains soutenant les seins, jambes arquées et écartées" (M.-Th. Barrelet, 1968, p. 402). Matériel : Terre cuite. Dim. : 10 x 6,6 cm. Lieu de conservation actuel : Musée du Louvre, Paris. N° de musée : AO 6781. Bibliographie : M.-Th. Barrelet, 1968, p. 402, n. 809, pl. LXXX.

- Legrain, 1930, n. 74 : Terre cuite. Époque : probablement néo-babylonienne, mais aucune provenance stratigraphique n'est connue. Provenance : Nippur. Description : femme nue se tenant les cuisses avec les mains, les jambes un peu fléchies. Matériel : Terre cuite. Dim. : 7,5 x 4,5 cm. Lieu de conservation actuel : Museum of Pennsylvania, Philadelphie. N° de musée : CBS 15432. Bibliographie : L. Legrain, 1930, n. 74, p. 18.

[138] Cf. note 134.

RESUME

En Mésopotamie, la représentation des enfants n'est pas abondante et cela est d'autant plus vrai pour le moment de la naissance. On compte vingt-neuf images de naissance, dont cinq où la femme est en position allongée et vingt-quatre en position accroupie. Vingt-et-une images appartiennent à la glyptique et huit au relief pour les trois millénaires d'histoire mésopotamienne. Si les sceaux sont particulièrement concentrés aux époques Uruk-Jemdet Nasr et protodynastique, les figurines en métal et en terre cuite sont plutôt concentrées aux époques du Bronze Récent et du Fer. Si la majeure partie n'a pas de provenance stratigraphique connue, les exemplaires qui proviennent d'un contexte sûr ont été retrouvés dans la zone des temples. Cela suggère le caractère prophylactiques de ces images, comme dons ou ex-votos, mais aussi leur fonction économique, les sceaux ayant servi à fermer des contenants.

ABSTRACT

Mesopotamians didn't produce a lot of infants' images. This is especially true for their birth. There are almost 29 images of a woman giving birth : five show the woman in an elongated position, 24 in a squatting position. 21 of these images are seals, 8 are figurines. Seals are particulary attested in the Uruk-Jemdet Nasr period and ED. On the other hand, figurines mostly belong to Late Bronze Age and Iron Age. For the greater part the stratigraphic origin is unknown. The others were founded in a sacred context. This origin suggests a prophylactic function of the birth's images, but also an economic one, at least when seals were used to close jars.

THE HUMAN BODY AND SEXUALITY IN THE BABYLONIAN MEDICAL TEXTS

R. D. BIGGS,
Chicago

The first question to be addressed might seem unnecessary: what Mesopotamian texts should we consider "medical texts"? My response for the purpose of this paper will be a simple one: any text that seeks to diagnose illnesses or treat illnesses will be considered a medical text. Thus, the ancient composition known as SA.GIG, consisting of forty tablets (or chapters), even though it is technically a part of the omen corpus, will here be considered medical since it is devoted to diagnosis of illness and giving prognoses (to be discussed in more detail below). The picture is complicated by the fact that illnesses were treated by two different specialists in ancient Mesopotamia, Akkadian *asû* usually translated "physician", and *āšipu*, usually translated "magician" or "exorcist". These are, for us, very much loaded terms and would seem to suggest to most people of our time, imbued as we are with the traditions of "scientific" medicine, that the *ašipu*'s treatments should be considered worthless. It may be more appropriate to think of him as a "religious expert". The treatments offered by the *asû* were primarily herbal, and one might, with equal justification, consider him primarily an herbalist. The *āšipu* likewise employed herbal medicines in addition to his prayers and rituals.

A great deal of effort has gone into trying to separate "medical" from "magical" elements in Babylonian medicine[1]. Obviously some distinctions can be made. It is easy enough to assume that reciting incantations, wearing yarn with seven knots in it, or using dust from the top of a grave would indicate that these treatments fall within the realm of magical or religious. It would probably be safe to assume that only the *asû* would set broken bones or use a scalpel, but there seems to be a very large gray area in between where the treatments by these two practitioners of the healing arts overlapped and are often indistinguishable[2]. A recent study, Hector Avalos, *Illness and Health Care in the Ancient Near*

[1] The classic study on this topic is the article of Edith K. Ritter, 1965.

[2] It is hard to say how much credence we should give a literary text, but it may be significant that in the hymn of self-praise to Gula, goddess of healing, incantations are included among the accoutrements of the *asû*. See W. G. Lambert, 1967, esp. p. 120. It may be worthwhile to cite several lines here:

I am a physician; I am able to heal.

I carry around all kinds of plants, I drive away illness.

I gird myself with a leather bag with curative incantations.

I carry around written texts which can restore good health.

I give cures to mankind.

My pure bandage soothes a sore.

My soft bandage brings relief to the sick.
At the (mere) lifting of my eyes the dying recover
(lines 79-86; small divergences from W. G. Lambert's translation do not indicate any changes in reading the Akkadian text; the following lines are badly damaged).

East, I believe, sets these two specialists in a more realistic cultural framework than has been done in the past[3]. I do not consider the distinctions between these two practitioners to be relevant for the purposes of this paper and the similarities and distinctions between them will not be pursued further here[4]. However Irving Finkel made some important observations in a recent paper, pointing out that in the case of individual prescriptions, tablets of "portrait" or vertical orientation tend to be *asûtu* and those of "landscape" or horizontal orientation tend to be *āšipūtu*[5].

THE THERAPEUTIC MEDICAL TEXTS

The therapeutic medical texts (which is what is meant when most Assyriologists use the term "medical texts") are texts which describe illnesses or diseases and prescribe a therapy for them. Several examples survive from about 2000 B.C. (the Ur III period)[6], though this dating has now been challenged with a suggestion that they are earlier. There are a few from the Old Babylonian period, more from the Middle Babylonian period (including the ones from the Hittite capital, Ḫattuša), but many more are preserved from the Neo-Assyrian period (principally from Assur, Nineveh, and Nimrud), but others (especially from Uruk and now Sippar as well)[7] survive from later in the first millennium B.C.

The usual format of such texts is "if a man has such-and-such symptoms, you do the following, and he will recover". It seems to have been standard practice for such texts to say explicitly "man" (*awīlum*/*amīlu*, often written using the common logogram NA for "man"), but in most cases a more fitting translation would be simply "patient" as is clear in a few prescriptions where a different dosage is prescribed for a woman than for a man. Only in the case of specific illnesses restricted to women (post-partum problems, for example) do the texts say explicitly "if a woman ..."

We know the ancient titles of some of the medical texts, in part thanks to ancient lists (or catalogues as they are usually called) of texts[8]. For example, portions of Tablets I, II, III, and V of *šumma amēlu su'ālam maruṣ*, "if a man is sick with cough", have been identified[9]. Several other medical texts are likewise known by their ancient titles, but it is far more common that the fragmentary texts do not have the colophons preserved and we cannot ascribe specific tablets to a specific ancient title or a definite tablet within a particular category. It is also apparent, however, that many individual prescriptions existed without necessarily being assigned to a particular named series with a fixed place in a sequence of similar prescriptions.

Following the description of symptoms, the texts sometimes say *ana bulluṭišu*, "to cure him", followed by the prescription and instructions for preparing and administering it. This is often followed by the hopeful phrase "he will recover" (normally either *iballuṭ* or *ina'eš*)[10].

The therapeutic medical texts (and I make no attempt here to distinguish between *asûtu* and *āšipūtu*, that is "medical" and "magical") include treatments for all the external body parts (including, for

---

[3] Hector Avalos, 1995, especially the sub-chapter, "Medical Theology and the Medical Professions", p. 142-72. See now also JoAnn Scurlock, 1999.

[4] For cogent and sensible discussion of this question, see Marvin A. Powell, 1993, esp. p. 53-55.

[5] See Irving Finkel, 2000, p. 146.

[6] See M. Civil, 1960, with additional material in M. Civil, 1961.

[7] See Irving L. Finkel, 2000, esp. p. 140 on the Sippar source of the tablets in question.

[8] On the series *muššu'u*, "rubbing", and *qutāru*, "fumigation", see Irving L. Finkel, 1991, esp. p. 102-104. See now Barbara Böck, 2003.

[9] See F. Köcher, 1980, p. xxvii-xxxi ad Nos. 574, 575, 578, and 579. [Texts from Köcher's volumes will be cited below as BAM by text number. These refer to the cuneiform copies.]

[10] For more details on the prescriptions and methods of preparing and administering them, see R. D. Biggs, 1990, p. 625 and Pablo Herrero, 1984. See also Dietlinde Goltz, 1974.

the head, graying of hair and hair loss), problems of eyes, ears, nose, and throat, problems of the respiratory system, problems of the digestive tract, the urinary tract, skin problems, etc[11].

It should be pointed out that we have no ancient catalogue that specifically identifies series of texts considered to belong to the *asûtu* corpus, whereas a detailed catalogue of *āšipūtu* is known[12]. Interestingly enough, the series of texts giving detailed descriptions of plants and minerals are included in *āšipūtu*, whereas it would seem that the *asû* would have an equally great need to know the medicinal properties of these common ingredients in prescriptions. It may well be that they were also included in the *asûtu* corpus. There were also tablets and writing boards identified as *bulṭi*, "cures", in library records from Nineveh[13].

Several hundred therapeutic medical texts, ranging from complete tablets to small fragments, are published in cuneiform, many by Franz Köcher in his great series[14], but his projected volumes of transliterations and translations have never appeared. Relatively few such texts are available in up-to-date, reliable translations.

In this paper dealing with the human body in Babylonian medical texts, a bit should be said about access to the patient's body by medical practitioners. While there were indeed a small number of female physicians[15], information is totally lacking as to whether their clientele was female and whether they specialized in "female troubles". Physicians were undoubtedly overwhelmingly male. The other category of practitioners of the healing arts, the *āšipu*, was exclusively male. There is nothing whatever in the texts to suggest that male practitioners were forbidden in any areas of their treatment of female patients. It seems likely (but is not mentioned explicitly in the texts) that there were "wise women" knowledgeable in the properties of plant products who would have dealt with many medical problems of women, especially those concerned with conception, contraception, and childbirth[16].

THE DIAGNOSTIC MEDICAL TEXTS

The canonical edition of the diagnostic medical texts, known by the Sumerian title SA.GIG[17], consists of forty tablets (or chapters)[18]. The ancient catalogues attribute this canonical[19] edition to a

---

[11] Many of these are discussed in detail in *Reallexikon der Assyriologie*. See R. D. Biggs, 1990, for discussion of a number of these and reference to earlier volumes for subjects covered previously.

[12] It was first edited by H. Zimmern, 1915-16, as part of a review of recently published texts from Assur. See also Jean Bottéro, 1975.

[13] See S. Parpola, 1983, esp. p. 12 i 17. See also his discussion on p. 21 of NA_4.KIŠIB *ḫal-tú*, "*ḫaltu*-stone", as a title of a collection of medical rituals and incantations dealing with pregnant women. The Tukulti-Ninurta Epic also mentions both *āšipūtu* and *asûtu* (the latter referred to as *maltarāt asûti*, "writings concerning medicine") among genres of texts carried off by Tukulti-Ninurta from Babylonia to Assyria. See W. G. Lambert, 1957-58, esp. 44: 8.

[14] F. Köcher, 1963-1980.

[15] One Old Babylonian example is cited by CAD s.v. *asû* A, usage b. The occurrence of two female physicians from Old Babylonian Mari have been cited, but both in administrative contexts that have nothing to do with their professional responsibilities. The references are ARM 10 18: 5 and ARM 25 130: 2. See W. von Soden, *Orientalia NS* 58 (1989) 429 ad No. 130, who points out that the woman mentioned in the latter text bears a "Canaanite" name, Makīya, daughter of Sim'al. However, it is my understanding that these occurrences have been eliminated by subsequent collations. See also Heinrich Otten and Christel Rüster, 1993.

[16] See discussion in my paper mentioned in n. 49 and now the monograph by Marten Stol, 2000.

[17] Also known by the first line of the first tablet: "When an exorcist goes to the house of a patient".

[18] The standard edition is René Labat, 1951, supplemented now by Nils P. Heeßel, 2000, for a number of the tablets. A number of the chapters that were then unknown have since been recovered. In addition, ancient catalogues listing the incipits of each tablet have also been recovered. See J. V. Kinnier Wilson, 1956, *idem*, 1962, Irving L. Finkel, 1988, and I. L. Finkel, 1994. A number of the tablets have now been re-edited (with joins and additional texts) by Nils P. Heeßel, 2000.

Babylonian scholar who lived during the reign of Adad-apla-iddina (1067-1046 B.C.). In this organization of what became the canonical version, the progression of body parts and symptoms described follows the progression *a capite ad calcem* (Akkadian *ištu muḫḫi adi šēpē*), a feature shared by the Akkadian lexical series *Ugumu* and *Nabnitu*[20] and the physiognomic omen series *alandimmû*. To judge by earlier exemplars of diagnostic omens, this arrangement from head to foot was an innovation, since it appears that some of the earlier omens were arranged according to the apodoses[21].

Because a full description of this series is now available in Heeßel's volume on the diagnostic texts, I forego a summary here[22].

Except for the two introductory tablets, the diagnoses and prognoses are largely based on observation of the patient's body, where colour, fever, chills, conditions of lassitude, etc., all contribute to the diagnosis or prognosis. Many illnesses are attributed to the "hand" of a deity[23], and the text will often say simply "he will die". Other prognoses, besides "he will recover", include periods of recovery, but then death, periods of illness, but then recovery, with a multitude of variations in details (such as "he will die on a rainy day"). In other cases, a patient is "seized" by a ghost[24] or demon. It must be added that even though we can understand most of the diagnostic texts relatively well, there are many passages that escape a precise understanding. We are not alone in our puzzlement, as is indicated by the number of commentaries in which Babylonian scholars sought to elucidate difficult or obscure passages or rare words.

It may be useful at this point to mention facets of medical treatment that are absent in one or the other or both of the text categories described above. Wounds are not included at all, though it is well known (from letters from Mari, for example) that the *asû* did in fact treat wounds. It has been suggested that the techniques of treating wounds may have been learned in an apprentice relationship[25]. Medical problems of babies[26] and children are covered extensively in the diagnostic texts, but not at all in the therapeutic texts. Childbirth falls outside the medical realm, since women were assisted in childbirth by a midwife (Akkadian *šabsûtu*)[27].

MENSTRUATION

Apparently there is no specific term in the Babylonian medical texts for menstruation[28], probably because it was considered a normal phenomenon and not one needing medical intervention, although it is apparently alluded to in such passages as DIŠ NA *ina* DÙR-*šú* MUD *ú-tab-ba-ka* GIM SAL GIŠ.TUKUL PA-*iṣ*, "if a man passes blood from his rectum like a woman struck by a «weapon»",

---

[19] I am well aware of the problems with the term "canonical" when referring to Babylonian scholarly or literary works. See Stephen J. Lieberman, 1990.

[20] See MSL 16, p. 23.

[21] See Gernot Wilhelm, 1994.

[22] See also N. Heeßel, 2001.

[23] For a discussion of the "hand" of a deity, see N. Heeßel, 2000, p. 49-54.

[24] There is a fairly extensive corpus of texts dealing with ghosts and their effects on humans. See JoAnn Scurlock, 1988.

[25] See R. D. Biggs, 1990, p. 626.

[26] Mention should also be made of the incantations and rituals to quiet crying babies. See Walter Farber, 1989. This ancient series, known by its Sumerian title LÚ.TUR ḪUN.GÁ, was one of the genres that the *āšipu* was responsible for. See n. 12 above.

[27] See M. Stol, 1983, and the updated and expanded English version referred to above (M. Stol, 2000).

[28] See Erica Reiner, 1982, esp. p. 129.

BAM 152 iii 8. It has been demonstrated, convincingly, I believe, that a word occurring in medical texts which has sometimes been considered the term for menstruation is not[29].

The evidence is slim and somewhat ambiguous, but it appears that parturating and menstruating women were considered "impure" for a time[30]. It does not appear that this impurity was greater or more threatening than the impurity caused by a great many contaminating materials that might be encountered in one's everyday life. It should also be added that there are no specific purification rituals for parturating or menstruating women, familiar to us from the biblical book of Leviticus[31].

The question of "impure" and "unclean" is rather complicated, and a proper investigation would take us well beyond the limits of medical texts[32]. It should be added that in Babylonia not only was the mother "unclean" for forty days, but the child was also especially at risk for the same period, as we learn from a Babylonian ritual[33]. Nevertheless, it may be appropriate to add a few lines here which seem relevant for the discussion at hand, particularly as it affects medical treatments.

There are examples in rituals where certain actions are to be performed by a woman who is menopausal. An example is SAL *šá* MUD AL.KUD, "a woman whose blood has ceased", AMT 20,1 obv. (!) i 30 to spin wool for a ritual[34]. A similar bilingual passage (Sumerian and Akkadian) is cited CAD s.v. *eṣēpu*, mng. 1, where the woman is called (in Akkadian) *sinništu paristu*, literally "stopped woman", though the Sumerian equivalent includes the Sumerian word for "blood", m u d. Without attempting to analyze in depth the thinking behind such a requirement or to find ethnographic parallels, one can suggest that a menopausal woman was in some way less vulnerable than other women because she was not subject to impurity caused by menstruation and possibly because she would not be vulnerable to contrary work of magic to render her infertile. I thus see the possibility of a double advantage: she would not cause defilement and at the same time she would not be subject to harm. But the evidence is slim and not unambiguous.

A somewhat analogous case exists for men. Several ritual passages instruct that a certain function (grinding grain to be used in a ritual, collecting water to be used in a ritual) should be performed by a youth who has not yet "known" a woman, LÚ.TUR *šá* SAL NU ZU (STT 73: 66, 88,

---

[29] See Moshe Greenberg, 1977, p.85-86. The CAD definition of *naḫšātu* as "haemorrhage" is apparently on the mark. An ancient commentary to Tablet XXXVI of SA.GIG explains the word as "(a woman) who suffers from *naḫšātu* is a woman whose blood keeps appearing while she is pregnant" (Hunger, Uruk, No. 39:7, cited CAD s.v. *naḫšātu*). This explanation would exclude its being the normal word for "menstruation". The specific cause of the problem (*naḫšātu*) could not have been known, but I believe it likely that the medical definition "dysfunctional uterine bleeding" would cover the attested examples of the word in medical texts. Marten Stol has pointed out to me an additional passage where it apparently indicates excessive bleeding. See D. Charpin in Jean-Marie Durand, 1990, p. 120: 19-21: NA_4 *ša ap-pí iš-bi-ir [i-na] na-aḫ-ši-im na-šu-ú-ma [i-na] bi-ri-tim i-mu-ut*, "a stone broke his nose, they took him away bleeding excessively, but he died en route (for treatment)".

[30] See passages cited CAD s.v. *musukku* and now the discussion by M. Stol, 2000, p. 205-6.

[31] See Jacob Milgrom, 1991, the section "Genital Discharges", p. 902-1009.

[32] See, for example, K. van der Toorn, 1985, especially chapter 12, "Physical Integrity and Cleanliness", p. 29-33. The apparent situation in early Greece should alert us to be watchful for possible parallels in our Babylonian material. See Robert Parker, 1993, p. 48-52. See also *ibid.* p. 55 on impurity following birth-giving and note that different periods apply depending on whether the child was male or female. For a Babylonian parallel, see n. 85 below. For a detailed discussion of the situation in the biblical world, see Meir Malul, 2002.

[33] See Walter Farber, 1989, p. 66: 220 and discussion. See also M. Stol, 2000, p. 206-6.

[34] Note, however, that Erica Reiner has suggested that this passage be read SAL *ša alāda parsat* rather than *ša dama parsat*. See ZA 72: 129.

101, and 119)[35]. It would seem that as a pre-pubescent youth[36], he would not be vulnerable to impurity caused by sexual intercourse or by contact with his own semen[37].

SEXUALITY AND THE *ĀŠIPU* AS SEX THERAPIST[38]

The therapeutic medical texts have very few allusions to sexual activity. Those in the diagnostic omens are usually etiological, that is, they explain the cause of illness as being the result of improper sexual activity (such as "he has had sexual intercourse with his sister"). The group of texts which are explicitly sexual are the *šaziga* incantations and rituals and the considerable number of largely therapeutic prescriptions[39]. While there was apparently never a canonical edition of *šaziga* texts with a fixed sequence, the category was well known and is frequently mentioned in ancient sources. While most copies so far known are from the first millennium B.C., the genre is well attested among the Akkadian texts at the Hittite capital Ḫattuša, with some passages being word-for-word duplicates of texts from centuries later[40]. *Šaziga* is among the text groups which fall under the purview of the *āšipu*[41]. This is readily understandable since in a number of cases the loss of sexual potency was attributed to sorcery (anti-witchcraft activity was likewise within the purview of the *āšipu*) or ghosts, though more mundane causes, such as heatstroke, are also cited.

As is usual in procedural texts (that is, those which give instructions on how to do something), the texts are overwhelmingly addressed to the practitioner. This is often ambiguous in first millennium texts where many verbs are written with Sumerian logograms (which do not indicate the personal prefix), but the texts from the second millennium (that is, those from Ḫattuša) generally have the verbs written out syllabically in the second person masculine singular, that is, addressed to the practitioner, the *āšipu*. It is usually clear what the distinctive roles of the practitioner and the patient are. In the case of the passage concerning a bat[42] which says "you swallow its heart", it seems likely that we have a scribal mistake for "he swallows its heart", as later parallels suggest[43]. There may be a similar mistake when a text says "your navel" and "your penis"[44].

This group of texts is always cited in ancient sources as ŠÀ.ZI.GA, for which the Akkadian translation is *nīš libbi*, literally "rising of the heart". It is clear that the term does not mean simply "desire" but rather more specifically the ability to get and maintain an erection for sexual intercourse. This can be illustrated from the following passage: "(if a man) desires (*ḫašāḫu*) the 'woman of his heart' and looks at the woman, but his 'heart' does not rise for him"[45]. We should probably assume that when

---

35 The text is edited by Erica Reiner, 1960.

36 There is no specific information in the texts as to when youth in this culture were expected to engage in sexual relations.

37 See K. van den Toorn, 1985, p. 32 and notes on p. 170-71.

38 Since some of the details below may be less familiar than the material above, I have taken the liberty of citing a number of specific Babylonian texts, some published only in cuneiform or only in transliteration, in support of my observations.

39 See R. D. Biggs, 1967 [hereafter cited simply as *Šaziga*]. Covering a wide range of erotic material in both Sumerian and Akkadian is Gwendolyn Leick, 1994.

40 The Boğazköy manuscripts are edited in *Šaziga*, p. 54-61.

41 See KAR 44 : 14 in H. Zimmern, 1915-16.

42 See discussion of the term *iṣṣūr ḫurri* below.

43 See *Šaziga*, p. 55 i 14 and duplicate, p. 60 KUB 37 80: 6 (both from Boğazköy).

44 BAM 272: 13, in *Šaziga*, p. 54.

45 Cited *Šaziga*, p. 2, along with a number of other passages relevant for the meaning of *nīš libbi*.

the text says "(a/the)[46] woman" or "his woman", it refers to his wife, but the terms for "wife" or "husband" are never used. However, in many contexts (for example, Neo-Assyrian census records), SAL-*šú* clearly means "his wife". Some passages, in fact, describe cases where he is sexually potent with his own woman but not with another woman[47]. Another passage (broken) says "if a man 'goes' to his own woman and [...], he 'goes' to a different woman and [...]"[48].

There is not the slightest indication in these texts of sexual activity with a goal of procreation[49]. Rather, the goal is clearly sexual pleasure, for the woman as well as for the man, as several passages cited below will indicate. Another passage also indicates a woman's perspective: "May the penis of so-and-so[50] son of so-and-so be a stick of *martû*-wood! May it strike (my rival) the woman so-and-so in the anus, so that he cannot satisfy himself with her charms!"[51].

An important characteristic of a number of *šaziga* incantations is that they are explicitly addressed to sexually potent male animals: "Wild ass who has an erection to mate!"[52] Wild bulls and stags are likewise invoked in the incantations, as is a stallion, that is, an ungelded male horse[53]. In others, the woman calls upon a male goat and a male sheep to have sexual intercourse with her[54]. One apparently popular incantation (it is known from a number of exemplars) makes vivid use of the observation that dogs are "stuck together" until the male ejaculates: "My vagina is a bitch's vagina! His penis is a dog's penis! Just as the bitch's vagina holds on to the dog's penis (so may my vagina hold his penis!)"[55]. In most of these cases, the accompanying ritual has the man rub his penis and the woman her vagina with oil, sometimes with magnetic iron added to it. It appears that the navel was considered an erogenous zone, as several texts instruct that oil be applied to the navels of both the man and the woman[56]. On the other hand, there is no explicit mention of breasts or nipples in these texts.

There are many examples in the ritual instructions for using material (wool, hair, or saliva) from a sexually excited male animal (usually a sheep or goat, but also a bull and a pig). The phrase is *ša ana rakābi tebû*, "who has an erection for mounting". Imperfectly understood is the use of parts of the *iṣṣūr ḫurri*, literally "bird of a hole in the ground", never convincingly identified, but which, for the purposes of this paper, I will consider a bat[57]. There is also the *rikibti ayāli*, "*rikibtu* of a stag", known only from *šaziga* texts and which I have recently proposed is the velvet on a stag's antlers[58] and the *rikibtu* of

---

46 Akkadian has no articles.

47 *Šaziga*, p. 50, No. 34: 6.

48 AMT 66,1: 1-2; transliteration in *Šaziga*, p. 52.

49 There are other texts which deal with procreation and contraception. See R. D. Biggs, 2000.

50 In actual recitation, the appropriate names would be substituted for "so-and-so".

51 *Šaziga*, p. 41, No. 22: 28-30.

52 *Šaziga*, p. 17, No. 1: 12.

53 Addressed as "violent stallion, whose sexual excitement is a devastating flood". See *Šaziga*, p. 17, No. 1: 13.

54 *Šaziga*, p. 31-32, No. 13, and p. 32-33, No. 14.

55 *Šaziga*, p. 32-33, No. 14: 9-10.

56 *Šaziga*, p. 23, No. 6: 15-17.

57 Benno Landsberger, many years ago, conjectured that it was a partridge. See Landsberger, 1934, p. 79, n. 4. I have long been inclined to think it could be a bat (a bird in the Mesopotamian classification), in spite of the fact that there are other words for "bat", two of which (*arkabu*, written GAR.IB.MUŠEN, and *sudinnu*) occur in these texts. In this paper, I will use the translation "bat" for *iṣṣūr ḫurri* without further comment.

58 The word *rikibtu* is derived from *rakābu*, "to mount". See detailed discussion of the proposal for "deer velvet" in R. Biggs, 2002, p. 76.

the *arkabu*-bat, which occurs in *šaziga* rituals but as an ingredient in therapeutic medical prescriptions as well[59]. A number of prescriptions include as an ingredient copulating (*ritkubāti*) lizards (normally dried and crushed and combined with other materials). Other rituals require hair taken from copulating animals (cattle, sheep, donkey, dog, pig), which is to be spun into a thread and tied around the waist of the patient[60]. It could be that the inclusion of frogs in such prescriptions has as its origin the observation of frogs during their very lengthy copulation. Clearly, the goal is the transfer of sexual prowess from a sexually excited animal to a sexually inadequate man[61].

Representations of the body also play a role in sexuality, in this case reaching a diagnosis of the cause of a man's inadequacy through transferring his problem to a figurine: "you mix dough (made of) emmer with potter's clay; you make a likeness of the man and the woman and put them on top of each other; you put it at the man's head, you recite the incantation[62] seven times; you remove (the figurines) and put them near a pig; if the pig approaches, (the diagnosis is) 'Hand-of-Ištar'; if the pig does not approach, (the diagnosis is) that man has been affected by sorcery"[63]. This is followed in one manuscript by five different prescriptions and ritual instructions for the case of a man whose sexual inadequacies are caused by sorcery[64]. One prescription is for a potion made of plant products; the others include plants, minerals, bat blood, and bristles of a sexually excited pig that are to be put in a leather container and put around the man's neck.

Another description of sorcery affecting a man is the following[65]: "if a man is affected by sorcery, his flesh is ...[66], either when he walks, when he stands up, when he is lying down, or when he urinates, his semen flows, ...[67], that man's semen has been put in the ground with a corpse". The treatment consists of putting various plants, including the root of a thorn bush growing over a grave, into a leather container and putting it around his neck.

In almost all cases, it is the man who receives the treatment (except in the cases where the man and the woman both lubricate themselves with oil). An exception is the passage" [to] bring about relief[68] for the 'heart' of man and woman"[69]. Names of some of the ingredients in the prescription are broken, but the instructions end with "you give it to the man and the woman to drink and then [...]"[70]. The following passage (badly broken) has "between the man and the woman", but I am unable to suggest a satisfactory restoration.

---

59 On GAR.IB.MUŠEN, the logographic writing for *arkabu*, as "bat", see M. Civil, 1984.

60 See LKA 95: 5-8, transliterated in *Šaziga*, p. 61, for example.

61 There is obviously no connection, but one is reminded of American slang terms for sexual intercourse which evoke comparisons with animals, "fuck like a bunny" and "fuck like a mink", the latter said only of women. Such images, like those from ancient Mesopotamia, surely derive from observations of animals in sexual activity.

62 The wording of the incantation was given on the tablet a few lines above.

63 *Šaziga*, p. 46, No. 27: 6-10, partly restored from duplicates Hunger, 1976, No. 9 and BM 35394.

64 See *Šaziga*, p. 53, lines 11-21.

65 *Šaziga*, p. 66 i 22-25, freely restored in this translation from parallel texts.

66 The verb is *tabāku*, normally "pour out", but the nuance in such passages is unclear.

67 A phrase of very uncertain interpretation is omitted here.

68 The verb is *šupšuru*, the causative of *pašāru*.

69 The passage is given in transliteration in *Šaziga*, p. 51, lines 11-15.

70 The sense of the final part of the line is likely to be "their «heart» will rise for them and will not tire(?)" as in H. Hunger, 1976, No. 9:14.

While many of the incantations are ostensibly recited by women, one recited by a man has the passage, "Let my potency be flowing river water! Let my penis be a (taut) harp string so that it will not slip out of her!"[71]. In this case, the treatment is purely magical: "Take a harp string and tie three knots in it; recite the incantation seven times and tie it around his right and left hands"[72]. Another, with imagery of the penis as a bow, has "May the quiver not become empty! May [my][73] bow not become slack! Let the battle of my lovemaking be waged! Let us lie down by night!"[74]. The accompanying ritual (only partially preserved) requires making a (miniature) bow out of a thorn.

MIND AND BODY IN MEDICAL TEXTS

There is no single unambiguous word for "mind" in Akkadian that is opposed to *zumru*, "body", though one might argue that, in some passages, *libbu* seems to fulfill that role, as in phrases such as "his *libbu* prompted him to do such-and-such"[75]. In other passages, *libbu* seems to be "heart" or "mind" as the location of worrisome thoughts, concerns, and such[76]. One does not find in Mesopotamian texts evidence for the duality, "the spirit is willing but the flesh is weak".

It is not illuminating, it seems to me, to use such terms as "delusions" or "psychoses" to explain ancient phenomena that, with our general familiarity with Freud's theories of the human mind, might seem to fit our ancient data[77]. To label the reports of sorcery or demonic possession as delusions denies to sorcerers and demons the reality with which they were perceived in the Mesopotamian culture. A great deal is now known about the human brain and how physical malfunctions can result in the various types and manifestations of epilepsy[78] and other illnesses we now know are affected by the brain, but the fact remains that in a Babylonian context, the cause was outside the body.

PARTS AND PRODUCTS OF THE HUMAN BODY AS MEDICATION

Some products of the human body and some body parts are used occasionally in medical preparations.

Human bones. Human bone is probably the most frequently prescribed part of the human body. It is nowhere in the texts made explicit what the source would be, but one can envision that human bones were turned up rather often on ancient sites when excavating for foundations and digging wells or pits. Usually they are to be charred, crushed, mixed with oil, and rubbed on the skin or else used in a leather bag (usually hung around the neck)[79]. In a Middle Babylonian text from Boğazköy, KUB 37 87:3, human bone is heated, ashes are [...], and mixed with dust from a grave (to be used in an uncertain manner against a demon). Note, however, that some of these terms may be "Deckname"[80].

---

[71] *Šaziga*, p. 35, No. 15: 14-16.

[72] *Ibid.*, lines 17-18.

[73] My collation of the text shows space for one sign after GIŠ.BAN. Depending on whether the incantation is ostensibly recited by a man or a woman, it could be either -[*ia*], "my" or -[*ka*], "your".

[74] *Šaziga*, p. 37, No. 18, lines 3-4. See commentary on p. 37-38 for *šaziga* rituals requiring making miniature bows. A tendon from a small rodent is used for the bowstring.

[75] Several passages are cited in CAD *s.v. kapādu*, meaning 1-3'.

[76] See passages cited CAD *s.v. libbu* meaning 3.

[77] For a useful (though somewhat dated) discussion of mental illness in Mesopotamia, see J. V. Kinnier Wilson, 1967.

[78] See in general, M. Stol, 1993.

[79] Typical passages are cited by CAD *s.v. eṣemtu*, mng. 1-d.

[80] See also F. Köcher, 1995, p. 204. He suggests that *eṣemti amīlūti*, "human bone", is a "Deckname" for *ḫaṭṭi rēʾî*, "shepherd's staff plant".

Human skull. Human skull is rather frequently prescribed, usually to be crushed and burned for fumigations[81], likely because of the distinctive smell - perhaps better described as stench - of bones or horn burning.

Human semen. A number of examples of the use of human semen in prescriptions occur. In most instances it is mixed with other ingredients and applied to the skin (BAM 32: 13 and dupl. 417: 11, AMT 97, 4: 7, BAM 482 iv 42, etc.). In a few instances it is to be put with other ingredients and hung around the patient's neck in a leather bag (e.g., BAM 470: 23). In the small fragment KUB 37 8: 1, it is to be wrapped in a wad of wool and put around the patient's neck. In one case, it is to be combined with bull and pig semen (and that of other animals whose identity is lost in breaks), but the purpose is not preserved. Apparently there are no instances where it is to be used in a potion or an enema.

Human flesh. In BAM 469: 41 we find unspecified human flesh being used in a fumigation against "hand of ghost".

Human hair. While hair (fleece, bristles, etc.) of various animals is used a great deal, human hair is relatively uncommon. A striking example occurs in BAM 575 iii 48 in a treatment for paralysis(?)[82] which instructs the practitioner to wrap his finger in a piece of linen and to rub the patient's anus with salt, then "put a pubic hair from an old woman (*šibtu*) in his mouth". The end is broken, but presumably it said "he will recover". In another example, hair from a young woman (*ardatu*) and a young man who has not "known" a woman is prescribed[83]. An example from the mid-second millennium says simply "human hair" (KUB 37 54 rev. 5).

Human milk. While milk of animals is very frequent in prescriptions, human milk is less so. An example is "milk from an 'unclean' woman"[84].

Human urine. In BAM 520 ii 10, human urine is to be combined with several aromatic substances, heated in an oven, and used for a bath for a person who has been afflicted by a demon. A striking example is "urine of an unclean woman who has borne a male child"[85]. Human urine is a relatively common ingredient in prescriptions, and probably even when the text does not specify "human", it is often to be understood[86]. Urine of various animals is used in a similar way.

Human feces. In AMT 74 iii 14, human excrement is to be rubbed on a patient for an eruption on his skin. The text explicitly says "he will recover". Human excrement seems rather rarely used, whereas dung of domestic animals and especially dung of gazelles is very frequently prescribed for a variety of uses in medicine. It should be mentioned here that *zē malāḫi*, literally "sailor's feces" is actually the name of a plant, as is *zē summati*, "dove's dung"[87].

---

[81] See passages cited by CAD *s.v. gulgullu*.

[82] Akkadian *an-šú-tum*; see CAD *s.v.* **amšūtu*.

[83] AMT 46, 5: 4. The word for "known" is restored, but the phrase is well known and can hardly be in doubt. This passage is broken and the purpose of the prescription is unknown.

[84] Several passages having the same phrase are cited by CAD *s.v. musukku* and *šizbu*. It is likely that the "uncleanness" is a result of her recently having given birth. See also n. 30 above.

[85] BAM 476: 11, cited CAD *s.v. šīnātu*.

[86] For passages, see CAD *s.v. šīnātu*.

[87] On "exotic" names of plants, see Erica Reiner, 1995, p. 32-33 and F. Köcher, 1995.

Human tooth. In AMT 24,3 i 11, a human tooth is to be charred, crushed, mixed with other ingredients, and put on the patient's tooth[88].

The above survey of the human body in the Babylonian and Assyrian medical texts has been limited to what can reasonably be called the medical corpus. There are other sources for evidence of possible minor surgical interventions, supposed caesarean sections, and other medical matters that are not covered in the medical corpus as we have it[89]. The rich -but poorly understood- imagery of body parts in the "Babylonian Love Lyrics"[90] and their association with plants and animals would also repay close study.

---

[88] The entire passage is rather broken, but this interpretation seems consistent with what remains of the text.

[89] Some of these are discussed in R. D. Biggs, 1990.

[90] See W. G. Lambert, 1975. See, for example, the relatively well preserved passages translated on p. 123.

Bibliography

Avalos, H. 1995 *Illness and Health Care in the Ancient Near East: The Role of the Temple in Greece, Mesopotamia, and Israel,* Harvard Semitic Museum Monographs, vol. 54, Atlanta.

Biggs, R. D. 1967 *ŠÀ.ZI.GA: Ancient Mesopotamian Potency Incantations*, Texts from Cuneiform Sources, vol. 2, Locust Valley.

1990 "Medizin", in *Reallexikon der Assyriologie und Vorderasiatischen Archäologie*, vol. 7, Berlin and New York, p. 623-629.

2000 "Conception, Contraception, and Abortion in Ancient Mesopotamia", in A. R. George and I. L. Finkel (eds.), *Wisdom, Gods and Literature: Studies in Assyriology in Honour of W. G. Lambert*, Winona Lake, p. 1-13.

2002 "The Babylonian Sexual Potency Texts" in S. Parpola and R. Whiting (eds.), *Sex and Gender in the Ancient Near East: Proccedings of the 47th Rencontre Assyriologique Internationale, Helsinki, July 2-6, 2001*, Helsinki, p. 71-78.

Böck, B. 2003 "«When You Perform the Ritual of 'Rubbing'»: On Medicine and Magic in Ancient Mesopotamia", *JNES* 62, p. 1-16.

Bottéro, J. 1975 Extrait des rapports sur les conférences, Antiquités assyro-babyloniennes, École Pratique des Hautes Études, IVe Section, sciences historiques et philologiques, *Annuaire 1974-1975*, Paris, p. 95-144.

Civil, M. 1960 "Prescriptions médicales sumériennes", *Revue d'Assyriologie* 54, p. 57-72.

1961 "Une nouvelle prescription médicale sumérienne", *Revue d'Assyriologie* 55, p. 91-94.

1984 "On Some Terms for «Bat» in Mesopotamia", *Aula Orientalis* 2, p. 7-8.

Durand, J.-M. 1990 *Tell Mohammed Diyab, Campagnes 1987 et 1988*, Cahier de N.A.B.U. 1, Paris.

Farber, W. 1989 *Schlaf, Kindchen, Schlaf!: Mesopotamische Baby-Beschwörungen und -Rituale*, Winona Lake.

Finkel, I. L. 1988 "Adad-apla-iddina, Esagil-kīn-apli, and the Series SA.GIG", in Erle Leichty, Maria de J. Ellis, and Pamela Gerardi (eds.), *A Scientific Humanist: Studies in Memory of Abraham Sachs*, Occasional Publications of the Samuel Noah Kramer Fund, vol. 9, Philadelphia, p. 143-59.

1991 "*Muššu'u*, *Qutāru*, and the Scribe Tanittu-Bēl", in P. Michalowski *et al.* (eds.), *Velles Paraules: Ancient Near Eastern Studies in Honor of Miguel Civil on the Occasion of His Sixty-Fifth Birthday*, *Aula Orientalis* 9 p. 91-104.

1994 "On TDP Tablets XXIX and XXXI, and the Nature of SA.GIG", *Journal of Cuneiform Studies* 46, p. 87-88.

2000 "On Late Babylonia Medical Training", in A. R. George and I. L. Finkel (eds.), *Wisdom, Gods and Literature: Studies in Assyriology in Honour of W. G. Lambert,* Winona Lake, p. 137-223.

Goltz, D. 1974 *Studien zur altorientalischen und griechischen Heilkunde: Therapie - Arzneibereitung - Rezeptstruktur*, Sudhoffs Archiv, Beiheft 16, Wiesbaden.

Greenberg, M. 1977 "NḤŠTK, (Ezek. 16:36): Another Hebrew Cognate of Akkadian *naḫāšu*", in Maria de J. Ellis (ed.), *Essays on the Ancient Near East in Memory of Jacob Joel Finkelstein*, Hamden, p. 85-86.

Heeßel, N. P. 2000 *Babylonisch-assyrische Diagnostik*, AOAT 43, Münster.

2001 "Diagnostik in Babylonien und Assyrien", *Medizin Historisches Journal* 36, p. 247-66.

Herrero, P. 1984 *Thérapeutique mésopotamienne*, Editions Recherche sur les Civilisations, Mémoire No. 48, Paris.

Hunger, H. 1976 *Spätbabylonische Texte aus Uruk*, Teil I, ADFU 9.

Kinnier Wilson, J. V. 1956 "Two Medical Texts from Nimrud", *Iraq* 18, p. 130-46.

1962 "The Nimrud Catalogue of Medical and Physiognomical Omina", *Iraq* 24, p. 52-62.

1967 "Mental Diseases of Ancient Mesopotamia", in Don Brothwell and A. T. Sandison (eds.), *Disease in Antiquity*, Springfield, Illinois, p. 723-733.

Köcher, F. 1963-1980 *Die babylonisch-assyrische Medizin in Texten und Untersuchung*, 6 vols, Berlin.

1980 *Die babylonisch-assyrische Medizin in Texten und Untersuchungen*, vol. 6, Berlin and New York.

1995 "Die Decknamen für gewisse Heilmittel in der babylonish-assyrischen Pharmazie", in R. M. Boehmer, F. Pedle, and B. Salje (eds.), *Die Gräber, Ausgrabung in Uruk-Warka*, Endberichte, vol. 10, Mainz am Rhein.

Landsberger, B. 1934 *Die Fauna des alten Mesopotamiens nach der 14. Tafel der Serie Ḫar-ra = ḫubullu*, Leipzig.

Labat, R. 1951 *Traité akkadien de diagnostics et pronostics médicaux*, Paris and Leiden.

Lambert, W. G. 1957-58 "Three Unpublished Fragments of the Tukulti-Ninurta Epic", *Archiv für Orientforschung* 18, p. 38-51.

1967 "The Gula Hymn of Bullutṣa-rabi", *Orientalia* 36, p. 105-132.

1975 "The Problem of the Love Lyrics", in Hans Goedicke and J. J. M. Roberts (eds.), *Unity and Diversity: Essays in the History, Literature, and Religion of the Ancient Near East*, Baltimore and London, p. 98-135.

Leick, G. 1994 *Sex and Eroticism in Mesopotamian Literature*, London and New York.

Lieberman, S. J. 1990 "Canonical and Official Cuneiform Texts: Towards an Understanding of Assurbanipal's Personal Tablet Collection", in Tzvi Abusch *et al.* (eds.), *Lingering over Words: Studies in Ancient Near Eastern Literature in Honor of William L. Moran*, Atlanta, p. 305-36.

Malul, M. 2002 Chapter, "Purity and Impurity: Bodily Discharges" in, *Knowledge, Control and Sex: Studies in Biblical Thought, Culture and Worldview*, Tel-Aviv, p. 379-94.

Milgrom, J. | 1991 | "Leviticus 1-16: A New Translation with Introduction and Commentary", *The Anchor Bible*, vol. 3, New York, p. 902-1009.

Otten H. & Rüster, C. | 1993 | "«Ärztin» im hethitischen Schrifttum", in Machteld Mellink *et al.* (eds.), *Aspects of Art and Iconography: Anatolia and Its Neighbors: Studies in Honor of Nimet Özgüç*, Ankara, p. 539-541.

Parker, R. | 1993 | *Miasma: Pollution and Purification in Early Greek Religion*, Oxford.

Parpola, S. | 1983 | "Assyrian Library Records", *JNES* 42, p. 1-29.

Powell, M. A. | 1993 | "Drugs and Pharmaceuticals in Ancient Mesopotamia", in Irene and Walter Jacob (eds.), *The Healing Past: Pharmaceuticals in the Biblical and Rabbinic World*, Studies in Ancient Medicine, vol. 7, Leiden, New York and Cologne, p. 47-67.

Reiner, E. | 1960 | "Fortune-telling in Mesopotamia", *JNES* 19, p. 23-35.

1982 | "Babylonian Birth Prognoses", *Zeitschrift für Assyriologie* 72, p. 124-38.

1995 | *Astral Magic in Babylonia*, Transactions of the American Philosophical Society 85, pt. 4, Philadelphia.

Ritter, E. K. | 1965 | "Magical-Expert (= *āšipu*) and Physician (=*asû*): Notes on Two Complementary Professions in Babylonian Medicine", *Assyriological Studies* 16, Chicago, p. 299-321.

Scurlock, J. | 1988 | *Magical Means of Dealing with Ghosts in Ancient Mesopotamia*, Ph. D. diss., University of Chicago.

1999 | "Physician, Exorcist, Conjurer, Magician: A Tale of Two Healing Professionals", in T. Abusch and K. van der Toorn (eds.), *Mesopotamian Magic: Textual, Historical, and Interpretative Perspectives*, Groningen, p. 69-79.

Stol, M. | 1982 | *Zwangerschap en Geboorte bij de Babyloniërs en in de Bijbel*, Leiden.

1993 | *Epilepsy in Babylonia*, Cuneiform Monographs, vol. 2.

2000 | *Birth in Babylonia and the Bible: Its Mediterrnen Setting*, Groningen.

van der Toorn, K. | 1985 | *Sin and Sanction in Israel and Mesopotamia: A Comparative Study*, Assen.

Wilhelm, G. | 1994 | *Medizinische Omina aus Ḫattuša in akkadischer Sprache*, Studien zu den Boğazköy-Texten, vol. 36, Wiesbaden, p. 3-4.

Zimmern, H. | 1915-16 | "Ein Leitfaden der Beschwörungskunst", *Zeitschrift für Assyriologie* 30, p. 204-229.

SKELETAL MARKERS OF TASK ACTIVITIES IN IRON AGE HUMAN REMAINS FROM TELL MISHRIFE (CENTRAL SYRIA)

A. CANCI, D. MORANDI-BONACOSSI
University of Pisa and of Udine*

I: INTRODUCTION

The excavation of Tell Mishrife, which is identified with the important Old and Middle Syrian city of Qatna[1], is a joint archaeological expedition carried out by the Directorate General of Antiquities and Museums of Syria, the University of Udine (Italy) and the University of Tübingen (Germany).

Qatna was, besides Aleppo and Mari, the major Syrian kingdom and commercial centre during the Old Syrian Period, from around 1900 to 1500 BC[2]. Qatna's location at the crossroads between the main North-South route from Anatolia to Palestine and Egypt and the important East-West route from Mesopotamia through the Syrian Desert to the Mediterranean shore was the basis for its outstanding commercial, strategic, and political importance[3].

Tell Mishrife is still nowadays an impressive site located 18 km north-east of the modern city of Homs, in a large fertile plain at the interface between the dry steppe of the Palmyra region and the nearby Orontes valley[4]. A ditch and monumental rampart almost perfectly square surround the site. Four city gates cut through the city walls, one in the middle of each side.

Previous archaeological work on Tell Mishrife was carried out by the French Count R. du Mesnil du Buisson from 1924 to 1929 and by a Syrian Expedition from 1994 to 1998 directed by Michel Al-Maqdissi[5]. During the excavations of the new international co-operation project, which started in 1999 and is directed by M. Al-Maqdissi, P. Pfälzner, and D. Morandi Bonacossi[6], on the summit of the central mound a small inhumation cemetery of the Iron Age II (mid-ninth-eighth centuries B.-C.) with six adult interments was discovered (Fig.1).

---

*Alessandro Canci, University of Anthropology, Dep. of Ethology, Ecology and Evolution, University of Pisa, via Santa Maria 55, 56126 Pisa (Italy).

Daniele Morandi-Bonacossi, Dep. of History and Conservation of Cultural Heritage, University of Udine, via Petracco 8, 33100 Udine (Italy).

[1] R. Du Mesnil du Buisson, 1927.

[2] For the political role of Qatna, see H. Klengel, 2000; furthermore W. Helck, 1971, H. Klengel, 1992 and 1997, C. Kühne, 1982.

[3] For the trade route through the Syrian Desert, see H. Klengel, 1997, p. 365 f., F. Ismail, 1996, p. 129 f., F. Abdallah, 1996, p. 131 ff. and A. Mar'i, 1996, p. 137. The journey from the Euphrates (Terqa) to Qatna lasted 10 days as in Mari letter ARM I 66 (G. Dossin, 1950, p. 126-127); see also A. Mar'i, 1996, p. 137, and H. Klengel, 2000.

[4] E. Wirth 1971, p. 391 ff.

[5] R. Mesnil du Buisson, 1926; *Id.*, 1927; *Id.*, 1928; *Id.*, 1930; *Id.*, 1935; M. Al-Maqdissi, 1996 and 1997.

[6] M. Al-Maqdissi, M. Luciani, D. Morandi-Bonacossi, M. Novák, P. Pfälzner eds., 2002. Scientific responsibility of the project is shared with M. Luciani and M. Novák.

Figure 1: Plan of Iron Age II cemetery at Mishrife.

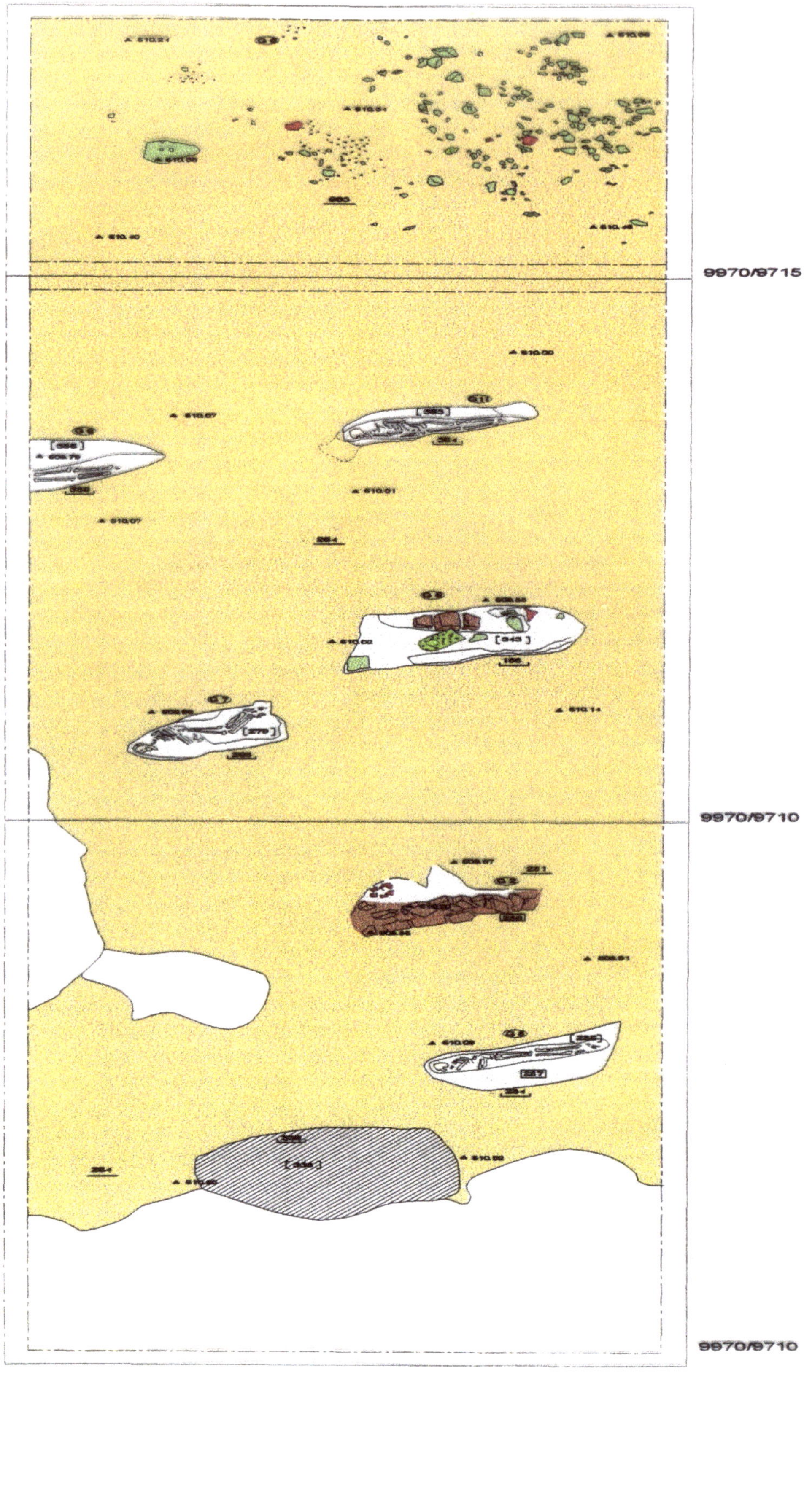

Two different grave typologies are attested:

1) Simple earth inhumations (Tombs 7-8 and 11) and

2) Interments in pits with a mud-brick covering consisting of a course of mud-bricks obliquely placed on end and leaning on the fill of the burial pit that had been strengthened on the top with mud plaster (Graves 2, 5, and 6). No exact comparison to this grave type is known so far from Iron Age Syria.

It is interesting to remark that while the Iron Age II graveyard at Mishrife consists exclusively of inhumation burials, the main contemporary cemeteries of Syria[7] are all characterised by cremation burials.

The bodies, which were found in a very good state of preservation, were lying on their right side with extended or slightly flexed legs. The hands were usually joined together on the pelvis; the cadavers had an E-W or ENE-WSW orientation and were facing S or SE.

The absolute lack of grave goods and the small number of excavated graves make it difficult to determine the existence of demographic status or ascribed ranking differentiations within the cemetery. However, the fact that three graves were simple inhumations in earth pits while three had a mud-brick covering might be interpreted as a possible indication of the existence of some kind of differentiation among the buried individuals.

Furthermore, in the case of Graves 2 and 5 evidence of a possible funerary ritual has been recognised. Directly on the top of the fill of Grave 2 an ash lens and a crushed jar were discovered. A similar ash layer was found also on top of the fill of Grave 5. Further, a trapezoid pierced basalt stone in secondary re-use (possibly a weight) was horizontally embedded from the top of the grave in the grave fill immediately to the south of the mud-brick covering of the tomb, i.e. to the south of the body.

Sex determination (cf. *infra*) has shown that all the graves with mud-brick covering contained bodies of female individuals, while in the simple interments males were buried. Hence, tomb type seems to be associated with demographic status. Finally, possible consanguinity-affiliation is indicated by recurrent anatomical variations occurring on the skeletons. This hypothesis, together with the fact that the burials are distributed over a very localised area, are not numerous, and cover a rather short time span, might indicate that the cemetery was a small graveyard reserved to a kinship-group (endogamic group).

Summing up, the Iron Age II inhumation cemetery at Mishrife represents a striking anomaly within the general context of the contemporary western Syrian cemeteries, which are dominated by cremation burials. It is not clear so far if this has to be considered a local cultural feature or has to be related to ranking differences among the individuals buried in these cemeteries or rather to the fact that the graves on the summit of the central mound at Mishrife belong to what seems to be a small "family" graveyard rather than a larger public cemetery.

II: METHODS

The human remains consisted in complete and well-preserved skeletons belonged to 3 adult males and 3 adult females from burials dated to Iron Age II.

Sexing was done using morphological cranial and pelvis traits[8] and unvaried and multivariate techniques based on metric traits as reported by Canci and Minozzi[9]; age at death was estimated on the basis of dental wear, exo- and endocranial suture closure, pubic symphysis surface and developmental stages of the dentition and epiphyseal union of various parts of the skeleton[10]. Stature was evaluated

[7] Such as e.g. that of Periods III-IV discovered at the near site of Hama (P. J. Riis, 1948), the forst cemetery of Deve Höyük (P. R. S. Moorey, 1980), the burials of the cemeteries of Yunus (L. Woolley, 1914), Tell Shiukh Fawqani, Area H (Kh. Al-Bahlul, A. Barro, L. D'alfonso, 2005) and Ras el-Bassit (P. Courbin 1993), and the graves found at Tell Arqa (J.-P. Thalmann, 1978, p. 73, 77). For an overview, cf. also P. Bienkowski, 1982.

[8] D. Ferembach *et al.*, 1979.

[9] A. Canci and S. Minozzi, 2005.

[10] D. Brothwell, 1981; D. H. Ubelaker, 1989.

using the formulae of Trotter and Gleser[11] for blacks and palaeopathological diagnosis were made following the criteria of Ortner, Resnick and Capasso *et al.*[12].

III: RESULTS AND DISCUSSION

In spite of the small number of the human sample, the integrity of the whole of the skeletal components allowed us to obtain useful data for the reconstruction of the lifestyle during the Iron Age.

Skeletons showed short stature with average values of 161.4 cm (range 157.6 cm - 167.6 cm) and of 152.4 cm (range 147.9 cm - 158.6 cm) for men and women respectively; age at death of both sexes was about 37 years.

The skulls were dolichocranic and the postcranial bones exhibited a gracile shape but marked muscular insertions were present. The lower limbs of both sexes showed absence of platymeria and platycnemia indicating moderate activity of the muscles of the legs. This evidence could be related to reduced mobility on the territory[13].

The 50% of the subjects showed anatomical variations related to anomalies of the development of inherited origin consisting in non-union of the posterior arch in the atlas, a "dinner-fork" rib (Fig. 2) and a partial sacralization of the fifth lumbar vertebra. According to Barnes[14] the high prevalence in the sample of these inherited anomalies could be suggestive of endogamy in the group (kinship relations) although the negative effect on foetus of environmental factors (nutritional, mechanical, infective, etc.) cannot be fully excluded.

Figure 2: "Dinner- fork" rib of a male skeleton related to developmental defect of inherited origin.

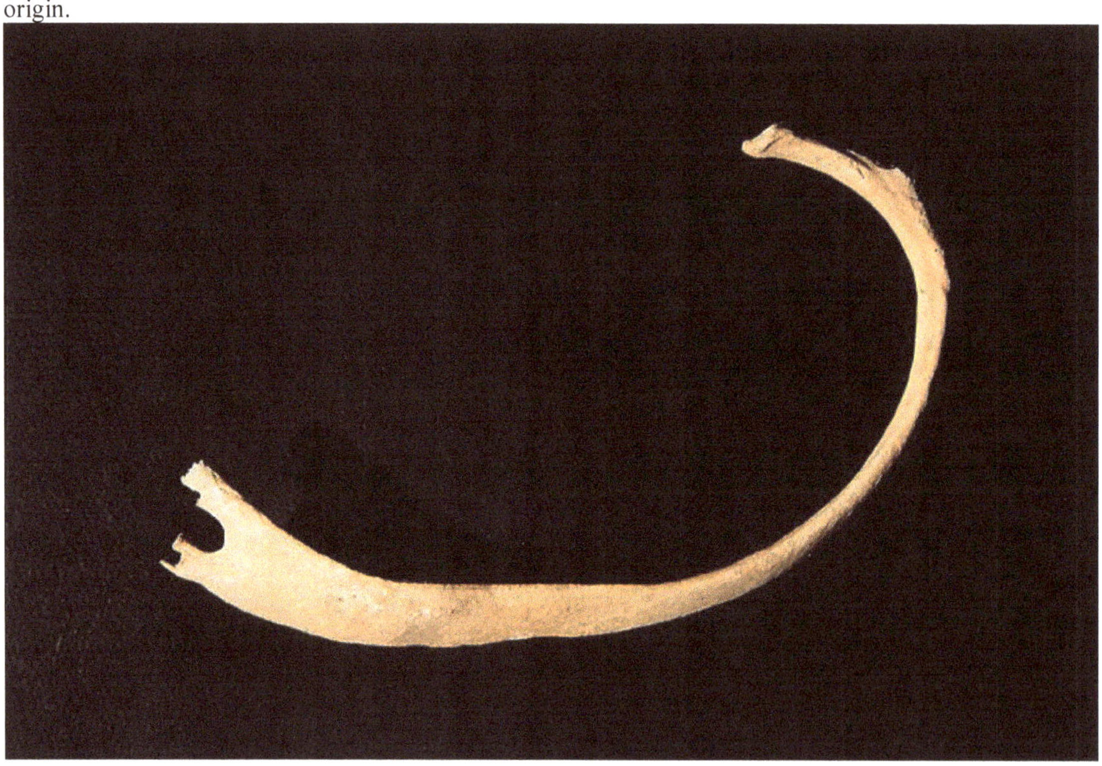

[11] M. Trotter and G. C. Gleser, 1952.

[12] D. J. Ortner, 2003; D. Resnick, 1995; and L. Capasso *et al.*, 1999.

[13] L. Angel, 1966.

[14] E. Barnes, 1994.

The oral health was very poor. The 80% of the individuals showed conspicuous and serious *ante mortem* tooth loss (three subjects at time of death were almost completely edentulous); caries and abscess were observed on the 40% of the sample.

The degree of alveolar reabsorption was high in all the dentitions examined. This evidence could explain the loss of the teeth during the life. As a matter of fact, the poor horal hygiene could create the conditions for the proliferation of the bacteria infecting the parodontal tissue and subsequent alveolar reabsorption and tooth loss.

Enamel defects and hypocalcifications were observable on teeth of all subjects indicating diffusion of non-specific stress episodes in infancy. No signs of specific infections (e.g. tuberculosis, brucellosis etc.) were observed on the skeletons. Periostitis affected the tibial diaphyses of two individuals indicating non-specific infection or traumatic consequence.

The vertebral columns showed signs of biomechanical stress resulting in avulsion fractures of vertebral endplates, following strong hyperdorsiflexion of the trunk, or in compression fractures of the vertebral bodies due to recurrent movements of spinal flexion and lateral bending. These alterations are compatible with frequent carrying of heavy loads on the back.

The scapular girdle showed strong changes due to abduction/elevation movements resulting in erosion of acromioclavicular joint and supraglenoid articular facet. Interestingly this last feature is described in medical literature in a citrus worker and may be related to habitually reaching above the head to pick fruit[15] (Fig. 3). The upper limbs of the 67% of the subjects showed the so-called "Hill Sachs lesion", an uncommon dislocation of humeral head against the scapula[16] and marked enthesopaties at the insertions of extensors and flexors muscles on the forearms.

Figure 3: Supraglenoid articular facet (arrow) of a male scapula as consequence of repetitive abduction of the arms above shoulder height.

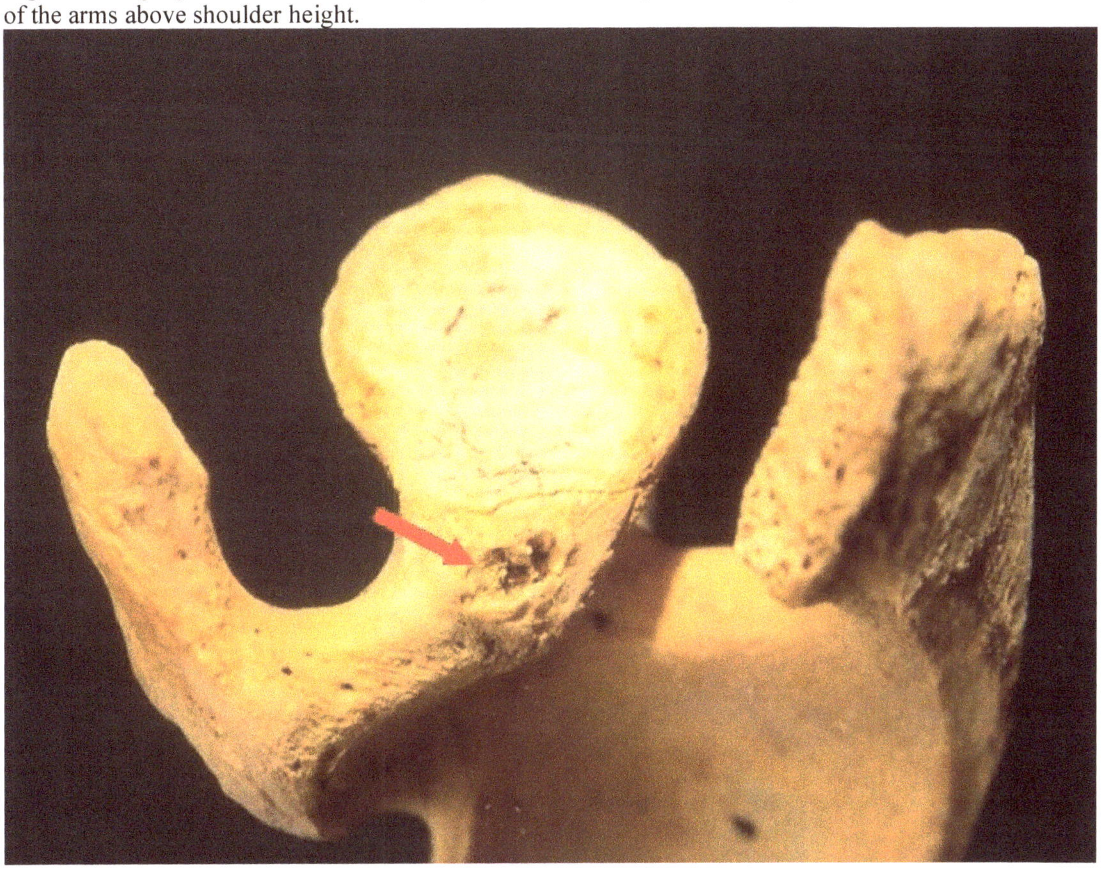

[15] C. W. Wienker and J. E. Wood, 1988.

[16] H. A. Hill and M. D. Sachs, 1940.

A case of traumatic avulsion of the right radial tuberosity and compression and erosion of the capitular surface involving a woman was observable (Fig. 4).

Figure 4: Traumatic avulsion of the radial tuberosity involving a woman resulting from sprain of the distal tendon of biceps muscle.

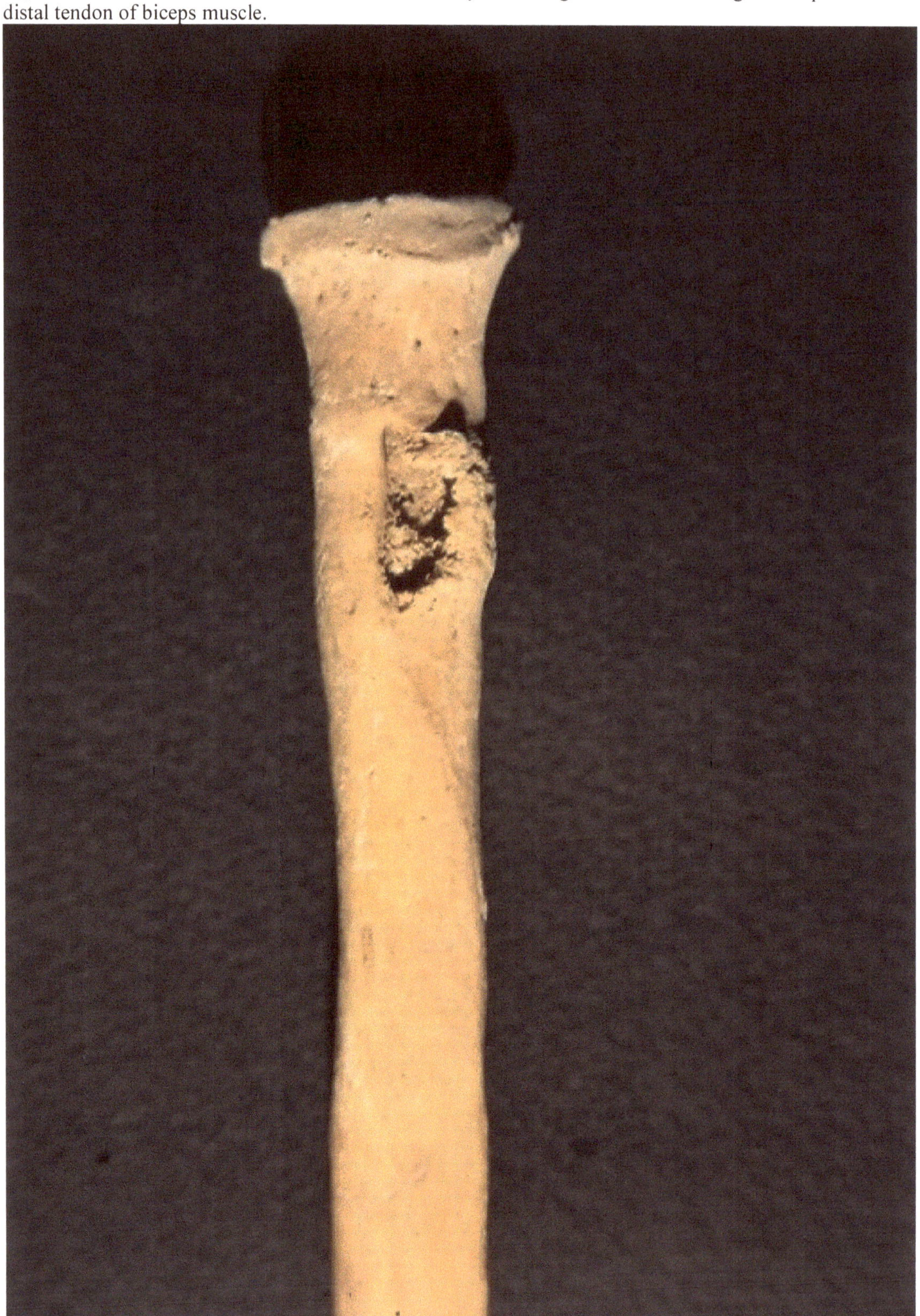

On this subject, it is interesting to remark that rupture of the distal tendon of the biceps muscle is a rare occurrence following biomechanical stress by high-tensile force repeatedly exerted by muscle contraction[17].

The 33% of individuals showed marked osteoarthritic changes of the femoral condyles (Fig. 4) and tibial plateau consisting in osteophytosis, roughening, pitting at the joint surfaces[18]. Furthermore, the 83% of the skeletons exhibited, remodelling of greater trochanter and rotation and flattening of lesser trochanter on the femur.

The 67% of the subjects showed bone spurs consequence of inflammation of the Achilles tendon on calcaneum and at last, of the skeletons kneeling accessory facets were present on the 33% of the first metatarsals.

IV: CONCLUSIONS

The whole of alterations observed on upper limbs suggest that the dynamics of movements consisted mainly in abduction, elevation, circumduction and depression of the arm and strong extension and supination of the forearm compatible with the action of hoeing in the field, grinding the grain in mortars or in quern and picking fruit or olives[19].

In the lower limbs the high prevalence of alterations at the knee joints, the robustness of adductors and the hamstrings, the tendinitis at calcaneum and the kneeling accessory facets seems suggests movements from a squatting to a standing up position with heavy loads carried on the back or above the head[20].

Summarizing, the anthropological study on human remains from Iron Age II levels pointed out the following conclusions:

1) The diffusion on the skeletons of several developmental field defects of inherited origin suggesting endogamy;

2) High prevalence in both sexes of biomechanical stress resulting in degenerative osteoarthrosis and traumas;

3) High prevalence in both sexes of dental indicators of stress indicating poor health conditions during infancy.

The whole of these results seems to be compatible with a picture of a likely kinship group of low social status with a subsistence activity based on agriculture. The work was hard in terms of physical demand and probably required many hours a day to be accomplished.

---

17 M. Oikawa and I. Narama, 1998.

18 J. Rogers and T. Waldron, 1995.

19 L. Capasso *et al.* 1999.

20 D. H. Ubelaker, 1979; T. Molleson, 1989.

References

Abbdallah, F. 1996 "Palmyre dans le complexe économico-politique du XVIIIe siècle av. J.-C.", In *Les Annales Archéologiques Arabes Syriennes* 42, p. 131-135.

Angel, L. 1966 *Early Skeletons from Tranquility*, California, Washington D.C., Smithsonian Institution Press.

Al-Bahlul, Kh., Barro, A., D'alfonso, L. 2005 "Area H. The Iron Age Cremation Cemetery", In L. Bachelot and F.M. Fales (eds.), *Tell Shioukh Fawqani (1994-1998)*, Padoue, Ed. Sargon, p. 997-1048.

Barnes, E. 1994 *Developmental Defects of the Axial Skeleton in Paleopathology*, Niwot, University Press of Colorado.

Bienkowski, P. 1982 "Some Remarks on the Practice of Cremation in the Levant", In *Levant* 14, p. 80-89.

Brothwell, D. 1981 *Digging up Bones*, Oxford, Oxford University Press.

Canci, A, Minozzi, S. 2005 *Archeologia dei resti umani*, Rome, Carocci Ed.

Capasso, L., Kennedy, K.A.R., Wilczack, C.A. 1999 *Atlas of Occupational Markers on Human Remains*, Teramo, Edigrafital.

Courbin, P. 1993 *Fouilles de Bassit. Tombes du Fer*, Paris.

Dossin, G. 1950 *Correspondance de Shamshi-Addu et de ses fils*, Paris.

Du Mesnil Du Buisson, R., 1926 "Les ruines de 'el-Mishrifé au nord-est de Homs. Première campagne de fouilles 1924", In *Syria* 7, p. 1-59.

1927 "L'ancienne Qatna ou les ruines de 'el-Mishrifé. Deuxième campagne de fouilles 1927 (1e article)", In *Syria* 8, p. 227-301.

1928 "L'ancienne Qatna ou les ruines de 'el-Mishrifé. Deuxième campagne de fouilles 1927 (2e et 3e articles)", In *Syria* 9, p. 6-24 and p. 81-89.

1930 "Comte-rendu de la quatrième campagne de fouilles a Mishrifé-Qatna 1929", In *Syria* 11, p. 146-163.

1935 *Le site archéologique de Mishrife-Qatna*, Paris.

Ferembach, D., Scwidetzky, I., Stloukal, M. 1979 "Recommandations pour déterminer l'âge et le sexe sur le squelette", In *Bulletins et Mémoires de la Société d'Anthropologie de Paris* 6, p. 7-45.

Helck, W. 1971 *Die Beziehungen Ägyptens zu Vorderasien im 3. und 2. Jahrtausend v.Chr.* 2nd edition, first published 1962. Wiesbaden.

Hill, H.A., Sachs, M.D. 1940 "The Grooved Defect of the Humeral Head", *Radiology* 35, p. 690-700.

Ismail, F., 1996 "Qatna (Tell Mischrife) in den altbabylonischen Dokumenten", In *Les Annales Archéologiques Arabes Syriennes* 42, 129-130.

Klengel, H., 1992 *Syria 3000 to 300 B.C.* Berlin.

1997 "Die historische Rolle der Stadt Aleppo im vorantiken

		Syrien", In G. Wilhelm (ed.), *Die orientalische Stadt* (Colloquien der Deutschen Orient-Gesellschaft 1), p. 359-374.
	2000	"Qatna 1999. Ein historischer Überblick", In *Mitteilungen der Deutschen Orient-Gesellschaft* 132, p. 239-252.
Kühne, C.	1982	"Politische Szenerie und internationale Beziehungen Vorderasiens um die Mitte des 2. Jtd.", In H. Nissen / J. Renger (eds.), *Mesopotamien und seine Nachbarn* (Berliner Beiträge zum Vorderen Orient 1), p. 203-264, Berlin.
Mar'i, A.	1996	"Palmyra as an important Station on the Caravan's Road during the Second Millennium BC", In *Les Annales Archéologiques Arabes Syriennes* 42, p. 137.
Al-Maqdissi, M.	1996	"Reprise des fouilles à Mishrifeh en 1994", In *Akkadica* 99-100, p. 1-14.
	1997	"Mishrifeh/Qatna", In H. Weiss (ed), "Archaeology in Syria", *American Journal of Archaeology* 101, p. 132-33.
Al-Maqdissi, M., Luciani, M., Morandi-Bonacossi, D., Novák, M., Pfälzner P. (eds.)	2002	*Excavating Qatna*. Vol. I, Damascus, Salhani Ed.
Molleson, T.	1989	"Seed Preparation in the Mesolithic: the Osteological Evidence", In *Antiquity* 63, p. 356-362.
Moorey, P.R.S.	1980	*Cemeteries of the First Millennium B.C. at Deve Höyük*, Oxford.
Oikawa, M., Narama, I.	1998	"Enthesopathy of the Radial Tuberosity in Two Thoroughbred Racehorses", In *Journal of Comparative Pathology* 118, p. 135-143.
Ortner, D.J.	2003	*Identification of Pathological Conditions in Human Skeletal Remains*, New York, Academic Press.
Resnick, D.	1995	*Diagnosis of Bone and Joint Disorders*, Philadelphia, Saunders Company.
Riis, P.J.	1948	*Les cimetières à crémation. Hama. Fouilles et recherches de la Fondation Carlsberg 1931-1938, II. 3*, Copenhagen.
Rogers, J., Waldron, T.	1995	*A Field Guide to Joint Disease in Archaeology*, Chichester, Wiley.
Thalmann, J.P.	1978	"Tell 'Arqa, Campagnes I-III (1972-1974)", In *Syria* 55, p. 1-152.
Trotter, M., Gleser, G. C.	1952	"Estimation of Stature from Long Bones of American Whites and Negroes", In *American Journal of Physical Anthropology* 10, p. 463-514.
Ubelaker, D.H.	1979	"Skeletal Evidence for Kneeling in Prehistoric Ecuador", In *American Journal of Physical Anthropology* 51, p. 679-686.
	1989	*Human Skeletal Remains. Excavation, Analysis, Interpretation*, Washington D.C., Taraxacum.
Wienker, C.W., Wood,	1988	"Osteological Individuality Indicative of Migrant Citrus

J.E.		Laboring", In *Journal of Forensic Sciences* 33, p. 562-567.
Wirth, E.	1971	*Syrien. Eine geographische Landeskunde*, Darmstadt.
Woolley, C.L	1914	"Hittite Burial Customs", In *Liverpool Annals of Archaeology and Anthropology* 6, p. 87-98.

RESUME

Les fouilles entreprises à partir de 1999 par une mission mixte syrienne-française-allemande ont mis au jour un petit cimetière à inhumations de l'Age du Fer II. Les tombes faisaient partie d'un niveau situé entre deux horizons d'occupation, caractérisés par la présence de maisons, de greniers et d'espaces à l'air libre dotés d'installations pour le travail et la conservation des céréales et des olives (mortiers, pilons, meules, silos, jarres). Ces espaces à l'air libre étaient probablement des cours appartenant à des fermes d'un grand village rural du VIIIe *siècle av. J.-C.*

Dans le cimetière, on a trouvé six squelettes complets et bien conservés, qui appartenaient à des adultes des deux sexes. Malgré le petit échantillon, le bon état de conservation des squelettes a permis d'obtenir des informations qui permettent de restituer le style de vie dans une communauté rurale de l'Age du Fer II.

Les modifications observées au niveau des membres supérieurs suggèrent une activité intense et répétée du bras et de l'avant-bras, compatible avec le travail de piochage, de mouture des céréales et avec la récolte des fruits ou des olives.

La présence de compression vertébrale et d'hypertrophie des tendons et des muscles adducteurs dans le tronc et les membres inférieurs et la présence de facettes accessoires dans le sacrum et dans les métatarses suggèrent des mouvements de la position accroupie à la station debout, avec de lourdes charges portées sur le dos ou sur la tête.

En conclusion, les marqueurs squelettiques observés dans le cimetière de Mishrife semblent compatibles avec une activité de subsistance fondée sur l'agriculture. Cette interprétation est donc en accord avec le style de vie proposé pour la même communauté sur la base des données archéologiques.

ABSTRACT

Excavations carried out since 1999 by a joint Syrian-Italian-German expedition at Tell Mishrife, ancient Qatna (Central Syria), brought to light a small Iron Age II inhumation cemetery. The graves belonged to a level interposed between two occupation horizons characterised by the presence of dwellings, granaries, and open-air areas equipped with installations for work (benches, mortars, grinding stones, pestles) and the preliminary storing of cereals and olives (silos and jars embedded in the trodden floors). These outdoor spaces were probably courtyards and threshing floors belonging to the farmsteads of a large rural village of the eighth century BC.

The human remains of the cemetery consisted in six complete and well-preserved skeletons of adults of both sexes. In spite of the small sample size, the good state of preservation of the skeletons allowed us to obtain useful information for the reconstruction of the life style in a rural community of the Iron Age II.

The changes observed on the upper limbs suggest strong and repetitive movements of the arm and the forearm compatible with the action of hoeing in the field, grinding the cereals in mortars and picking fruit or olives.

In the trunk and the lower limbs, the vertebral compression, the robustness of hamstrings and adductor muscles, the presence of sacral and metatarsal accessory facets seem to suggest movements from squatting to standing position with heavy loads carried on the back or above the head.

In conclusion, the skeletal markers observed seem to be compatible with a subsistence activity based on agriculture, thus supporting the interpretation of the Iron Age II occupation of Tell Mishrife proposed on the bases of the archaeological evidence.

REMARQUES SUR LE VOCABULAIRE DE QUELQUES PARTIES DU CORPS*

J.-M. DURAND
Collège de France,
Paris

Celui qui s'intéresse à trouver dans le vaste corpus assyriologique de quoi illustrer l'histoire de la médecine ne peut esquiver le problème de la dénomination des parties du corps humain. Or nous vivons plus ou moins dans l'idée que, depuis les études magistrales de H. Holma[1] et de E. Dhorme[2], qui en a donné une version française bien plus tard [1923], surtout que nous disposons aujourd'hui des grandes sommes lexicales que représentent le *AHw* et le *CAD*, les désignations des parties du corps sont définitivement établies. C'est assurément vrai pour l'essentiel du vocabulaire anatomique mais il subsiste encore des termes qui présentent beaucoup d'incertitude, malgré des occurrences fréquentes. De façon générale, les précieuses compilations des lexicographes modernes ont eu comme effet pervers de paraître instaurer un consensus à propos du vocabulaire akkadien et nos contemporains ne voient généralement plus qu'un intérêt historiographique à garder le souvenir des tâtonnements et hypothèses diverses parmi lesquels les entrées de nos grands dictionnaires semblent avoir opéré un choix définitif [3].

Dans le récent *Florilegium Marianum* VII[4], qui réunit des textes de Mari qui ont trait à Alep, j'ai ainsi pu constater, après une enquête lexicologique qui a dû dépasser la simple consultation des dictionnaires standard parce que les contextes nouveaux ne correspondaient pas bien aux sens qu'ils proposaient, que les termes de "*suhatum*"[5] et de "*pahallum*" représentaient des réalités extrêmement imprécises, voire contradictoires, d'après les résultats obtenus par les différents chercheurs: "*suhatum*" désignerait ainsi le "pubis" d'après R. Labat[6], mais la "lèvre supérieure" pour G. Meier[7] et le double

---

* Cet article représente à peu de choses près ma communication au colloque organisé par P. Villard et L. Battini. Merci à Dominique Charpin et à Grégory Chambon de l'avoir relu.

[1] H. Holma, 1911.

[2] E. Dhorme, 1923.

[3] Les risques sont encore plus grands maintenant qu'existe le (pédagogiquement très utile) glossaire que constitue le *CDA*, version anglaise du *AHw*, où les sens sont donnés sans qu'il soit indiqué, dès qu'il s'agit d'un mot peu courant, si l'on a affaire à une réalité d'un texte articulé ou en provenance de lexiques anciens, puisqu'il est dépourvu d'illustrations textuelles, et de contrôle immédiat des contextes.

[4] J.-M. Durand, 2002. Le développement qui suit est une reprise en résumé des considérations de J.-M. Durand, 2002, p. 136-137.

[5] CAD S enregistre une forme **suhātu**; dans J.-M. Durand, 2002 j'ai été amené à postuler une forme *sûhatum*.

[6] R. Labat, 1951, p. 114, n. 206.

[7] G. Meier, 1939, p. 211.

menton" pour AHw[8]; c'est de fait un endroit velu, susceptible d'être rasé et qui peut avoir une odeur forte. Le passage décisif semble avoir été fourni par une glose récente[9] qui le définit comme le "creux du bras"; le CAD S, p. 347 propose donc désormais "aisselle" (*armpit*). C'est pourtant dans le "*suhatum*" du dieu que le roi de Mari aurait été élevé[10]. Le "*suhatum*" ne saurait être pourtant l'équivalent du giron (*kirimmum* ou *sûnum*) où l'on tient en général le bébé ou le/la partenaire sexuelle, ni du genou (*birkum*) du dieu où dit avoir pris place un Assurbanipal.

En fait, l'on voit les textes mariotes mettre en relation cette mystérieuse partie du corps avec une autre un peu moins indécise, le "*pahallum*", qui a à faire avec le "haut des cuisses". En effet, le "*suhatum*" permute avec "l'entre *pahallum*" (*birit pahallî*[11]).

Ces contextes des textes de Mari ont l'avantage par rapport aux textes médicaux d'être homogènes et synchrones, alors que le corpus médical s'étend sur un long laps de temps au cours duquel les mots sont susceptibles d'évolution, ce qui peut ne pas nous être bien perceptible, surtout si nous ne sommes pas informés du sens originel. J'en suis arrivé à la conclusion qu'il fallait envisager en fait un terme *sûhatum*, signifiant au sens propre "déclivité, creux", et devait être dérivé d'une racine SûH - à laquelle se rattachent d'une part l'arabe *sāḫā* "tomber au fond d'un trou et y rester captif" -, origine de l'akkadien mariote *sâhatum*, "la fosse" avec laquelle on attrape un lion[12], ainsi que d'autre part de l'hébreu *sāḥāh*, "couler, sombrer". On comprend pourquoi dans un texte mariote il désignerait le "creux du bas ventre", proche de la réalité anatomique que Labat identifiait comme le "pubis", ce où l'enfant se blottit; dans un autre texte il désigne bien la "fossette", contiguë à ce que Meier identifiait comme la "lèvre supérieure". *Pahallum*, lui-même, se rapproche nettement d'une série de termes sémitiques qui désignent le "sexe de l'homme" ou "les testicules", ou encore désignent l' "étalon"[13], et l'on comprend désormais pourquoi à Mari *sûhatum* interchange avec le ***birit pahallî***. Il s'agit pour le dévot d'être blotti sur le bas-ventre du dieu, au contact du sexe divin qui lui donne force: le ***birku*** des textes néo-assyriens. Ce dernier terme, traduit généralement "genou", désignait d'ailleurs aussi bien le sexe masculin que celui de la femme. Sa valeur auspicieuse peut d'ailleurs être présumée par son homonymie avec la racine sémitique BRK, "bénir".

Tels sont certains résultats acquis, selon FM VII, concernant des termes pouvant avoir une connotation sexuelle. Dans le même ordre d'idées, aujourd'hui, je voudrais examiner un autre terme dont l'interprétation semble être établie et que l'on rattache également au système génital: il s'agit de *lipištum*.

Là encore, il importe, plus que pour les exemples précédents, pour le sens de ce vocable dont nous n'avons en réalité qu'une perception floue (*spermaartiges Sekret*, comme on l'a encore traduit dernièrement, n'est pas d'une clarté très grande) de revenir aux travaux de nos prédécesseurs et de recenser ce qu'ils ont cru et qui ne doit pas tomber dans l'oubli.

J'ai donc regroupé ci-dessous, outre ce qu'un étudiant a immédiatement à sa disposition: les dictionnaires de référence et les deux manuels où l'on apprend l'écriture, tant celui de Labat que celui de R. Borger, les traductions proposées par divers éditeurs de textes.

I: BIBLIOGRAPHIE SOMMAIRE DU TERME *LIPISTUM* DANS LA LITTERATURE DE REFERENCE ASSYRIOLOGIQUE

F. Delitzsch *AHW* [1896], p. 372: **libištu**: "viell. Sprössling, Kind, Brut".

H. Holma *Namen*...[1911], p. 156: **libištu** "Was die Bedeutung und Etymologie von *l.* betrifft, könnte man sie mit *libiššatu* « Scham » [p. 102: « weibliche Scham »]... Doch sehr unsicher".

---

[8] "Unterkin", p. 1054a.

[9] Cf. E. von Weiher, 1983, n° 54: 25 = *bur-ti a-hi*.

[10] J.-M. Durand, 2002, 39: 50.

[11] J.-M. Durand, 2002, 39: 15-16, opposé à *ib.*, 17: 10.

[12] Cf. J.-M. Durand, 1997, p. 350.

[13] Cf. les termes étudiés dans J.-M. Durand, 2002, p. 136.

C. Bezold, *Glossar* [1926], p. 158a **libištu** "e. Körperteil".

B. Landsberger, *Ana ittišu* [1937], p. 146-147: [**libištu**] "... vielleicht haben wir das Scrotum (und sekundär dessen Inhalt) darin zu erblicken. Das Wort ist wohl zu trennen von dem bei HOLMA... vermerkten *libiššatu*. Dürfen wir *libištu* etymologisieren als die 'Bekleidung' der Hoden?(...)"; (par dérivation de sens) "Blutsverwandtschaft mit der Vater".

W. Von Soden, *AHw*, [1965] p. 554a **lipištu** 1."Scrotum"; (avec deux autres emplois) 2. "Sperma" ; 3. "ein spermaartiges Sekret (dazu [ú]šim-eren = *li-piš/pil-tú*)". [AHw enregistre le mot qui lui serait apparenté sous la forme **lip/biššatu**]

B. Landsberger, *Date Palm* [1967], p. 16, n. 46: [**libištu**] "Anatomic « marrow » is *lipê eṣemti*... or *libištu* (spinal marrow)".

CAD L [1973], p. 199 **lipištu**: "1. (an abnormal fleshy or membranous substance) (a) in med.; (b) in *Izbu*; (c) in ext. 2. a plant. 3. descent, offspring (= Ai III iii)". [*CAD* enregistre **lipiššatu** et renvoie à *lipištu*]

R. Labat, *Glossaire* de MEA[5], [1976], p. 3112a **lipištu**: "scrotum?, moelle épinière, membrane anormale".

R. Borger, *Glossar* de ABZ [1978], p. 335 **lipištu**: "eine organische Substanz".

R. Leiderer, *Anatomie der Schlafsleber...* [1990], p. 91: // AHw et CAD: "ein spermaartiges Sekret".

Th. Richter, CR de R. Leiderer, *OLZ* 87, 1992, p. 252: "Die lexikalischen Listen deuten vielmehr darauf hin, daß der Terminus im Sinne einer Krankheit verstanden wurde (...) ... dürfte *lipištum* eher als gallertartige [= gélatineux] Masse ohne feste Konsistenz zu deuten sein, keinesfalls jedoch im Sinne von « Blut »".

DAW [= AOAT 255 1998], p. 341b s. v. **scrotum** = **lipištu(m)**

CDA[2] [2000], p. 182: **lipištu** "1. om. « male genitalia » 2. « sperm » of human; jB lex. transf; « offspring » 3. (a sperm-like secretion) in body of human, sheep 4. (a part of the *exta*) 5. (a plant)" [CDA[2] enregistre **lipiššatu**].

M. Stol, 2000, p. 116, lit **lipištu** et traduit "Scrotum".

Dès la toute première proposition, F. Delitzsch avait deviné juste pour le champ sémantique, car il était parti du passage clef, plus tard édité dans *Ana itti-šu*, où le mot intervient dans une énumération de termes notant la descendance. H. Holma qui abordait de façon systématique le vocabulaire des parties du corps réagissait, de son côté, sainement d'un point de vue sémitique en lui rapprochant *libiššatu*, un des noms du sexe féminin, terme inconnu du dictionnaire de F. Delitzch. La paucité des occurrences ne permettait pas à C. Bezold d'aller plus loin que de l'enregistrer dans son Glossar, comme "une partie du corps". C'était cependant déjà régressif par rapport à F. Delitzsch dans la mesure où, suite au rapprochement opéré par H. Holma, le lien, pourtant patent, avec la notion de "parenté" s'occultait.

Il est facile, en outre, de voir l'importance de l'opinion première de B. Landsberger pour l'évolution de la compréhension "assyriologique officielle" de *lipištu*. Il est parti, en fait, avant tout, pour obtenir un sens de "scrotum" d'une interprétation étymologique entraînant une lecture *libištu*, permettant de rattacher le terme à *labâšu*; il s'agissait au propre, donc, de "l'habillage[14] (des testicules)". Le recours à l'*interpretatio etymologica* est certes inévitable en sémitologie; un terme sémitique *doit* être ramené à une racine, que ce rapport soit primaire (dérivation authentique) ou secondaire (apparentement par appel de sons, lequel peut influer très fortement sur le sémantisme); elle a cependant le danger dans le domaine particulier de l'assyriologie d'entraîner la plupart du temps la nécessité de décider de l'articulation des phonèmes; l'on court donc très souvent le risque d'un "raisonnement circulaire", le contexte global délimitant un sens particulier, ce sens inspirant la phonétique, laquelle permet seule l'étymologie, donc l'élaboration définitive du sémantisme. Il n'y a pas dans l'écriture cunéiforme les garde-fous de l'orthographe alphabétique, selon laquelle les consonnes sont généralement déterminées comme sourde /

[14] De fait les étymologistes de la langue latine rattachent au terme de *scrotum* celui de *scrūta*, "nippes, vieilles hardes"; cf. A. Ernout et A. Meillet, 1967, s. v. La racine serait celle du gothique *scrôtan*, "couper, tailler".

sonore / emphatique, puisque l'expression syllabique détermine en principe assez bien les voyelles, mais ne fait qu'indiquer l'ordre d'articulation consonantique (DA vaut ainsi /da/, /ta/ ou /ṭa/, c'est-à-dire "une dentale avec le timbre vocalique /a/").

Or, à partir de la proposition de B. Landsberger, la conception du terme va évoluer d'elle-même par "réajustements", sans qu'il y ait eu apport de documentation nouvelle ni remise en cause du sens originel ! Le sens de "scrotum" a été conservé en premier lieu par W. von Soden quoiqu'il ne lise cependant plus le terme comme s'il dérivait de LBŠ. Une telle signification est, malheureusement, celle qui convient le moins bien à l'ensemble des textes. Par la suite a été privilégié le sens particulier: "ce que contient le scrotum", c'est-à-dire le "sperme". Le glissement du sens permettait de retrouver la première proposition de F. Delitzsch, sans s'écarter de la pensée du Maître. On voit les inquiétantes conclusions que l'on pourrait déduire de cette évolution pour la compréhension anatomique qu'avaient les anciens Mésopotamiens!

Il existe une seconde interprétation due à B. Landsberger, qui a eu moins le temps de s'imposer, à savoir celle de "moelle épinière", "spinal marrow"; elle ne change pas pour cela sa lecture *libištu*; cela est compréhensible, car elle repose en fait sur un modèle implicite tiré des conceptions médicales grecques qui mettaient directement en rapport "sperme" et "moelle épinière". B. Landsberger ne s'est pas expliqué sur ce changement de conception mais il devait être occasionné par la constatation que ce sens "sperme" de *libištum* n'était pas opérationnel dans la langue. *Libištum* a dû être tenu par lui pour un vieux mot désignant dans un premier temps "par contiguïté" le sperme, spécialisé ensuite dans celui de "moelle épinière". On en est là à un pur reclassement sémantique, totalement déconnecté du contexte primitif d'où était parti F. Delitzsch, et nettement inspiré par un modèle comparatif.

La plupart des traducteurs ont, dès lors, hésité entre "sperme" et "scrotum"[15]. Le seul savant qui ait réellement étudié le terme de *lipištum*, avant l'équipe de Mari[16], est Th. Richter qui a proposé (dans la suite du sens du CAD) de la considérer comme une "masse gélatineuse" ("gallertartige Masse"). Sa proposition vient d'un réexamen des emplois du terme dans un corpus particulier: l'essentiel de ce qui nous documente le terme au Ier millénaire provient effectivement des textes techniques de la divination, quoique les contextes y soient extrêmement répétitifs et peu éclairants, sans compter que dans la littérature tératologique de *Šumma izbu* on puisse s'attendre à tout plutôt que la normalité !

Plutôt que de discuter pied à pied les textes hépatoscopiques ou tératologiques où, si l'accord pouvait se faire aisément, il serait acquis depuis longtemps, je pense qu'il vaut mieux se tourner vers un autre corpus, susceptible de fournir des exemples neufs et de contexte assuré et y tester ce qui, jusqu'à ici, a été proposé par la recherche.

---

[15] On remarquera avec intérêt que dans son édition de *Šumma izbu*, E. Leichty (1970) se refuse à traduire les présages qui contiennent *lipištu* par "Si une femme donne naissance à un / deux / trois... scrotum", alors que le *CAD* L. p. 199a, indique "an abnormal fleshy or membranous substance" pour les mêmes passages; E. Leichty ne donne aucune traduction.

[16] Th. Richter connaissait en fait ma proposition, publiée dès MARI 6, 1990, p. 282-283, d'y voir un des noms du sang. Sa critique (op. cit., p. 252) est: "Si la correspondance *lipištum* = *damum* convenait, il serait pour le moins surprenant que le premier soit courant, le second en revanche inattesté dans le domaine des présages *Šumma izbu*... Il est significatif, en outre, que *lipištum* et *damum* ne soient nommés ensemble en aucun des passages relativement nombreux, lexicaux ou bilingues. Les listes lexicales montrent plutôt que le terme était compris au sens d'une maladie".

Le fait décisif est que le traduire par "masse gélatineuse" donnerait à *lipištum* un sens burlesque pour les emplois attestés par des documents mariotes (le roi de Qaṭna enverrait ainsi sa "masse gélatineuse" chérie à son futur gendre!). La mauvaise proposition de Th. Richter prête en revanche à la réflexion. On ne peut étudier le vocabulaire uniquement en termes d'occurrences purement lexicales, indépendamment de la détermination des niveaux de langue et de l'histoire. Il importe de prendre d'abord en compte l'abondance des attestations de *lipištum* dans l'akkadien de l'époque de Mari, sa rareté ensuite, quand il est limité à des corpus techniques et à des lexiques. Il faut en déduire que si le terme est d'usage courant à la fin de l'époque amorrite, il entre ensuite dans un vocabulaire spécialisé où il peut ne recevoir qu'un sens restreint; les lexiques qui énumèrent des mots rares sont avant tout des conservatoires d'antiquailles dont la maîtrise par les scribes n'était qu'aléatoire.

II: QUATRE EXEMPLES TIRES DU CORPUS DE MARI

La traduction (contextuelle) proposée pour les occurrences de *lipištum* dans les exemples ci-dessous est en caractère gras.

(1) (**A.1412**: Lettre de Sâmiya, assiégé à Šubat-Enlil, à Anîh-Libbî et Sîn-têrî, les anciens généraux de Samsî-Addu)

"(5-7) Ne vous montrez pas négligents à sauver les sujets (ìr-meš) que nous sommes, nous vos frères ainsi que les citoyens d'Ekallâtum, vos fils et vos serviteurs! (...) (14-17) En fait, ne sommes-nous pas vos frères? Les gens d'Ekallâtum sont vos frères, votre chair, votre **sang/race**. Pourquoi vous montrez-vous négligents à nous sauver ?" = dumu-meš *ekallâtim ahhû-kunu, šîr-kunu u lipišta-kunu*

(2) **A.3151**: 4-5 [*MARI* 6, p. 282; lettre du roi de Qaṭna à Yasmah-Addu, lorsqu'il lui donne sa fille en mariage]:

"J'ai donné à tes bras ma chair et mon **sang/race**" = *šîrî ù lipištî, ana sûni-ka addin.*

(3) **A.1146** [Lettre entre deux princes benjaminites; = "Vie Nomade", FM (1)]: 34

"Tu ne corresponds vraiment (*-i*) pas à ton **sang/race**" = *lipištam la kattam našêti*

(4) **ARM XXVII 110**: 23-26: [Lettre d'un gouverneur de Qaṭṭunân au roi de Mari]

"Ces bœufs sont affaiblis par leurs déplacements [*hallû enšû*]. Or ils [n']ont été à l'engrais [que] deux mois: c'est [en effet] à la fin du mois (viii) que ces bœufs sont arrivés: les mois (ix) et (x) ces bœufs ont été à l'engrais. Maintenant, ils entament le troisième mois. En fait [*inanna*], parmi ces bœufs, c'est à peine [*ina danna*] s'il y en a 5 ou 6 qui correspondent à leur **sang/race** [*ša lipištam našû*, en mot à mot «qui sont porteurs de leur *lipištum*»]. Voilà l'hiver et ces bœufs ne seront pas gras [= des offrandes dignes de la fête d'Eštar]".

On voit qu'aucun des sens proposés jusqu'ici par la recherche pour *lipištum* ne convient, alors qu'il n'y a aucune raison de postuler qu'il s'agisse d'un mot nouveau. On a déjà dit que la nouvelle traduction proposée par Th. Richter ferait burlesque. On voit en outre que si *lipištum* ne désigne nullement "en soi" une maladie, dans le dernier exemple (4) il est vrai que le fait que le *lipištum* des bœufs soit amoindri entraîne pour ces derniers un moindre être physique (dégénérescence).

En revanche, les emplois du terme coïncident étroitement avec l'exemple documenté dès l'origine par *Ana ittišu*, le tout premier connu, et qui jusqu'ici a été le moteur d'explication des autres occurrences, tout en donnant lieu à plusieurs dérapages dans d'autres directions. Enfin, le *lipištum* se dit aussi bien d'un humain que d'un animal, documentant en outre, pour l'un comme pour l'autre, la même expression inédite *lipištam našûm*.

Il est, d'autre part, net que *lipištum* alterne dans ces expressions, à Mari et ailleurs, avec le terme couramment employé pour le "sang", dans ses emplois au propre et au figuré, *dâmu*.

C'est là, *pace* Th. Richter, que cela devient très intéressant.

III: UNE CERTAINE CONCEPTION DU "SANG"

Le Proche-Orient a eu une approche très diverse de ce qui pouvait donner la vie à la matière. Dans la Bible (Gen. 2) le souffle de vie est ajouté à la poussière pour l'homme seul; en ce qui concerne les animaux, faits de matière, leur est seulement surimposée la dénomination que leur donne Adam. En Mésopotamie, à l'argile est inclus le sang d'un dieu. Or, ce dieu, lui-même, était composé de chair (*šîrum*) et de sang (*dâmum*). Cela semble donc dire qu'on a remplacé la chair du dieu par un principe dégradé, l'humain se caractérisant lui-même comme composé de sang divin, et d'une chair périssable. De fait, certains textes parlent de la chair imputrescible des dieux. Les humains n'y ont pas de part, d'où leur mortalité.

Cette opposition se retrouve tout à fait dans le sacrifice amorrite, où l'on verse le sang, principe actif, pour les dieux (rite du *nîqum*) et où l'on offre une carcasse saignée aux morts (rite du *pagrâ'u*).

Nous ne savons rien des conceptions médicales de l'époque amorrite, mais il apparaît, à en juger par certaines expressions, que le solide était tenu pour naître du liquide, puisque plusieurs fois il nous est dit que les os humains ne sont que sang coagulé[17]. Ce n'est pas autre chose, en fait, que le thème bien connu du Coran, selon lequel l'homme naît à partir d'une goutte de liquide. L'humain est, comme attendu, présenté finalement comme composé de *šîrum* et de *dâmum*.

Tout cela était bien connu. Désormais, de remarquables variantes de cette conception sont à notre disposition, comme quoi l'homme serait en fait composé de *šîrum* et de *lipištum*. Le premier le définit dans sa matérialité, le second dans sa spiritualité, ou sa "race".

La documentation de Mari, non disponible pour B. Landsberger, montre en effet que *lipištum* est la sorte de sang qui convoie la notion de race (pure). Il est vraisemblable que le terme a quelque chose à voir avec le terme homophone sumérien l i b i š , qui a en plus le même sens, puisque l i b i š - t u k ("qui a du l i b i š ") se dit d'un animal de race, d'un guerrier valeureux, etc. Je ne pense pas, néanmoins, que le sumérien l i b i š soit à l'origine du terme attesté par les textes sémitiques: il représente plutôt un emprunt à ces derniers. D'un autre côté, le parallèle d'emploi avec le *nafsun* ("principe vital, sang") arabe est instructif. Ce terme arabe *nafsun*, traduit couramment par "vie", correspondant de l'akkadien *napištum*, possède en poésie pré-islamique la signification de "sang", décrivant, éventuellement, ce qui peut dégouliner le long de la lame meurtrière. On peut certes imaginer un *kenning* pour désigner le sang mais la convergence des usages amorrite et pré-islamique incite à postuler une conception bédouine qui à côté du sang qui bat dans les veines considérait qu'il en existait un autre qui avait affaire avec le principe vital (pré-islamique) ou de qualité de la race (amorrite) et qui communément servait à désigner de façon générale la vie telle qu'elle s'exprime dans la respiration.

Pour ce qui est de la phonétique, la forme *lipištum* de Mari amènerait à retrouver un traitement dialectal particulier (alternance l/n à l'initiale) de la racine NPŠ, "manifester qu'on est en vie". Ce terme propre au sémitique occidental ferait donc partie du stock de vocabulaire courant à l'époque amorrite et qui ont connu une survie restreinte dans la prose ornée[18] ou le vocabulaire technique des dialectes de l'Est.

Dès lors le *lipištum* n'est plus à séparer du *lipiššatum*, terme d'emploi rare pour désigner la "vulve", et qui devait signifier à l'origine l' "organe ensanglanté"[19]. Le sens propre de LPŠ qui avait à

---

[17] J'ai déjà signalé (J.-M. Durand, 1993) que l'expression "coaguler le sang" était attestée dans la langue de Mari, selon M. 13050: 7-9, une lettre de Rîšiya, où *na-ru-ta-am ú-ša-hi-iz, da-ma-am i-na pu-ur-si-im, ak-ṣú-ur* revient à indiquer par le chef de musique qu'il a reçu des êtres "informes" et qu'il les a "façonnés", en écho au mythe de la création humaine de l'*En. El.* VI, 5, où Marduk proclame: *damî lûkṣur-ma eṣemtu lušabšî* = "Je veux coaguler le sang pour faire qu'il y ait de l'os".

[18] Un exemple topique est celui de *dadmum* qui dans l'usage des dialectes occidentaux, dès l'époque d'Ebla, fonctionnait comme l'équivalent du *mâtum* oriental.

[19] La formation du terme *lipiššatum* présente, outre le même traitement l/n à l'initiale, une formation PIRISS- qui n'entre pas dans des standards strictement akkadiens. Le terme est surtout connu par des listes lexicales où il est mis en relation avec des termes sumériens dont plusieurs doivent être des expressions argotiques; cf. *CAD* L, p. 199a: lugal-ha-na-nam-x "roi des Bédouins...", kur-pa.pah = "Pays des montagnards" (pa-pah = Papanhi?). La désignation du sexe par de telles expressions, pseudo-ethniques, est bien documentée dans les divers argots.

Le seul emploi connu est dans un curieux texte où l'on souhaite qu'une femme tombe si bas qu'elle n'ait même plus un chiffon pour se tenir propre au moment de ses règles: "Qu'elles ne lui donnent pas même un chiffon pour essuyer ce qui vient de sa matrice (*ša rêmi-ša*), pour essuyer ce qui vient de son *lipiššatum*". Vu le contexte, *lipiššatum* devait donc désigner le sexe au moment des règles.

Cela donne, dès lors, une étymologie immédiate pour le terme courant qui désigne le "sexe" de la femme, *biṣṣûrum*, rapproché traditionnellement de l'arabe *bad.z.r*, mais pour lequel on peut désormais établir un rapport avec *biṣrum*, terme hapax qu'un lexique glose par "mud", ce qui est, en fait, un des termes sumériens pour le sang.

voir à la race a dû faire spécialiser ultérieurement *lipištum* pour désigner anatomiquement le "sang impur", non pas celui qui coule dans les veines et les artères mais celui qui se présente sous forme d' "épanchement" ou de "sécrétion". On peut ainsi comprendre les diagnostiques: "si tu examines ses urines et qu'il s'y manifeste du **sang gâté**" (*šumma šînâtu-šu tammar-ma lipištu aṣât*). De la même façon, il est possible d'expliquer l'emploi de *lipištum* dans la description des parties du foie: *šumma ina libbi marti lipištum* devrait ainsi signifier "s'il y a du **sang gâté**/ un **caillot de sang** au milieu de la vésicule" et de même *šumma martu kîma lipišti* devrait signifier "si la vésicule a une apparence **sanguinolente**". Les passages de *Šumma izbu* qui concernent l'accouchement, *šumma sinništu lipišta ulid* peuvent ne faire allusion qu'à des pertes sanglantes importantes ou décrire l'aspect ensanglanté de ce que la femme met au monde, une "informe masse sanglante", dans laquelle il devait paraître difficile de reconnaître une véritable forme humaine.

Lipištum appartient donc au vocabulaire de la haute époque, conservé dans des emplois spécialisés par la tradition ultérieure.

Il est certain, en tout cas, que la conception médicale que l'on avait du sang au XVIIIe siècle av. n. è. devait être bien différente de celle du Ier millénaire, sur laquelle nous sommes mieux informés et qui paraît en fait beaucoup plus pauvre. On tenait compte à l'époque amorrite d'un principe matériel liquide, le *dâmum*, et d'un principe vital, le *lipištum* auquel se rattachaient les notions de race et de parenté. Au premier millénaire, on ne retrouve plus en définitive que les notions de "sang normal" et de "sang gâté".

Bibliographie

Bezold, C.	1926	*Babylonisch-assyrisches Glossar*, Heidelberg.
Borger, R.	1978	"Glossar" von *Assyrisch-babylonische Zeichenliste*, AOAT 33, Neukirchen-Vluyn.
Delitzsch, F.	1896	*Assyrisches Handwörterbuch*, Leipzig.
Dhorme, E.	1923	*Emploi métaphorique des noms de parties du corps*, Paris.
Durand, J.-M.	1990	"Documents pour l'histoire du royaume de Haute-Mésopotamie II", *MARI* 6, Paris, ERC, p. 271-301.
	1993	"Mythologèmes d'époque amorrite", *NABU* 1993 n. 114.
	1997	*Documents épistolaires du palais de Mari*. Tome I, LAPO XVI, éd. du Cerf, Paris.
	2002	*Le Culte d'Addu d'Alep et l'affaire d'Alahtum*, FM VII, SEPOA, Paris.
Ernout, A., Meillet, A.	1967	*Dictionnaire étymologique de la langue latine*, (4e éd.), Paris.
Holma, H.	1911	*Die Namen der Körperteile im Assyrisch-babylonischen*, Leipzig.
Labat, R.	1951	*Traité de diagnostics et pronostics médicaux*, Tome I: Transcription et Traduction, Paris et Leiden.
	1976	"Glossaire" de *Manuel d'épigraphie akkadienne*, Paris.
Landsberger, B.	1937	*Die Serie Ana ittišu*, Rome.
	1967	*The Date Palm and Its By-Products according to the Cuneiform Sources*, Graz.
Leichty, E.	1970	*The Omen Series Šumma izbu*, TCS IV, New York.
Leiderer, R.	1990	*Anatomie der Schlafsleber im babylonischen Leberorakel-eine makrosköpisc-analytische Studie*, München-Berne-Wien-S. Francisco.
Meier, G.	1939	"Ein akkadisches Heilungsritual aus Boğazköy", *ZA* 45, p. 195-215.
Richter, Th.	1992	"Compte- rendu de R. Leiderer, *Anatomie der Schlafsleber im babylonischen Leberorakel- eine makrosköpisc-analytische Studie*, München-Berne-Wien- S. Francisco", *OLZ* 87, p. 248- 254.
Stol, M.	2000	*Birth in Babylonia and the Bible*, CM 14, Groningen.
von Weiher, E.	1983	*Spätbabylonische Texte aus Uruk*, II, Berlin.

TRAITEMENT DES MALADES ET *BIT HILṢI* EN BABYLONIE RECENTE*

F. JOANNÈS
Université de Paris VIII

"*Voici la seconde en sagesse de leurs coutumes: ils apportent leurs malades sur la place publique, car ils n'ont point de médecins. Les gens s'approchent du malade, et ceux qui ont souffert d'un mal semblable ou vu quelqu'un en souffrir, proposent leurs conseils; ils s'approchent, donnent des conseils, et recommandent les remèdes qui les ont guéris d'un mal semblable ou qu'ils ont vu guérir quelqu'un. Il est interdit de passer près d'un malade sans lui parler, et de continuer sa route avant de lui avoir demandé quel est son mal*"[1].

Selon Hérodote, les Babyloniens n'avaient ni médecins, ni, surtout, une pratique de la médecine qui fût fondée sur une science écrite: face à la maladie, tout le monde était habilité à s'inspirer de sa propre expérience ou de celle de quelqu'un d'autre et à proposer des remèdes empiriques. Or, la tradition cunéiforme documente à la fois plusieurs catégories de médecins, ainsi que la mise par écrit des remèdes appropriés à tel ou tel mal. On est donc à l'opposé complet du tableau présenté par le voyageur grec.

La richesse et la variété des renseignements concernant malades et maladies en Mésopotamie dépend cependant beaucoup des corpus de textes utilisés, et, de ce point de vue, la documentation de la pratique pour la Babylonie du Ier millénaire reste peu loquace[2]. On constate qu'il est finalement très rare que soient mentionnés des malades, et tout aussi rare qu'on évoque les soins qu'on leur donne. Les quelques indications que l'on peut glaner ça et là proviennent pour leur très grande majorité de la comptabilité des sanctuaires et sont le produit annexe d'une activité administrative.

Dans les archives privées, constituées essentiellement de contrats, on ne relève que de rares indications, telle celle de VS 5 21[3] où un notable s'adresse à sa fille pour lui demander de l'aide. En échange de cet entretien matériel, Uraš-šum-iškun s'engage à lui faire don de sa prébende de mesureur attaché au temple d'Uraš:

^{Id}uraš-mu-gar-un a-*šú šá* ^{Id}uraš-mu a ^{I}*man-di-di*, a-na ^{f}du$_{10}$-ga-*tu*$_4$ dumu-mí-*šú ki-a-ma iq-bi*, *um-ma ṭup-pi ṭup-pi mar-ṣu-ka* ^{I}numun-gin, šeš-*ú-a un-da-áš-ši-ir-an-ni u* ^{I}*re-mut*-^{d}uraš, dumu-*ú-a ih-te-*<*li*>$^{!}$*-iq-an-ni a-na pa-ni-ka, ab-ka-in-*<*ni*>*-ma su-ud-di-di-in-ni ù ma-la, bal-ṭu-ka* kurum$_6$-*há ep-ri piš-šá-tu*$_4$ *ù lu-bu-uš-tu*$_4$ *i bi in-im-ma*

"Uraš-šum-iškun, fils d'Uraš-iddin, descendant du Mesureur, a déclaré à sa fille Ṭâbatu: «Je suis atteint d'une maladie durable; Zêr-ukîn, mon frère, m'a abandonné; quant à mon fils Rêmût-Uraš, il a disparu de

* Les abréviations et sigles utilisés sont ceux du Chicago Assyrian Dictionary.

1 Hérodote, *L'Enquête*, livre I, § 97.

2 On notera le contraste avec la documentation épistolaire néo-assyrienne qui mentionne fréquemment les maux physiques et moraux les plus divers, mais parce qu'elle émane en grande partie d'un milieu lettré spécialisé dans les activités thérapeutiques.

3 Fait à Dilbat, le 10-xi-Nabonide 2.

chez moi; emmène-moi chez toi et prends soin de moi, et tant que je serai en vie donne-moi des rations d'entretien en nourriture, onctions d'huile et habillement» (...)".

On rattachera à cette rare notation, celle d'un descendant de la famille Egibi dont on apprend qu'il est tombé malade alors qu'il effectuait un voyage d'affaire au bord du Golfe persique, ce qui le conduit à rédiger son testament[4]:

Isì-*na*-damar-utu a-*šú šá* Idnà-gin-*a* a Ie-gi-bi, *ina* gú *tam-tì* ki-ta *mur-ṣu kab-tu i-šìr-šu-ma, re-eš* nì-ka9-meš-*šú iš-ši-ma*

"Iddin-Marduk, fils de Nabû-mukîn-apli, descendant d'Egibi, a été atteint d'une grave maladie au bord de la mer inférieure, et il a porté son attention sur l'état de ses affaires (...)"

On retrouve le même souci dans un contrat rédigé à Babylone en l'an 7 d'un Artaxerxès, qui pourrait être Artaxerxès II[5]:

I*man-nu-ka*-d*at-tar* lú ìr *šá* Imu-mu *šá ina* eki {*šá*} *mur-ṣu i*[*ṣ-ba-tu-šú*], din zi-*tì-šú la i-qí-ip lìb-bi-šú ú-bil-šú-ma ár-kat-s*[*u u* nì-ka9-meš-*šú a-na*], *pa-qa-du im-mi-nu-ma*

"Mannu-kî-Attar, qui a été atteint de maladie à Babylone, ne prévoyait pas une issue heureuse: il a désiré que son patrimoine et ses biens soient comptés comme propres à transférer..."

On retrouve aussi mention d'un témoin empêché par la maladie:

[IND-mu]-⌜dù⌝ *ma-ru-uṣ-ma* ⌜*a-na mu-kin*⌝*-nu-tu la* ⌜x⌝ [......

"[......]-šum-ibni était malade et [*n'a pas pu venir*] témoigner"[6].

On note la possibilité pour un esclave de ne pouvoir travailler à cause de la maladie:

TuM 2/3 116, ll. 21-23: I*nu-ha-a-an ma-ra-ṣu, hal-liq* u_4*-mu* 4 *qa* še-bar *man-da-at-ta-šú*, I*mu-še-zib*-den ú-šal-lam

"Si Nuhânu tombe malade ou s'enfuit, Mušêzib-Bêl devra verser en compensation 4 *qa* d'orge de revenu-*mandattu* (de l'esclave)".

Enfin, l'on fait mention de la maladie dans la littérature épistolaire pour justifier une absence ou une interruption d'activité:

YOS 3 46, ll. 35-36: dpa *lu-ú i-du ki-i lu ma-da, la mar-ṣa-ku-ma la a-la-ku la ma-ṣa-ku-ma*

"Nabû sait bien que j'ai été très malade et que je me suis trouvé dans l'impossibilité de venir".

BIN 1 83, ll. 16-20: dumu-meš-*e-a*, lugal *i-ta-bak, ù a-na-ku*, 2-ta mu-meš *mar-ṣa-ak na-ak-da-ak ma-la ta-be-e ul ma-ṣa-a-ka*

"Le roi a emmené mes fils; quant à moi voilà deux ans que je suis très gravement malade, au point de ne pas pouvoir me lever".

CT 22, 191, ll. 5-11: *a-na-ku mar-ṣa-ak, ma-la šu-bu-lu ul an-ṣi, ul-tu* u_4-èš-èš *mar-ṣa-ak* (...) *ina* gissu *šà* dingir-meš, *um-ma un-daš-šìr-an-ni*

"Moi, je suis malade et je n'ai rien pu envoyer; c'est depuis la fête-*eššešsu* que je suis tombé malade; (...) avec le soutien des dieux, la fièvre m'a quitté"

CT 22 114, ll. 10-11: *en-na ina mi-ih-ṣi-šú mur-ṣi* šir! *in-da-ru-uṣ ul i-di ina lìb-bi i-mút-ta-ma i-bal-la-ṭu*

"À la suite du coup qu'il a reçu, il est atteint d'une affection au testicule. Va-t-il en mourir ou en guérir, je ne sais pas".

---

[4] C. Wunsch, 2003, n. 34.

[5] M. Stolper, 2001, p. 467-473.

[6] C. Wunsch, 2003, n. 45 l.20'.

Si l'on apprend ainsi de manière incidente que la maladie frappe les gens de Babylonie, ce genre de texte ne précise jamais quels remèdes étaient éventuellement administrés. Il faut se tourner, pour cela, vers la documentation des grands organismes religieux.

I: MALADES ET *HILṢU* A URUK ET UR

I.1. Malades et allocations spéciales

La seule occasion où sont mentionnés des malades se trouve dans les listes d'attribution de produits dans les sanctuaires. On voit que des gens sont signalés comme malades (*marṣu*/GIG) et ils ont droit à des attributions d'orge, d'argent - dont une occurrence pour un achat de souchet-*su'adu* -, d'alcool de dattes.

Texte	Date	Transcription	Traduction
UCP 9/I 29	23-iv-Nbk II 17	4 gín kù-babbar ^{Id}innin-*re-ṣu-ú-a*, a$^{!}$ ^{I}*ṣil-la-a*, ^{Id}nà-lugal-uri$_{3}$ lú *mi-ṣir-a-*<*a*>, ^{I}gin-numun a ^{I}šeš-meš-*šá-a, ù* ^{I}*ina*-gissu-^{d}*na-na-a*, a ^{Id}en-da, lú *ši-ra-ku mar-ṣu-tu*, *it-ta-šú-ú*	4 sicles (d'argent, que) Innin-rêṣûa, fils de Ṣillaia, Nabû-šar-uṣur, l'Égyptien, Mukîn-zêri, fils d'Ahhêšaia, et Ina-ṣilli-Nanaia, fils de Bêl-lê'i, les oblats malades, ont emportés.
YOS 17 134	8-vi-Nbk II 18	0,0.3+ ⸢x⸣ še-bar, ^{Id}nà-*rí-man-ni mar-ṣu*	3 *sûtu*+[x] litres d'orge, (pour) Nabû-rîmanni, malade
YOS 17 142	25-[o]-Nbk II 18	še-bar *šá a-na* ⸢lú-rig$_{7}$$^{?}$⸣-[meš], *mar-ṣu-tu* sì-*nu*	orge qui a été versée aux ⸢oblats$^{?}$⸣ malades
GC 2 249	24-iii-<Nbk II$^{?}$> 19	2 ma-na gi du$_{10}$-ga, 6 ma-na šim-mug, 1/2 ma-na šim-šeš, 1/2 [ma-na...]-*hu-us-su*, 2 *qa* šim-li, 2 *qa* šim-mìn-du, ⸢2$^{?}$ *mu-šah-hi-na*⸣*-nu* zabar, *a-na bul-luṭ šá lú ši-ra-[ki]*, *ina* igi ^{I}*e-tel-lu* a ^{I}*šá-*^{d}[...	2 mines de roseau odorant, 6 mines de férule, 1/2 mine de myrrhe, 1/2 mine de [...]*hussu*, 2 *qa* de genévrier, 2 *qa* de souchet-*su'adu* et 2 chaudrons de bronze, pour soigner les oblats: (tout cela est mis) à la disposition d'Etellu, fils de Ša-[......]
GC 1 59	27-ii-Nbk II 22	1 ^{giš}*ma-ših šá* še-bar *a-na* ninda-há *šá* lú gig-me ^{I}ìr-*a* giš	1 mesure-*mašîhu* d'orge pour les pains des malades, (qu')Ardiya a emportée
GC 1 87	19-iv-Nbk II 27	1 *ma-ši-hu šá* še-bar, kurum$_{6}$-há-[*su*] *šá* iti šu, ^{I}*ki-ne-na-a-a* lú gig giš	1 mesure-*mašîhu* d'orge, sur ses rations du mois de Du'ûzu, (que) Kinûnaia, le malade, a reçue
AnOr 9 8:61	13-xii bis-Nbn 3	0,2.3 *šá* iti dirig še-gur$_{10}$-ku$_{5}$ *u* iti še ^{Id}*na-na-a*-mu a ^{I}⸢*di-di-ia*⸣ lú gig	1/2 *kurru* (de dattes) des mois Addaru intercalaire et Addaru, (versés à) Nanaia-iddin, fils de Didiya, le malade
GC 1 409	24-xii-Nbn 5	1 gín *a-na* ^{Id}innin-mu-dù ⸢lú$^{?}$ x⸣ gig (...) 1 gín ^{Id}innin-gin-ibila lú nagar lú gig	1 sicle (d'argent), pour Innin-šum-ibni, le [......] malade; (...) 1 sicle (d'argent), pour Innin-mukîn-apli, le charpentier malade
VS 20 7	26-xii-Nbn 7	1 gín *a-na* ⸢*su-'u-a*$^{!}$*-du*⸣, *a-na* ^{Id}in-nin-numun-gál-*ši*, lú gig	1 sicle (d'argent) pour du souchet-*su'adu*, pour Innin-zêr-ušabši, le malade

YOS 19 179	1-vi bis-Nbn 10	0,0.3 kaš du$_{10}$-ga, *a-na* ^{Id}innin-*lu-mur*, lú gig ^{Id}di-ku$_5$-kam, igi-*ir*	3 *sûtu* de bière de bonne qualité, pour Innin-lumur, le malade: reçu (de chez) Madânu-ereš
YOS 19 182	20-vii-Nbn 10	*ta-lam-*⸢*mu* kaš⸣-há, *šá a-na* ^{I}*ina*-⸢sùh⸣-šur, lú rig$_7$ lú gig, ^{Id}di-ku$_5$-kam, *ma-hi-ir*	Une cruche-*talammu* de bière, pour Ina-têši-êtir, l'oblat malade: reçu (de chez) Madânu-ereš

Aucun texte ne met en rapport direct le produit avec l'état de maladie, et la question se pose donc d'abord de déterminer si ces attributions entrent dans le cadre normal des rations - ces textes serviraient alors à signaler que le récipiendaire est hors d'état de travailler mais touche quand même sa ration - ou si elles concernent le traitement. On peut noter que les attributions individuelles d'alcool de dattes ou d'huile à des oblats sont rares: il n'est donc pas exclu que la seconde hypothèse soit la bonne. Cependant la mention de GC 1 87 fait clairement référence à une ration mensuelle. De même AnOr 9 8 est une longue liste de versements de soldes de rations: dans ce cas, c'est parce qu'il était malade que le membre du personnel n'a pu venir toucher sa ration.

L'indication en VS 20 7 que l'argent attribué l'est pour acheter du souchet va clairement dans le sens d'une allocation pour soigner le malade, mais il est peu probable que ce dernier ait été chargé d'acheter lui-même le produit destiné à le soigner. Il s'agit plus probablement d'une précision comptable.

Le texte GC 2 249 est le plus explicite de la série car il fournit toute une liste de produits destinés à soigner des oblats. La plupart de ces produits sont effectivement attestés dans les prescriptions médicinales et sont l'un des usages des produits aromatiques à côté de l'huile parfumée et de la boisson aromatisée. Comme bon nombre des prescriptions impliquent la préparation d'onguents à base d'huile de sésame ou de potions à base de bière/alcool de dattes, l'attribution de ces derniers produits dans les rations peut trouver un sens: ils participeraient à la fabrication des médications.

Il semble donc logique d'admettre qu'en cas de maladie, un sanctuaire comme l'Eanna administrait à son personnel d'artisans, mais aussi à sa main d'œuvre moins spécialisée, des préparations élaborées avec des produits aromatiques, de l'huile et l'alcool de dattes, toutes choses qu'il avait en général en réserve.

I.2. Le **bît hilṣi**, *lieu de préparation des potions*

Si l'on cherche à déterminer qui, dans le sanctuaire, était responsable de ces préparations, tout pointe alors vers l'endroit où sont traités les produits aromatiques: il s'agit, dans la documentation de l'Eanna d'Uruk, la seule jusqu'à maintenant à le documenter en détail, du *bît hilṣi*, le bâtiment ou la pièce dans laquelle était filtrée et raffinée l'huile. Un bon exemple des opérations qui s'y déroulent est fourni par le texte UCP 9/II 27, daté du 13-[o] de l'an 38 de Nabuchodonosor II:

Transcription	Traduction
šim-há ù *sum-mi-*[*id-di-tu*]	Résines aromatiques et poudres
šá a-na dul-lu šá é *hi-*⸢*il*$^{!?}$-*ṣi*$^{!?}$⸣	que, pour le travail du *bît hilṣi*,
a-na ^{Id}nà-*mu-še*$^{!}$-*tíq*$^{!}$-⸢ud$^{!}$-da$^{!}$⸣	à Nabû-mušêtiq-udî,
a-*šú šá* ^{I}a-*a na-ad-na-áš-*[*šu* iti NM]	fils d'Aplaia, on a données. Mois [...],
u$_4$ 13-kam mu 38-kam ^{d}nà-níg-du-uri$_3$	le 13, de l'année 38 de Nabuchodonosor (II),
lugal tin-tir^{ki}	roi de Babylone:
3 ma-na ^{giš}eren$^{!}$	3 mines de cèdre
3 ma-na ^{giš}šur-mìn	3 mines de cyprès
3 ma-na šim-gír	3 mines de myrte
3 ma-na šim-šal	3 mines de buis
3 ma-na gi du$_{10}$-ga	3 mines de roseau odorant
3 ma-na šim-mug	3 mines de férule
3 ma-na šim mìn-du	3 mines de *su'adu*
3 ma-na šim-gam-ma	3 mines de nérion odorant

3 ma-na šim *bi-dur-hu*	3 mines de bdellium
1 1/2 ma-na šim-šeš	1 mine 1/2 de myrrhe
3 ma-na šim-[......]	3 mines de [......]
5/6 ma-na šim-illu {TAR} / *ab-la-a-ta*	50 sicles de résine séchée
5/6 ma-na šim *qu-<un-na-bu>*$^{?}$	50 sicles de cannabis(?)
5/6 ma-na še-gú$^{!}$ [gal(?)]	50 sicles de pois chiches(?)
15 gín šim *la-ad-nu*	15 sicles de laudanum
0,0.1 šim-li *ina* ^{giš}bán *šá* 0,0.1.1 1/2 *qa* / *e-piš-ti*	1 *sûtu* de genévrier, selon la mesure-*sûtu* ajustée par défaut de 1 *qa* et demi par *sûtu*
2 *qa* šim *ia-a-ru-ut-tu*$_4$	2 *qa* de *yâruttu*
3 *qa* gú-tur	3 *qa* de pois
15 ma-na síg-há	15 mines de laine
1/3 gín síg-hé-me-da kur-ra	1/3 de sicle de laine rouge
1/3 gín síg za-gìn kur-ra	1/3 de sicle de laine bleue
a-na ṭi-ma-a-ta	pour (faire) des cordons
3 ^{giš}*ma-ši-hu šá* še-giš-ì	3 mesures-*mašîhu* de sésame

Cette liste des aromates traités dans le *bît hilṣi* de l'Eanna d'Uruk énumère 22 produits différents, dont des résines et des bois odorants mais aussi des légumineuses (pois et pois chiches), de la laine et du sésame[7].

Ces préparations à base d'huile et de produits aromatiques, étaient utilisées lors de certains rituels, comme lors de l'éclipse évoquée dans le texte Dillard, 1975, FLP 1550:

0,0.2 še-giš-ì *ina* ^{giš}bán *šá*	2 *sûtu* de sésame selon la mesure-*sûtu*
0,0.1.1 1/2 *qa i-pi-iš-ti*	ajustée par défaut de 1 *qa* et demi par *sûtu*
3 *qa* šim-li *i-pi-iš-tú*	3 *qa* de genévrier, ajustés par défaut,
1 *qa* šim *ia-ru-ut-ti*	1 *qa* de *yaruttu*
2/3 ma-na duh-làl	40 sicles de miel
3 *qa ni-ki-ip*$^{!?}$-<*ti*>$^{?}$	3 *qa* d'euphorbe(?)
pap šim-há	Total des produits aromatiques
šá é *hi-il-ṣi*	du *bît hilṣi*
šá an-ge$_6$	pour l'éclipse
iti gu$_4$ u$_4$ 13-kam mu 39-kam	le 13-ii de l'an 39
^{d}nà-níg-du-uri$_3$ lugal tin-tir^{ki}	de Nabuchodonosor II, roi de Babylone (=14 mai 566)

I.3. Le statut religieux du bît hilṣi

Le *bît hilṣi* n'est pas qu'une officine; il fonctionne également comme un bâtiment religieux et dispose d'un desservant particulier, qui porte le titre de *šangû bît hilṣi*. Il est mentionné comme lieu de séjour ou de résidence dans un rituel néo-babylonien concernant les déesses Uṣur-amâssu et Urka'itu:

LKU 51[8]

F. 3'-7': rituel des 8 et 9 du mois de Simannu:

[o o o ^{d}uri$_3$-ini]m-⌜*su*⌝ *uš-šá-ab* ^{d}uri$_3$-*a-mat-su ku-tal-la* <é>-an-na *at* ⌜ x ⌝ [o o o]

---

[7] Ces produits ne servent naturellement pas qu'à la médecine. On les retrouve par exemple à peu près tous comme ingrédients de base des rituels de namburbi: cf. S. Maul, 1994, p. 41-46, en particulier les listes p. 42-43. Par ailleurs, le *bît hilṣi* n'est pas forcément le lieu où sont entreposés tous les produits aromatiques: la lettre YOS 3 62, citée dans P. A. Beaulieu, 2003, p. 310, évoque des résines aromatiques à envoyer d'Uruk, qui sont à prendre dans le "bâtiment des jardiniers" (šim-há *šá* é lú gal-*ba-né-e*): l'ensemble des vergers du temple constituant le jardin Hallat fournissait donc, en plus des dattes et des légumes, des substances aromatiques.

[8] Suivant l'édition de P. A. Beaulieu, 2003, Appendix 2.

[o o o] *par-rat ina lìb-bi* ᵈuri₃*-a-mat-su a-na* é-an-na *ir-ru-ub-ma* [o o o]
[ᵈ*áš-ka*]*-a-a-i-tu₄ ul-tu* é *hi-il-ṣi a-na* ᵍⁱˢkiri₆ *ut-*[o o o]
[o o o] ⌈ x ⌉ *šá* ba *ina* ugu gi *pa-ṭi-ri nap-ta-nu i-qar-ru-ub ina ku-ku-*[*bi*? o o]
[o o o] *ši* u₄ 9-kam *ina bé-ri u₄-mu ul-tu* é *hi-il-ṣi uṣ-ṣa-a*[*m-ma* o o o]

[......] Uṣur-amâssu s'asseoit. Uṣur-amâssu à l'arrière de l'Eanna [.........]
On y [...] une agnelle; Uṣur-amâssu entre à l'intérieur de l'Eanna et [......]
Urka'itu [sort] du *bît hilṣi* vers le jardin [.......]
[.........] le repas est offert sur un autel portatif, dans un récipient à offrande-*kukkubu* [......]
[.........] le 9, à la première double-heure du jour, elle sort du *bît hilṣi* et [......]

F. 13'-14': rituel du 1er et du [o] du mois de Du'ûzu:

[*ina* iti šu] u₄ 1-kam u₄ 1+[x-ka]m ⌈u₄⌉ 1-kam ᵍⁱˢgu-za *a-na* é [*hi*]-⌈*il-ṣi*⌉ [o o o]
[o o o] *ut-te-ri* ⌈ᵈ⌉ [uri₃*-a-ma*]*t-su u* ᵈ*áš-ka-a-*⌈*a*⌉*-*[*i-tu₄* o o o]

Au mois de Du'ûzu, le 1 et le [o]. Le 1, le trône sacré [......] dans le *bît hilṣi*
[......] est ramené. Uṣur-amâssu et Urka'itu [......]

Si l'état du texte ne permet pas vraiment de suivre les diverses étapes du rituel, il apparaît assez nettement cependant qu'une relation particulière existe entre le *bît hilṣi* et les déesses Uṣur-amâssu et Urka'itu. A. Falkenstein, dans son édition du rituel LKU 51, a proposé que le *bît hilṣi* soit le nom donné à la chapelle d'Urka'itu, et il a généralement été suivi[9]. La question a été reprise récemment de manière exhaustive par P. A. Beaulieu, dont l'étude fait apparaître les éléments suivants:

Uṣur-amâssu et Urka'itu font souvent l'objet d'un service cultuel commun, et P. A. Beaulieu propose qu'Urka'itu ait eu sa résidence dans la cella d'Uṣur-amâssu, à l'intérieur de l'Eanna[10].

Le *bît hilṣi* fonctionne par ailleurs comme une entité cultuelle indépendante à laquelle sont destinées des offrandes régulières. C'est à ce titre qu'on le trouve d'ailleurs mentionné dans le texte d'attribution des parts de viande des moutons offerts à Ištar et à Nanaia sous le règne de Nabû-apla-iddina[11]. Les données rassemblées par P. A. Beaulieu[12] montrent que le *bît hilṣi* est mentionné dans plusieurs séries de listes de distributions issues des archives administratives de l'Eanna:
- distributions d'animaux d'offrande ("group A" et group B"): le tableau de P. A. Beaulieu[13] indique des livraisons de moutons, de volaille, d'agneaux, de tourterelles, au *bît hilṣi* entre l'an 11 de Nabuchodonosor II et l'an 8 de Nabonide. Pour le groupe B, on retiendra les indications de SWU 160 (3 [animaux] igi é *hi-il-ṣu*) et ARRIM 7 47 (1 *a-na* é *hi-il-ṣi*) qui montrent une situation du *bît hilṣi* analogue à celle du groupe A. Le *bît hilṣi* fait partie des "divinités majeures" de l'Eanna, avec le duo Symbole de Bêl - Dame d'Uruk, le duo Symbole de Nabû - Nanaia, Bêltu ša Rêš, Marduk, le duo Uṣur-amâssu - Urka'itu, Gula, IGI-DU d'Uruk, le duo Bêlet Eanna - IGI-DU d'Udannu, le Char divin, Nergal, Ninurta, Nusku, le duo Šamaš - Aia de Larsa.
-distribution de produits alimentaires pour préparation à des prébendiers[14]: dates et froment pour les boulangers (groupe 1 = SWU 1 à 25): le *bît hilṣi* est cité dans SWU 1 et 2; orge distribuée pour les brasseurs (groupe 2 = SWU 26 à 63): le *bît hilṣi* est cité dans SWU 46; textes fragmentaires de toutes catégories (groupe 5 = SWU 147 à 157): le *bît hilṣi* est cité dans SWU 150.

---

9 A. Falkenstein, 1931, p. 17, notes 3 et 4.

10 P. A. Beaulieu, 2003, p. 75.

11 Cf. G. MacEwan, 1983, p. 187-198, l. 12: [uzu *ha*]*š-hu-re-e* é *hi-il-ṣu* "les «pommes» sont pour le *bît hilṣi* ".

12 En particulier P. A. Beaulieu, 2003, p. 41-72 ("group A") et p. 87-97 ("group B").

13 P. A. Beaulieu, 2003, p. 85.

14 Il s'agit des textes rassemblés par H. Freydank dans SWU.

De manière générale, le *bît hilṣi* entre dans le circuit des offrandes et des fournitures courantes: on lui attribue de la laine et des vêtements, des dattes, de la farine, de l'huile d'éclairage, des bols à offrande (*šappu*), du sel, de l'orge et de la bière.

Texte	Date	Transcription	Traduction
NCBT 377	2-v-Nbp 1	2 túg *a-di-ì*[*l-a-nu*], 2-ta túg *na-aṣ-ṣa-ba-*⸢*a-ta*⸣, *šá* síg sag, *a-na* é *hi-il-ṣu*, *šá* ^{d}nà *u* ^{d}*na-na-a*, *u* é *hi-il-ṣu*, *šá* é ^{d}uri$_3$-inim-*su*	2 glands(?) et 2 vêtements-*naṣbatu* en laine fine pour le *bît hilṣi* de Nabû et Nanaia et pour le *bît hilṣi* d'Uṣur-amâssu
GC 1 190[15]	20-ix-Nbk II 10+[x]	1 *pi* še-bar *šá* 0,0.2* kaš-há, *šá* u$_4$ 17-kam *šá* iti gan *a-na*, ^{d}maš *u* é *hi-il-ṣu*, *ù-qar-rib*	1 *pi* d'orge pour faire 2 *sûtu* de bière, qu'il a présentée en offrande à Ninurta et au *bît hilṣi*, le 17 Kislîmu
WHM 1616	2-xii bis-(Nbk II) 14	*bit-qa a-na* ì-giš, *a-na* é *hi-il-ṣu*	1/8 (de sicle d'argent) pour de l'huile, à destination du *bît hilṣi*
YOS 17 176	15-xi-Nbk II 17	1 *pi* še-giš-ì *ina*! še-giš-ì *šá* é *hi-il-ṣu*, ^{Id}nà-*mu-še-tíq*-u$_4$-da, a-*šú* *šá* ^{I}a-*a* giš	1 *pi* de sésame sur le sésame du *bît hilṣi:* emporté par Nabû-mušêtiq-udî, fils d'Aplaia
YBC 9365[16]	12-ix-Nbk II 22?	*gu$_8$-uq-qu-ú šá* 3 *u$_4$-mu* u$_4$ 7-kam u$_4$ 8-kam u$_4$ 9-<kam>, ⸢*a-na*⸣ ^{d}gu-la ^{d}IGI.DU, ⸢é⸣ *hi-il-ṣi u a-na*, ^{d}⸢uri$_3$-inim-*su*⸣ *ina* ugu ⸢*ki-ne-ne*⸣ *ina* é-an-na *iq-ru-ub*	offrandes-g. de trois jours: le 7, le 8 et le 9, pour Gula, IGI.DU, le *bît hilṣi* et pour Uṣur-amâssu, qu'on a présentées au moment du rituel des fourneaux-*kinûnu* dans l'Eanna
GC 1 178	14-xi-Nbk II 22	4 gín kù-babbar *ina* kù-babbar *šá ir-bi*, *a-na* šem-há *šá* é *hi-il-ṣi*	4 sicles d'argent, sur l'argent des entrées, pour les résines aromatiques du *bît hilṣi*
NBC 4680	7-ix-Nbk II 24	0,0.2 zú-lum-ma *a-na*, ^{d}maš ^{d}gu-la, ^{d}igi-du *u* é *hi-il-ṣu* ^{Id}nà-šeš-meš-mu, a lú né-du$_8$ giš	2 *sûtu* de dattes pour Ninurta, Gula, IGI-DU et le *bît hilṣi*, que Nabû-ahhê-iddin, descendant du Portier a emportés
NCBT 245	7-vii-Nbk II 36	8 ninda-há ì-giš *šá nu-úr šá* iti kin *šá* ^{Id}nà-*mu-še-{ti}-tíq-u$_4$-da* [a-*šú*] *šá* ^{I}a-*a šá* é *hi-il-ṣu šá* é ^{d}uri$_3$-inim-*su*	8 *akâlu* d'huile pour l'éclairage au mois vi, (attribué) à Nabû-mušêtiq-udî, fils d'Aplaia, du *bît hilṣi* du temple d'Usur-amâssu
GC 1 68	19-xii bis-Nbk II 36	4 pi zì-da, ^{Id}innin-šeš-mu, *u* ^{Id}*na-na-a*-mu, *mah-ru*	4 *pi* de farine que Innin-ah-iddin et Nanaia-iddin, ont reçus
UCP 9/II 27	13-[o]-Nbk II 38	šim-há ù *sum-mi-*[*id-di-tu*], *šá a-na dul-lu šá* é *hi-*⸢*il*!?-*ṣi*!?⸣, *a-na* ^{Id}nà-*mu-še*!-*tíq*!-⸢ud!-da!⸣, a-*šú šá* ^{I}a-*a na-ad-na-áš-*[*šu* iti NM], u$_4$ 13-kam mu 38-kam ^{d}nà-níg-du-uri$_3$ lugal tin-tir^{ki}, 3 ma-na ^{giš}eren, 3 ma-na ^{giš}šur-mìn, 3 ma-na šim-gír!, 3 ma-na šim-šal, 3 ma-na gi du$_{10}$-ga, 3 ma-na	Résines aromatiques et poudres que, pour le travail du *bît hilṣi*, à Nabû-mušêtiq-udî, fils d'Aplaia, on a données. Mois [...], le 13, de l'année 38 de Nabuchodonosor (II), roi de Babylone: 3 mines de cèdre, 3 mines de cyprès, 3 mines de myrte, 3 mines de buis, 3 mines de roseau odorant, 3

[15] Collations P. A. Beaulieu, 2003, p. 299.

[16] P. A. Beaulieu, 2003, p. 254.

		šim-mug, 3 ma-na šim mìn-du, 3 ma-na šim-gam-ma, 3 ma-na šim *bi-dur-hu*, 1 1/2 ma-na šim-šeš, 3 ma-na šim-[......], 5/6 ma-na šim-illu {TAR} / *ab-la-a-ta*, 5/6 ma-na šim *qu-*<*un-na-bu*>$^{?}$, 5/6 ma-na še-gú$^{!}$ ⸢gal(?)⸣, 15 gín šim *la-ad-nu*, 0,0.1 šim-li *ina* ^{giš}bán *šá* 0,0.1.1 1/2 *qa* / *e-piš-ti*, 2 *qa* šim *ia-a-ru-ut-tu*$_{4}$ 3 *qa* gú-tur, 15 ma-na síg-há, 1/3 gín síg-hé-me-da kur-ra, 1/3 gín síg za-gìn kur-ra, *a-na ṭi-ma-a-ta*, 3 ^{giš}*ma-ši-hu šá* še-giš-ì	mines de férule, 3 mines de *su'adu*, 3 mines de nérion odorant, 3 mines de bdellium, 1 mine 1/2 de myrrhe, 3 mines de [......], 50 sicles de résine séchée, 50 sicles de cannabis(?), 50 sicles de pois chiche(?), 15 sicles de laudanum, 1 *sûtu* de genévrier, selon la mesure-*sûtu* ajustée par défaut de 1 *qa* et demi par *sûtu*, 2 *qa* de *yâruttu*, 3 *qa* de pois, 15 mines de laine, 1/3 de sicle de laine rouge, 1/3 de sicle de laine bleue pour (faire) des cordons, 3 mesures-*mašîhu* de sésame
Dillard, FLP 1550[17]	13-ii-Nbk II 39	0,0.2 še-giš-ì *ina* ^{giš}bán *šá*, 0,0.1.1 1/2 *qa i-pi-iš-ti*, 3 *qa* šim-li *i-pi-iš-tú*, 1 *qa* šim *ia-ru-ut-ti*, 2/3 ma-na duh-làl, 3 *qa ni-ki-ip*$^{!?}$-<*ti*>$^{?}$, pap šim-há, *šá* é *hi-il-ṣi*, *šá* an-ge$_{6}$, iti gu$_{4}$ u$_{4}$ 13-kam mu 39-kam, ^{d}nà-níg-du-uri$_{3}$ lugal tin-tir^{ki}	2 *sûtu* de sésame selon la mesure-*sûtu*, ajustée par défaut de 1 *qa* et demi par *sûtu*, 3 *qa* de genévrier, ajustés par défaut, 1 *qa* de *yaruttu*, 40 sicles de miel, 3 *qa* d'euphorbe(?). Total des produits aromatiques du *bît hilṣi* pour l'éclipse le 13-ii de l'an 39 de Nabuchodonosor II, roi de Babylone (=14 mai 566)
YOS 19 172	16-ix-Nbn 1	0,0.2.3 *qa šá nu-úr šá* é *hi-il-ṣu*, *šá* ⸢é⸣ ^{d}uri$_{3}$-inim-*su šá* ta iti gan, ⸢*a*⸣-*di qí-it šá* iti še ^{Id}⸢innin⸣-šeš-⸢mu⸣, ⸢a⸣ ^{Id}nà-*mu-še-tíq*-u$_{4}$-da	1/2 gur (d'huile) pour la lumière du *bît hilṣi* du temple d'Uṣur-amâssu, depuis le mois ix jusqu'à la fin du mois xii: Innin-ah-iddin, fils de Nabû-mušêtiq-udî
YOS 19 284	5-xi-Nbn 1	20 ma-na *šá* ⸢x⸣ an x⸣-[x], ⸢é *hi-il-ṣi* ^{Id}innin-šeš⸣-[mu]	20 mines (de sel), de [.........] du *bît hilṣi*: Innin-ah-iddin
YOS 19 193	23-xi-Nbn 2	20 ma *šá* ⸢é⸣ [*hi-i*]*l-ṣu* ^{Id}⸢*na*⸣-*na-a*-mu a ^{Id}nà-*mu-še-tíq*-u$_{4}$-da	20 mines (de sel, au compte) du *bît hilṣi*: Nanaia-iddin, fils de Nabû-mušêtiq-udî
GC 1 314	26-xi-Nbn 4	1 túg-bar-dul$_{5}$ *ša* síg-hé-me-da ^{giš}hab$^{?}$, *ul-tu* é *hi-il-ṣu*	1 tunique de laine pourpre rouge (teinte) à la noix de galle, provenant du *bît hilṣi*
YOS 19 292	15-iv-Nbn 6	0,0.4.3 *qa* še-giš-ì *ina*$^{!}$ ^{giš}bán tur-*tú*, 5/6 ma-na duh-làl, 3 *qa* šim *ia-a-ru-ut-tu*$_{4}$, 3 *qa* gú-tur, 0,0.1 šim-li *ina* tur-*tú*, 1 gín na$_{4}$ *gu-uh-lu*, naga-si, ^{Id}innin-šeš-[mu], lú é-maš é *hi*-⸢*il*⸣-[*ṣi*]	4 *sûtu* 3 *qa* de sésame, selon la petite mesure-*sûtu*, 50 sicles de miel, 3 *qa* de *yaruttu*, 3 *qa* de pois, 1 *sûtu* de genévrier selon la petite (mesure), 1 sicle de kohl, de l'alcali: (attribution à) Innin-ah-iddin, le *šangû* du *bît hilṣi*
YOS 6 106	2-iv-Nbn 7	2 gín šám 5 ma-na šim-gam-ma, *ri-hi-it* šim-há *šá* é *hi-il-ṣu*,	2 sicles d'argent, prix de 5 mines de nérion odorant, reliquat des

[17] R. B. Dillard, 1975.

		^{Id}*na-na-a*-mu a ^{Id}nà-dib-u$_4$-da	résines aromatiques (destinées) au *bît hilṣi*: (attribution à) Nanaia-iddin, fils de Nabû-mušêtiq-udî
GC 1 339	1-x-Nbn 7	[...] gín *gi-ru-ú* kù-babbar šám, 0,0.3 še-giš-ì [......] máš-tur [*šá*] an-ge$_6$, *šá* iti apin *ù* 1 *qa* 4 ninda-há ì-giš, *šá nu-úr šá* é *hi-il-ṣu*, [*šá* é] ^{d}uri$_3$-inim-*su šá* iti du$_6$, iti apin *u* iti gan, [x] gín 1/2 gín kù-babbar, [x] gín *gi-ru-ú* kù-babbar, [*ina*] šám síg-há, *šá* ⌜*mu*-x⌝-*ši-šu*, ^{Id}innin-šeš-mu a-*šú šá*, ^{Id}nà-*mu-še-tíq*-u$_4$-da, *ma-hi-ir*	[x]+1/12 de sicle d'argent, prix de 3 *sûtu* de sésame, [...] 1(?) chevreau pour le rituel de l'éclipse du mois viii et 1 *qa* 4 *akâlu* d'huile pour la lumière du *bît hilṣi* du temple d'Uṣur-amâssu des mois vii, viii et ix; [x]+1/2 sicle d'argent (et) [x]+1/12 de sicle d'argent sur le prix de la laine de ...., Innin-ah-iddin, fils de Nabû-mušêtiq-udî, reçu
YOS 19 268	[o]-vi bis-Nbn 10	1 kù-babbar *šap-pu*, *šá* é *hi-il-ṣi*, 1/2 ma-na 5 gín ki-lá-*šú*	1 bol-*šappu* en argent du *bît hilṣi*, d'un poids de 35 sicles
GC 1 320	7-xi-Nbn 10	2 gín kù-babbar šám šim-há-me, *šá* é *hi-il-ṣu*, ^{Id}15-šeš-mu a ^{Id}nà-*mu-še-tíq*-u$_4$-da	2 sicles d'argent, prix des résines aromatiques (destinées) au *bît hilṣi*: (attribution à) Innin-ah-iddin, fils de Nabû-mušêtiq-udî
AnOr 8 36	15-ix-Nbn 15	10 gín síg za-gìn kur-ra ^{Id}in-nin-šeš-mu lú ⌜é-maš!⌝ é ⌜*hi-li-ṣu*⌝	10 sicles de laine pourpre bleue: (attribution à) Innin-ah-iddin, *šangû* du *bît hilṣi*
SWU 1 r. 5'	Nbn 15	4 gur, 2.3 zú-lum-ma *šá* é *hi-il-ṣu* ^{Id}innin-šeš-[mu]	4 kurru 1/2 de dattes, (destinées) au *bît hilṣi*: (attribution à) Innin-ah-iddin
TCL 13 232	Entre Nbn 15 et Camb 6	1 gur,1.1.3 *qa* ^{I}*ki-na-a* lú sanga é *hi-il-ṣi*, *ina lìb-bi* 0,1.1.3 *qa šá* kurum$_6$-há	1 *kurru*,1.1.3 *qa* (attribution à) Kînaia, le *šangû* du *bît hilṣi*, sur lesquels 0,1.1.3 *qa* de ration alimentaire
TCL 13 233	Règne de Cambyse	1 túg-nì-íb-⌜lá⌝ ⌜x-*tu*$_4$⌝ *šá a-na* ⌜innin-na-meš, *ina* é *hi-il-ṣu ú*!-*qar-ru-bu* ^{I}*na-di-nu*	1 robe ...... que l'on a présentée en offrande pour les déesses dans le *bît hilṣi*: Nâdin
TCL 13 156	21-ii-Camb. 3	50 gín 4-*tú* kù-babbar 1 *ku-šur*, *a-na e-pe-šú šá šap-pu*, *šá* é *hi-il-ṣi ina* igi ^{Id}in-nin-numun-dù	50 sicles 1/4 d'argent en un lingot pour la fabrication d'un bol-*šappu* du *bît hilṣi*, à la disposition d'Innin-zêr-ibni
YOS 7 197	iv-Camb. 4	0,2.3 *šá* é ^{d}amar-utu, 1 gur *šá* é ^{d}30, ⌜1 gur⌝ *šá* é ^{d}enšada, ⌜igi⌝ ⌜1 gur,2!.3⌝ *šá* é ^{d}nin-urta, ⌜1 gur⌝ *šá* é *hi-il-ṣu*	1/2 *kurru* (de dattes, part) du temple de Marduk; 1 *kurru*, du temple de Sîn, 1 *kurru*, du temple de Nusku; 1 *kurru* 1/2, du temple de Ninurta; 1 *kurru*, du *bît hilṣi*
SWU 46 r. 6'	non daté	*šá ina* é *hi-i*[*l-ṣi*...], *šá ri-kis li*-⌜*li*⌝-[*si*...	... dans le *bît hilṣi* [.....] de l'assemblage du *lilissu*
SWU 150 r. 5'	non daté	[o o] ⌜u$_4$ 8⌝-kam *ina* é ⌜*hi*⌝-*il-ṣu a-na* ^{d}unug^{ki}-*i-ti i-qé-ru-bu* ^{Id}nà-pap-uri$_3$ [o o]	...... que le huitième jour, dans le *bît hilṣi* on a présenté en offrande à Urka'itu: Nabû-ah-usur
UCP 9/II 48	non daté	1. 6: 34 *šá* iti sig$_4$ igi ^{d}utu en 3	34 (moutons) au mois de

		šá é *hi-il-ṣu*	Simannu (iii), devant Šamaš, plus 3 au *bît hilṣi*

Tout en étant spatialement associé au temple de la déesse Uṣur-amâssu, à l'intérieur duquel réside aussi Urka'itu, le *bît hilṣi* a une existence propre par rapport à ces deux déesses. Les raisons de la divinisation, ou plus exactement de la sacralisation du *bît hilṣi*, tiennent sans doute aux pratiques les plus anciennes du culte qui font des lieux où sont préparées les offrandes des endroits dotés d'une sorte de *numen*. À travers le matériel de traitement de l'huile qui s'y trouve et peut-être à cause de la présence d'effigies divines qui présideraient à ces opérations de traitement, le *bît hilṣi* a pu ainsi acquérir une personnalité divine[18].

I.4. Combien de bît hilṣi *?*

Quand on mentionne le *bît hilṣi* à Uruk, s'agit-il toujours d'un seul bâtiment, celui qui est associé à la déesse Uṣur-amâssu? La question se pose, à la lecture du texte NCBT 377, cité par P. A. Beaulieu[19]. Le texte est daté du 2-v de l'an 1 de Nabopolassar:

Transcription	Traduction
2 túg *a-di-ì*[*l-a-nu*]	2 glands(?)
2-ta túg *na-aṣ-ṣa-ba-*⌈*a-ta*⌉	et 2 vêtements-*naṣbatu*
šá sig sag	en laine fine
a-na é *hi-il-ṣu*	pour le *bît hilṣi*
šá ^{d}nà *u* ^{d}*na-na-a*	de Nabû et Nanaia
u é *hi-il-ṣu*	et pour le *bît hilṣi*
šá é ^{d}uri$_{3}$-inim-*su*	d'Uṣur-amâssu

En fait, la date très ancienne du texte pourrait expliquer pourquoi cette mention d'un *bît hilṣi* de Nabû et de Nanaia n'apparaît plus ensuite. Ce *bît hilṣi* pourrait d'ailleurs être le même que celui qui est mentionné dans le texte du temps de Nabû-apla-iddina[20], puisqu'il s'agit du clergé lié au culte d'Ištar et de Nanaia. Cependant, des attributions de parts de viande sont également faites au *šangû* d'Uṣur-amâssu dans cette tablette, indice que le culte de la déesse fonctionne à ce moment.

On sait par ailleurs que la cella de Nanaia dans l'Eanna, l'Ehilianna, était encore associée, à l'époque séleucide à un parc[21], qui pouvait contenir des plantes aromatiques: il n'est donc pas exclu qu'un second *bît hilṣi* lié à ce temple ait été en service à Uruk jusqu'au IVe siècle. Mais, au vu des attestations actuellement disponibles, et mis à part cette double mention de NCBT 377, les attestations de *bît hilṣi* à l'époque néo-babylonienne semblent ne concerner qu'un seul bâtiment, qui serait, selon toute vraisemblance, celui qui est rattaché au temple d'Uṣur-amâssu.

I.5. Les desservants du bît hilṣi

Comme toutes les chapelles des divinités résidentes de l'Eanna, le *bît hilṣi* bénéficie d'un personnel en propre et de dotations diverses. Il est possible de reconstituer la prosopographie d'au moins deux générations de ces desservants, et l'on constate que les deux fils de Nabû-mušêtiq-udî lui ont succédé directement, avec même une période de chevauchement, à la fin du règne de Nabuchodonosor II:

[18] Pour la période paléo-babylonienne, cf. les remarques de D. Charpin, 1986, p. 336-340, à propos du four et de la cuisine de l'Ekišnugal d'Ur.

[19] P. A. Beaulieu, 2003, p. 18 et 203.

[20] Cf. note 11.

[21] VS 15 13:3, 6 ^{giš}kiri$_{6}$ é-hi-li-an-na.

Desservants	Date	Texte	Année
Nabû-mušêtiq-udî/Aplaia	15-xi-Nbk II 17	YOS 17 176	588
	7-vii-Nbk II 36	NCBT 245[22]	570
	28-vi-Nbk II 42	NCBT 762[23]	563
Innin-ah-iddin/Nabû-mušêtiq-udî	19-xii bis-Nbk II 36	GC 1 68	569
	16-ix-Nbn 1	YOS 19 172	555
	5-xi-Nbn 1	YOS 19 284	555
	15-ix-Nbn 6	YOS 19 292	550
	1-x-Nbn 7	GC 1 339	549
	7-xi-Nbn 10	GC 1 320	546
	15-ix-Nbn 15	AnOr 8 36	541
Nanaia-iddin/Nabû-mušêtiq-udî	19-xii bis-Nbk II 36	GC 1 68	569
	2-iv-Nbn 7	YOS 6 106	549
Innin-zêr-ibni	21-ii-Camb 3	TCL 13 156	527

Ces desservants n'ont pas en charge, semble-t-il, que le *bît hilṣi*: Innin-ah-iddin fils de Nabû-mušêtiq-udî est aussi attesté en rapport avec la déesse Bêlet Eanna d'Udannu, dans le texte YOS 19 290[24], en l'an 3 de Nabonide.

Au total, on se trouve donc en présence d'une structure interne à l'Eanna, appelée "le temple d'Uṣur-amâssu", qui comporte une chapelle vouée à Urka'itu et une ou plusieurs pièces dédiées au traitement de l'huile et des produits aromatiques: ce n'est en effet qu'avec le *bît hilṣi* que ces derniers sont mis en relation; il n'y a pas de produits aromatiques fournis ou traités dans d'autres parties du temple.

Même s'il n'est pas possible d'identifier dans l'Eanna l'endroit exact où se situait ce bâtiment une indication importante est fournie par le rituel LKU 51: comme l'avait déjà fait remarquer A. Falkenstein, il y a association entre le *bît hilṣi* et le "jardin" du temple, dans lequel va la déesse Urka'itu (l. 5'). Or, si ce jardin sert à une série de cérémonies religieuses, il est en même temps l'endroit où l'on trouve les plantes aromatiques et médicinales. C'était déjà la fonction du jardin palatial de Merodach-baladan à Babylone (CT 14 50). C'est aussi, comme le remarque M. Linsen pour la période séleucide[25], le rôle dévolu à ce qui, ailleurs, est appelé le ^{giš}kiri$_6$-šem-li/*kiri buraši*, le "jardin des genévriers", que l'on trouve dans plusieurs grands temples babyloniens.

I.6. Un bît hilṣi à Ur

Une autre mention de ce bâtiment se rencontre à Ur à l'époque néo-babylonienne, dans une inscription sur brique de Nabonide, UET 1 189[26]:

Transcription	Traduction
^{Id}nà-*na-'i-id* lugal šár	(Je suis) Nabonide, roi de la totalité,
lugal ká-dingir-ra^{ki}	roi de Babylone,
šá é-nun-mah é *hi-il-ṣi*	qui, l'Enunmah, le *bît hilṣi*
qé-reb é-giš-nu-gál	à l'intérieur de l'Ekišnugal
a-na ^{d}nin-gal gašan-*šu i-pú-šu*	pour la déesse Nikkal, sa Dame, a (re)construit.

[22] P. A. Beaulieu, 2003, p. 248.

[23] P. A. Beaulieu, 2003, p. 249. Huile pour l'éclairage du temple d'Uṣur-amâssu.

[24] P. A. Beaulieu, 1991, p. 100.

[25] M. J. H. Linsen, 2004, p. 147 et note 116.

[26] H. Schaudig, 2001 p. 339 n. 1. 6a.

Comme le remarque S. Maul[27], l'Enunmah n'est plus dédié, à époque récente, qu'à la seule Nikkal. Il y a donc une relation spéciale, là aussi, entre le *bît hilṣi* et la divinité féminine poliade.

La présence du *bît hilṣi*, avec cette fonction, dans des sanctuaires aussi anciens, et tous pourvus, semble-t-il, d'un ensemble: temple haut (sur la ziggurat) / temple bas, pourrait s'expliquer par les caractéristiques de la pratique ancienne du culte: les temples bas avaient souvent pour fonction originelle d'être les lieux où étaient préparées les offrandes alimentaires de l'entretien quotidien des statues de culte; il se peut que la pièce servant au filtrage et à la préparation de l'huile ait été ensuite sacralisée en tant que telle, et soit devenue l'une des chapelles du temple, en étant alors associée à une divinité particulière.

Dans le contexte de la pratique cultuelle du Ier millénaire, il semble qu'on puisse émettre l'hypothèse qu'on a affaire ici à la fois à une pièce ou un bâtiment à fonction religieuse et à ce qui correspond - toute proportion gardée - à une sorte d'officine pharmaceutique, telles les apothicaireries des monastères médiévaux, bien que le lien ne soit pas explicitement fait entre le traitement des aromates dans le *bît hilṣi* et l'application des "médecines" aux malades.

Le traitement des aromates, qui définirait le *bît hilṣi*, n'est évidemment pas conçu pour le seul usage médical: il existe de très nombreuses occasions cultuelles au cours desquelles les préparations aromatisées sont employées, en général en fumigations ou en onctions, et c'est sans doute là la première raison d'être du *bît hilṣi*, ce qui n'exclut pas une fonction pharmaceutique.

II: MALADES ET *HILṢU* A SIPPAR

Sippar fournit un autre ensemble de données, qui font envisager les choses sous un angle différent.

II.1. Les mentions de malades

Texte	Date	Transcription	Traduction
Nbk 340	12-i-Nbk II 39	1 gín kù-babbar *a-na* [NP], *mar-ṣa* a-*šú šá* ^{I}*eri-[ba-*...... sì-*in*]	1 sicle d'argent versé à [NP], malade, fils d'Erîba-[......]
Nrg 53	2-iii-Nrg 3	*hum-mu-šú a-na*, ^{Id}nà-*mu*-silim-*im*, *mar-ṣa* sì-*in*	1/5 de sicle, versé à Nabû-mušallim, malade
CT 56 176	[o]-iv-Nbn 13	1 *pi* še-bar 0,0.3 kaš-h[á], 1 *qa šam-ni a-na*, ^{I}*kal-ba-a* a-*šú šá*, ^{I}*ar-pa-da-a*, *mar-ṣu* sì-*n*[*a*$^{!}$]	1 *pi* d'orge, 3 *sûtu* de bière, 1 *qa* d'huile, versés à Kalbaia, fils d'Arpadaia, malade
Bertin 1636	21-ii-Nbn 17	[...............] *ir-bi a-na*, [...............] *šá* é gu$_4$ *mar-ṣi*	[...*produits*...] en entrée, pour [NP, *travailleur*] de l'étable, malade
Cyr 382	5-iii-<Cyrus>$^{?}$	3 gín kù-babbar *a-na*, ^{I}*ši-rik-tu*$_4$, lú *a-su-ú* sì-*nu*	3 sicles d'argent, versés à Širiktu, le médecin
CT 56 618	Non daté	1 gur ^{I}*ba-ku-ú-a*, *šá* é *a-se-e*	1 *kurru* (de dattes) à Bakûa, de la maison des médecins

Le temple de Šamaš traitait son personnel de la même manière que celui d'Uruk, en attribuant aux malades des rations ou de l'argent. On note la mention d'un médecin ayant travaillé pour le temple, à l'époque de Cyrus, et, à une date indéterminée, d'une structure appelée la "maison des médecins" (*bît asê*), mais ces mentions restent trop isolées pour en tirer des conclusions définitives. Pour H. Bongenaar[28], la mention d'un Chef des médecins (*rab asê*) ne concerne pas le temple de Šamaš: elle s'applique plutôt à un dignitaire civil attaché à la maison du roi.

---

[27] S. Maul, 1991, p. 72.

[28] A. C. V. M. Bongenaar, 1997, p. 135.

II.2. Le **hilṣu** *à Sippar*

La particularité des données de l'Ebabbar est de documenter le terme *hilṣu*, pour désigner une préparation à base d'huile et d'aromates et non, comme à Uruk ou à Ur, l'endroit où elle est réalisée. H. Bongenaar qui a étudié le terme en détail[29], en discutant le sens fourni par les dictionnaires[30], propose que le *hilṣu* soit un parfum, ou une sorte d'encens. Dans certains cas, le produit aurait même donné son nom à la cérémonie au cours de laquelle il était utilisé.

Le *hilṣu* nécessite pour sa préparation six litres de sésame, ce qui correspond à la fabrication d'un litre d'huile. Il n'était préparé ou utilisé que pour certains jours du mois: le 8-vi, le 8 et le 24-viii et le 18-xi. Le texte Bertin 1816 (= BM 74485) fournit apparemment la liste de tous les ingrédients nécessaires à sa préparation, très voisine dans sa composition de la liste d'Uruk UCP 9 II/27 (cf. supra, p. 76-77):

Transcription		Traduction
šim-há *šá šam-ni* gal-*ú*		Résines aromatiques pour l'huile-*rabû*
šá hi-il-ṣu šá ^{d}gašan *sip-par*^{ki}		du *hilṣu* de la Dame de Sippar
šá u$_4$ 8-kam *šá* iti kin		qui, le 8 Ulûlu,
ru-qu-ú		ont été traitées:
1 ma-na	^{giš}eren	1 mine de cèdre
5 ma-na	^{giš}*šur-men-ni*	5 mines de cyprès
5 ma-na	^{giš}šim-gír	5 mines de myrte
1 ma-na	^{giš}šim-šal	1 mine de buis
1 ma-na	^{giš}gi-du$_{10}$-ga	1 mine de roseau odorant
1 ma-na	^{giš}šim-gam-ma	1 mine de nérion odorant
2 ma-na	^{giš}šim-šeš	2 mines de myrrhe
2 ma-na	^{giš}*bi-*⌈*dur*$^{?}$*-hu*$^{?}$⌉	2 mines de bdellium
	^{giš}šim-⌈li$^{?}$⌉	-sic- de genévrier
10 gín	šim-*lad-nu*	10 sicles de laudanum
4 gín	{RI}*-a-a-ru-tú*	4 sicles de *yaruttu*
3 gín	šim-gig	3 sicles de *kanaktu*
3 gín	šim-gír *la ma-na-a-tú*	3 sicles de myrte *non comptabilisée*
1/2 ma$^{!}$-na	*qu-un*$^{!}$*-na-bu*	1/2 mine de cannabis
1 *ma-ši-hu*, 0,0.1 še-giš$^{!}$-ì		1 mesure-*mašīhu* et 6 litres de sésame
mu 5-kam ^{I}*kam-bu-zi-ia*		an 5 de Cambyse,
lugal tin-tir^{ki} lugal kur-kur		roi de Babylone, roi des pays

La préparation-*hilṣu* n'est pas la seule de sa catégorie, et H. Bongenaar en rapproche deux autres substances, le *siltu* et le *kiṣru*, dans la composition desquelles entre également de l'huile, et qui sont utilisées dans certaines cérémonies, comme préparation aromatique, avec du cèdre et des résines diverses.

La particularité du *hilṣu* est d'être étroitement associé à la déesse Šarrat Sippar: il est en particulier utilisé pour la cérémonie du mariage sacré de Šarrat Sippar[31], qui intervient le 14 ou le 17 du mois xi[32].

---

[29] A. C. V. M. Bongenaar, 1997, p. 266-267.

[30] *AHw* 345b, *CAD* H 187, M. Stol, 1985, p. 121-122.

[31] Cf. *Cyr* 279, 298; *Camb* 152 et *Dar* 239.

[32] A. C. V. M. Bongenaar, 1997, p. 242, note 223.

II.3. Le bît hilṣi *et la déesse Šarrat Sippar*

Le sanctuaire de Šarrat Sippar, l'É-edin-na, comportait plusieurs éléments dont un *bîtânu* et un *bît agî*. H. Bongenaar[33] relève que ce temple recevait des presseurs d'huile prébendés de l'Ebabbar de l'huile dite *rabû (šam-ni* gal-*ú*) à laquelle le desservant-*êrib bîti* du temple ajoutait des substances aromatiques.

Le temple de Šarrat Sippar possédait ses propres prébendiers: brasseur, boulanger et peut-être tisserand. Mais c'est la famille de Sîn-ili, fils de Šamaš-iddin, descendant de Bêl-eṭêru[34] qui possédait la prébende d'*êrib bîti*. Ainsi Sîn-ili, l'*êrib bîti* de Šarrat Sippar pendant les règnes de Nabonide, de Cyrus, et de Cambyse reçoit divers objets ou produits pour le culte, mais aussi de l'argent pour acheter les aromates destinés au temple de Šarrat Sippar, ou parfois ceux-ci directement.

Ses fils Erîba-Marduk et Bêl-ah-ittannu prirent sa suite, de même probablement que son petit-fils Bêl-uballiṭ, qui était en même temps *šâpiru* des brasseurs, et qui reçoit dans le texte Bertin 2742 (6-vi-Darius 35) de l'argent pour acheter les produits odorants de l'huile-*rabû* (šim-meš *šá šam-ni* gal-*ú*).

En l'état actuel de la documentation, on constate que les mélanges d'huile aromatisée de l'Ebabbar sont surtout réalisés dans le temple de Šarrat Sippar. Cette activité est sous la coupe de la famille de Sîn-ili, mais sans exclusive: en Camb 126 et en Bertin 2047, c'est un *mubânnu* qui reçoit des résines aromatiques en vue du rituel des fourneaux-*kinûnu* des dieux de Sippar.

Texte	Date	Transcription	Traduction
Nbn 604	9-iv-Nbn 12	12 1/2 gín *a-na* šim-há *šá*, é ^{d}gašan *sip-par*^{ki} ^{Id}30-dingir	12 sicles 1/2 (d'argent) pour les résines aromatiques du temple de la Dame de Sippar, (à) Sîn-ilî
CT 57 139	6-xi-Cyr. 3	1 gín [kù-babbar] *šá i-di* [1] lú hun-gá *a-di*, ⌈kurum$_6$⌉-há-*šú* 1 gín kù-babbar, šám 11 ma-na šim *šur-min-ni*, pap 2 gín kù-babbar, ta *ir-bi*, *a-na* ^{Id}30-dingir, a-*šú šá* ^{Id}utu-mu, sì-*nu*	1 sicle d'argent pour le salaire d'un journalier, avec ses rations d'entretien; 1 sicle d'argent, valeur de 11 mines de cyprès. Total: 2 sicles d'argent, sur les entrées, versés à Sîn-ilî, fils de Šamaš-iddin
Camb 126	18-viii-Camb. 2	8 ⌈ma-na šim-há⌉, 1 ma-na šim *bal-lu-uk-ku*, 0,0.3 šim-li, *a-na ki-nu-nu šá* ^{d}utu ^{d}*a-a*, ^{d}saggar$_2$ dingir-meš *sip-par*^{ki}, [*a-na*] ^{I}mu-^{d}en lú dím$^{!}$ sì-*na*, [(x)] 2 ma-na šim-há, *a-na lu*-te-e šá di*-pa*-ru*, *a-na* ^{Id}u-gur-šur sì-*na*	8 mines de résines aromatiques, 1 mine de férule, 3 *sûtu* de genévrier, pour le rituel des fourneaux de Šamaš, Aia, Bunene, des (autres) dieux de Sippar, versés à Iddin-Bêl, le cuisinier. [x +]2 mines de résines odorantes, pour les brindilles de la torche (sacrée), versées à Nergal-êtir
Camb 175	vi-Camb. 3	7 1/2 gín kù-babbar *a-na* šim-há *šá šam-nu šá* é ^{d}gašan *sip-par*^{ki}, *šá* u$_4$ 8-kam *šá* iti kin *a-di* kù-babbar igi-*ú* ^{Id}30-dingir-meš	7 sicles 1/2 d'argent pour les résines aromatiques de l'huile du temple de Šarrat Sippar, pour le 8-vi, avec l'argent précédent, (à) Sîn-ilî

33 A. C. V. M. Bongenaar, 1997, p. 242-243.

34 A. C. V. M. Bongenaar, 1997, p. 254-255.

CT 55 389	30-xi-Darius I 18	5/6 ma-na kù-babbar *a-na* 0,0.4 še-[......], *u* šim-meš *šá* u$_4$ 8-<kám> *šá* iti kin, *a-na* ^{Id}en-šeš-*it-tan-nu* sì-*na*	50 sicles d'argent pour 4 *sûtu* de [*céréale*] et des résines aromatiques, pour le 8-vi, versés à Bêl-ah-ittannu
BM 75944	26-v-[Camb.$^{?}$]	[šim]-há *šá* ì-giš gal-*ú* [35]	Résines aromatiques de l'huile-*rabû*
CT 55 385	8-xi-[NR]	šim-⸢há *šá*⸣ ⸢*a-na*⸣ [...], *šá* ^{d}gašan *sip-par*^{ki} [*a-na*], ^{Id}30-dingir [sì-*nu*], iti zíz u$_4$ 8-[kám mu o-kam], 2 1/3 ma-[na] ^{giš}eren, 11 ma-na šim *šur-mìn-nu*, 3 1/2 ma-na šim-gír, 3 ma-na [šim]-šal, 3 1/2 ma-na šim [gi du$_{10}$-ga], 11 gín šim-kur-[kur], 10 gín šim buluh-[...], 4 1/2 gín šim-gig	Résines aromatiques qui ont été fournies à Sîn-ilî pour le [......] de Šarrat Sippar, le 8-xi de l'an [o]: 2 mines 1/3 de cèdre, 11 mines de cyprès, 3 mines 1/2 de myrte, 3 mines de buis, 3 mines 1/2 de roseau odorant, 11 sicles de térébenthine], 10 sicles de galbanum, 4 sicles 1/2 de *kanaktu*
Bertin 2047	18-viii-Dar. I 5	5 ma-na šim x x x, *šá ki-nun-na-a-ta šá* ^{d}utu, ^{d}*a-a u* dingir-meš zimbir^{ki}, *a-na* ^{I}mu-^{d}en ⸢a-*šú* *šá*⸣ ^{Id}amar-utu-mu-mu, sì-*na*	5 mines de résines aromatiques ...... pour le rituel des fourneaux de Šamaš, Aia, Bunene, des (autres) dieux de Sippar, versées à Iddin-Bêl, fils de Marduk-šum-iddin
Bertin 2742	6-vi-Darius I 35	15 gín kù-babbar *a-na*, šim-meš *šá šam-ni* gal-*ú*, ⸢*šá*⸣ iti kin *šá* mu 35-kam, *a-na* ^{Id}en-din-*iṭ*, dumu *šá* ^{Id}en-šeš-*it-tan-nu*, sì-*na*	15 sicles d'argent, pour les résines aromatiques de l'huile-*rabû* du mois vi de l'an 35, versés à Bêl-uballiṭ, fils de Bêl-ah-ittannu

Il n'y a pas non plus de rapport explicite à Sippar entre ces mélanges odorants et un traitement médical. Mais on peut, sans déformer le sens des données, supposer qu'à Sippar, l'officine de l'Ebabbar se trouve rattachée au sanctuaire de Šarrat Sippar.

Au total, on aurait donc, pour l'Eanna comme pour l'Ebabbar, avec le *bît hilṣi*, une partie spécialisée du sanctuaire principal où des desservants qui ont le titre de *šangû* ou d'*êrib bîti* de ce bâtiment, traitent les produits odorants. Si une bonne partie en est utilisée pour le culte, il paraît logique de supposer que c'est là qu'on s'adresse quand on veut traiter les malades.

On constate d'autre part que c'est aux déesses Urka'itu et Uṣur-amâssu à Uruk, Nikkal à Ur et Šarrat Sippar à Sippar de Šamaš que cette officine a été rattachée, alors qu'existaient dans les deux villes des temples de la déesse de la médecine[36]. Par contre, à très basse époque, et à Babylone, on trouve un lien clair entre le *bît hilṣi* et l'Esabad, le temple de Gula.

[35] A. C. V. M. Bongenaar, 1997, p. 255.

[36] A. George, 1993, p. 88, mentionne à Uruk, par exemple, un Egalmah, temple de Ninsianna attesté jusqu'à l'époque séleucide.

III: LE *BIT HILṢI* A L'EPOQUE SELEUCO-PARTHE

Le principe d'un *bît hilṣi* dans les grands temples s'est maintenu pendant encore plusieurs siècles. On trouve à Uruk, à l'époque séleucide un nommé Anu-ahhê-iddin, fils de Šamaš-ittannu, qualifié de *rab bît hilṣi*[37] que l'on peut rattacher à cette tradition, sans qu'on sache de quel temple il dépend.

Mais c'est, pour cette époque, surtout Babylone qui a fourni des données: la déesse Gula y dispose, dans le quartier occidental de la ville, d'un Esabad, dont l'existence est attestée jusqu'à la période parthe[38]. Ce temple comporte un *bît hilṣi*, de même que le sanctuaire appelé é-u$_4$-1-kam, "le temple-du-Premier-Jour".

Texte	Date	Transcription	Traduction
CT 49 159	21-v-S. 218	(...) tu$_{15}$ III *šá* é *hi-il-ṣu šá* é-sa-ba[d], *ana* ^{Id}šú-mu-mu lú-mu a *šá* ^{Id}nà-pap [lú-mu *na-din*]	(...) du mur Est du *bît hilṣi* de l'Esabad, à été versé à Marduk-šum-iddin, fils de Nabû-nâṣir, le boulanger
CT 49 153	18-vi-S. 218	10 gín *ana du*?-<*un*>-*nu*-⸢*ni*?⸣ *šá* i-zi tu$_{15}$ III, *šá* é *hi-il-ṣu* {*šá*} *šá* é-sa-bad, *a-na* ^{Id}šú-mu-mu lú-mu, [dumu *šá*] ^{Id}nà-pap *na-din*	10 sicles pour renforcer le mur Est du *bît hilṣi* de l'Esabad, versé à Marduk-šum-iddin, fils de Nabû-nâṣir, le boulanger
HAU 100	26-vi-S. 218	[...........] *a-na hi-šeh-tu$_4$* ⸢*šá*?⸣ é *hi-il-ṣu šá* é-sa-[bad *n*]*a-din*	(...) pour les besoins du *bît hilṣi* de l'Esabad, versé
CT 49 156	18-xi-S. 218	16 gín *ana hi-ših-ti šá* é *hi-il-ṣu šá* é u$_4$-1-kam *šá* iti zíz *ina* šu^{II} ^{Id}en-numun-dù *šá baṭ-lu šá* lú-ku$_4$-é-*ú-tú* íl {x} *na-din*	16 sicles pour les besoins du *bît hilṣi* du Temple-du-Premier-Jour du mois xi, versés par Bêl-zêr-ibni, qui assume la garantie des interruptions de l'*êrib bîtûtu*
AB 245	S. 219	2 *ma-hat* hi kù-gi *šul-lu-man-na-a-tú* ta é *hi-il-ṣu šá* é-sa-bad ^{Id}šú-mu-mu lú-mu a *šá* ^{Id}nà-pap *u* ^{Id}šú-numun-dù lú-kù-dim a *šá* ^{Id}en-ad-uri$_3$ *iš-šu-ú-nu*	2 *mahat* (1) *hi* d'or, cadeau-*šulmânu* provenant du *bît hilṣi* de l'Esabad, (que) Marduk-šum-iddin, le boulanger, fils de Nabû-nâṣir, et Marduk-zêr-ibni, l'orfèvre, fils de Bêl-ab-uṣur ont emportés

Un rapport direct est établi ici entre Gula, déesse de la médecine et principale divinité de l'Esabad, et la structure du *bît hilṣi* rattachée à son sanctuaire: ce peut être le fruit du hasard, les textes disponibles ne documentant pas les *bît hilṣi* d'autres temples de Babylone; mais ce peut être, aussi bien, une ultime spécialisation de cette officine, liée à des soins thérapeutiques qui auraient été dispensés dans l'enceinte du temple de Gula.

On note par ailleurs que le parc des genévriers joue toujours un rôle important à cette époque, même s'il est plutôt rattaché à l'Esagil qu'à l'Esabad[39]. Faut-il mettre en rapport avec ce genre de "jardin médicinal" le ^{giš}kiri$_6$-mah de l'Uruk séleucide, suffisamment vaste ou marquant pour avoir donné son nom à un quartier de la ville?[40]

---

[37] VS 15 14: ^{Id}60-šeš-meš-mu a *šá* ^{Id}utu-mu-*nu* lú gal é *hi-il-ṣu*.

[38] Cf. la mise au point d'A. George, 1992, p. 331. On compte par ailleurs deux autres temples de Gula à Babylone: l'Ehursagkuga et l'Ehursagsikilla.

[39] Cf. F. Joannès, 2000, p. 198.

[40] A. Falkenstein, 1941, p. 51.

On constate donc, de manière générale, que les temples néo-babyloniens assignent à leur personnel malade des produits relevant des rations d'entretien (argent, bière, huile, orge), mais pouvant aussi, pour certains, servir à la préparation de potions thérapeutiques. Cela est encore plus net quand on voit cité, en rapport avec du personnel malade, des produits odorants en général (GC 2 249), ou simplement du souchet (VS 20 7). Ces aromates sont pratiquement tous attestés dans le corpus des préparations médicinales de cette époque.

On voit par ailleurs, aussi bien à Uruk qu'à Sippar, que la fourniture et le traitement de ces produits odorants se font en relation avec une structure particulière du temple: à Uruk, il s'agit du *bît hilṣi*, qui dépend du sanctuaire des déesses Uṣur-amâssu et Urka'îtu; à Sippar, le terme *bît hilṣi* n'est pas utilisé, mais la plupart des attestations pointent vers le sanctuaire de la déesse Šarrat Sippar. En rassemblant les attestations concernant ce petit temple et son personnel, on constate qu'il est le lieu privilégié de fabrication d'un produit appelé *hilṣu*, associant huile et aromates, et qui sert dans le culte, en même temps que deux autres, le *siltu* et le *kiṣru*.

On note enfin la proximité à Uruk du *bît hilṣi* et du jardin du temple. Si ce genre d'espace arboré avait également d'autres fonctions, il semble possible d'admettre qu'il était le lieu par excellence où l'on pouvait faire pousser des plantes médicinales.

À l'époque séleuco-parthe, le *bît hilṣi* existe toujours[41], et il est partie prenante, à Babylone, du temple de la déesse de la médecine, Gula, dans son sanctuaire de l'Esabad. On sait de plus qu'à la même période l'Esagil dispose encore d'un "parc des genévriers", qui n'est sans doute pas le seul de la ville.

La liaison entre les déesses féminines, le *bît hilṣi* et le parc des genévriers compris comme un jardin médicinal est-elle purement fortuite? Dans le cas de Gula, la tonalité médicale apparaît, en arrière-plan, assez nettement. Pour Uruk, Ur et Sippar, on note simplement que c'est la déesse la plus attachée à la ville par son nom même qui est impliquée. On en arrive donc à une hypothèse selon laquelle, les grands sanctuaires néo-babyloniens disposaient de parcs ou de jardins, dans lesquels on faisait pousser, entre autres, des plantes aromatiques. La production de ces jardins, jointe à des achats à l'extérieur, était utilisée dans un bâtiment particulier du temple, sorte d'officine de traitement des aromates, à finalité cultuelle ou médicinale. On y traitait l'huile avant de lui ajouter les produits aromatiques, et c'est cette fonction de base, le pressage de l'huile, qui aurait donné son nom à l'ensemble, le *bît hilṣi*. L'originalité de ce type de structure tient au fait qu'il associait des fonctions religieuses et profanes. Il permettait, en tout cas, au personnel du temple d'être soigné selon les moyens scientifiques de l'époque.

---

[41] Il est à distinguer du *hilṣu/halṣu* forteresse cité dans la Chronique des diadoques. Le *Concise Dictionary of Akkadian*, s. v. *hilṣu* II, p. 116a, met en rapport (avec un point d'interrogation) la notion de fortification et le *bît hilṣi* comme partie du temple. Les deux notions me semblent devoir être séparées.

Bibliographie

Beaulieu, P. A.	1991	"UBARA (EZENxKASKAL)^{ki} = Udannu", *ASJ* 13, p. 97-109.
	2003	*The Pantheon of Uruk during the Neo-Babylonian Period*, CM 23, Leiden.
Bertin, G.	1883	*Copies of Terra-Cotta Dated Tablets, principally Contracts*, manuscrit non publié.
Black, J., George A. & Postgate, N.	1999	*Concise Dictionary of Akkadian* (= CDA), Wiesbaden.
Bongenaar, A. C. V. M.	1997	*The Neo-Babylonian Ebabbar Temple at Sippar: its Administration and its Prosopography*, Leiden.
Charpin, D.	1986	*Le clergé d'Ur au siècle d'Hammurabi (XIXe-XVIIIe siècles av. J.-C.)*, Genève - Paris.
Dillard, R. B.	1975	*Neo-Babylonian Texts from the John Frederick Lewis Collection of the Free Library of Philadelphia*, Dissertation, The Dropsie College, Philadelphie.
Falkenstein, A.	1931	*Literarische Keilschrifttexte aus Uruk*, Berlin.
	1941	*Topographie von Uruk*, ADFU 3.
George, A.	1992	*Babylonian Topographical Texts*, OLA 40, Louvain.
	1993	*Houses Most High. The Temple of Ancient Mesopotamia*, Winona Lake.
Joannès, F.	2000	"Une chronique judiciaire d'époque hellénistique", dans J. Marzalin & H. Neumann (éds.), *Assyriologica et Semitica, Festschrift für J. Oelsner*, AOAT 252, Münster, p. 193-211.
Linsen, M. J. H.	2004	*The Cults of Uruk and Babylon, The Temple Ritual Texts as Evidence for Hellenistic Cult Practice*, CM 25, Leiden.
MacEwan, G.	1983	"Distribution of Meat in Eanna", *Iraq* 45, p. 187-198.
Maul, S.	1991	"Zwei neue «Herzberuhigungsklagen»", *RA* 85, p. 67-74.
	1994	*Zukunftsbewältigung, Eine Untersuchung altorientalischen Denken anhand der babylonisch-assyrischen Löserituale (Namburbi)*, Baghdader Forschungen 18, Mayence.
Schaudig, H.	2001	*Die Inschriften Nabonids von Babylon und Kyros des Großen*, AOAT 256, Münster.
Stol, M.	1985	"Remarks on the Cultivation of Sesame and the Extraction of its Oil", dans N. Postgate & M. Powell (éds), *Bulletin of Sumerian Agriculture* 2, p. 119-126.
Stolper, M.	2001	"The Testament of Mannu-kâ-Attar", dans W. H. van Soldt *et alii* (éds.), *Veenhof Anniversary Volume.* Studies Presented to Klaas Veenhof on the Occasion of His Sixty-Fifth Birthday, PIHANS LXXXIX, Leiden, p. 467-473.
Wunsch, C.	2003	*Urkunden zum Ehe-, Vermögens- und Erbrecht aus verschiedenen neubabylonischen Archiven*, Dresde.

FROM BONE CHANGES TO DNA: THE HEREDITARY ANAEMIAS IN ANCIENT POPULATIONS OF THE NEAR EAST

F. LE MORT, C. CHATAIGNER, A. N. BASAK, H. ÖZBAL, M. ÖZBEK, Y. S. ERDAL, L. ZAHED, P. PERRIN, G.O. TADMOURI*

I: INTRODUCTION

Hereditary anaemias include sickle cell disease and thalassaemias. These diseases (haemoglobinopathies) affect the synthesis of the haemoglobin molecule. Sickle cell disease, which is caused by structural mutations of the ! -globin chain of the haemoglobin molecule, is common in Equatorial Africa, the Arabian Peninsula and central India. The thalassaemias include disorders of either ∀-globin or ! -globin chains of the haemoglobin molecule, thus, they are called ∀-thalassaemia and ! -thalassaemia, respectively. ! -thalassaemia, which is the preponderant type of thalassaemia in the Mediterranean, is one of the most widespread monogenic disorders in the world[1] and is primarily common in populations of the Mediterranean basin, India, South-East Asia and Eastern-Central Africa. According to the World Health Organization, more than 150 millions people are ! -thalassaemia carriers. The main clinical indications for ! -thalassaemia are moderate to severe anaemias, delayed growth and articular problems that could cause the death in the first years of life. Heterozygous carriers for either sickle cell disease or ! -thalassaemia are less susceptible to severe malarial infection since cells containing abnormal haemoglobins are not very conductive to the malarial parasite's proper development[2].

In the 1960s, Angel put forward the hypothesis of prehistoric thalassaemia in the Eastern Mediterranean on the basis of the frequency of porotic bone lesions on Neolithic skeletal remains from this region[3]. The diagnostic value of such bone modifications has been since debated. Nevertheless, recent advances in genetics of thalassaemias as well as new available palaeopathological data allow us to reinforce and precise Angel's hypothesis.

Extensive and reliable data about the distribution and exact incidence of the 180 ! -globin gene mutations responsible of ! -thalassaemia in various world populations were made available during the last 20 years[4]. In regions with long histories of exposure to malaria, probably only 13 alleles account for more than 80% of the ! -thalassaemia genes. From an evolutionary point of view, these mutations are population-

---

* UMR 5133, Archéorient - Maison de l'Orient et de la Méditerranée - Jean Pouilloux - 7, rue Raulin, 69365 Lyon cedex 07, France (F. Le Mort et C. Chataigner); Bogazici University, Department of Molecular Biology & Genetics, Istanbul, Turkey (A.N. Basak); Bogazici University, Department of Chemistry, Istanbul, Turkey (H. Özbal); Hacettepe University, Department of Anthropology, Ankara, Turkey (M. Özbek et Y.S. Erdal); American University, Department of Pathology, Beirut, Lebanon (L. Zahed); C.G.M.C. UMR 5534 - Université Claude Bernard - Lyon I - 16, rue Raphaël Dubois, 69622 Villeurbanne cedex, France (P. Perrin); Centre for Arab Genomic Studies, Dubai, United Arab Emirates (G.O. Tadmouri).

[1] D. J. Weatherall and J. B. Clegg, 1996.

[2] J. B. Clegg and D.J. Weatherall, 1999.

[3] J. L. Angel, 1964, 1966.

[4] T. H. J. Huisman *et al.*, 1997.

specific. It is therefore possible to identify certain 'marker' mutations, to trace back their origin, to track their distribution in various populations and to infer from this the genetic relationships between different peoples.

Considering the fact that the diagnostic value of macroscopic and radiological observation of bone pathology is relatively poor for haemoglobinopathies, we propose to study !-thalassaemia in past populations at the molecular level through ancient DNA (aDNA) analysis, with reference to population genetics, focusing our attention on the !-thalassaemia IVS-I-110 mutation that is the common genetic type of thalassaemia in the Eastern Mediterranean.

II: BONE CHANGES ASSOCIATED WITH HAEMOGLOBINOPATHIES

Haemoglobinopathies are known to affect the bones in a number of cases. The osteological changes associated with such diseases may affect the cranium, the post-cranial skeleton and the dentition[5]. As far as the skull is concerned, the most frequent modifications are porotic hyperostosis, thickening of the cranial vault and widening of diploe space. Regarding the post-cranial skeleton, osteoporosis, demineralization, cortex thinning, coarsening of trabecular bone, widening of medullary space, enlargement of nutrient foramina, metaphysis and epiphysis deformation are often observed.

These bone changes might also be related to other disorders, notably to iron-deficiency anaemia[6]. For example, the meaning of porotic hyperostosis that was considered as a marker for thalassaemia in the 1960s[7] has been highly debated for more than 10 years[8]. It seems that porotic hyperostosis might be related to a large variety of diseases such as iron-deficiency anaemias, hereditary anaemias, rickets, scurvy or infectious diseases.

In thalassaemia, the most severe osteological changes occur usually in the cranium. The radiological "hair-on-end" appearance of the cranial vault, which is caused by the arrangement of the trabeculae of the thickening diploe space in vertical rows, is common in thalassaemia but also exists in sickle cell disease, even if rare[9]. Another change observed in thalassaemias is maxillary enlargement associated with noticeable changes in the oral structure. It produces the particular facial appearance, which is called "rodent facies", showing high and prominent cheek bones, lateral displacement of orbits, protrusion of the anterior teeth, spaces between the teeth, overbite or open bite and varying degrees of malocclusion[10]. Such facial modification is very difficult to observe on ancient skulls which are rarely complete. Thalassaemias have also been known to retard skeletal growth and development of the dentition[11] and to result in a very high mortality in infancy and childhood[12].

According to Ortner and Putschar[13], skeletal manifestations in sickle cell disease are not common and not specific. According to Hershkovitz[14], posterior calcaneal and specific articular surface disruptive metacarpal lesions are diagnostic for sickle cell anaemia in children.

It appears that identification of thalassaemia or sickle cell disease through macroscopic and radiological observations of bones is nearly impossible, especially when studying prehistoric skeletal populations, which include many incomplete and fragmentary remains. Until recently, no other diagnostic

---

[5] D. J. Ortner and W. G. Putschar, 1985; I. Hershkovitz *et al.*, 1997; A. C. Aufderheide and C. Rodriguez-Martin, 1998.

[6] D. J. Ortner and W.G. Putschar, 1985; A. C. Aufderheide and C. Rodriguez-Martin, 1998.

[7] J. L. Angel, 1964, 1966.

[8] e.g. A. Ascenzi *et al.*, 1991; P. Stuart Macadam, 1987, 1991; I. Hershkovitz *et al.*, 1997; U. Wapler, 1998; M. Schultz, 2001.

[9] D. J. Ortner and W. G. Putschar, 1985; I. Hershkovitz *et al.*, 1997.

[10] R. I. Kaplan *et al.*, 1964; D. J. Ortner and W.G. Putschar, 1985; I. Hershkovitz *et al.*, 1997.

[11] E. Laor *et al.*, 1982.

[12] D. J. Ortner and W. G. Putschar, 1985.

[13] D. J. Ortner and W. G. Putschar, 1985.

[14] I. Hershkovitz *et al.*, 1997.

tool was available and many studies pointed out the presence of bone changes possibly related to iron-deficiency or hereditary anaemia at prehistoric sites.

III: BONE CHANGES POSSIBLY RELATED TO ANAEMIA AT NEAR EASTERN NEOLITHIC SITES

Excavations conducted at Near Eastern Neolithic sites produced large quantities of human skeletal remains[15]. A survey of the Near Eastern Epipaleolithic and Pre-Pottery Neolithic sites (XIIth-VIIth mill. cal. BC) reveals that a number of sites yielded human skeletal remains with bone pathology possibly related to anaemia. Unfortunately, post-Palaeolithic populations of the Near East, especially in Anatolia and the North Levant[16], are poorly understood in terms of the pathological conditions. It is thus impossible to assess the rate of skeletons affected by bone changes possibly related to anaemia (iron-deficiency anaemia or hereditary anaemia).

At some Pre-Pottery Neolithic sites, such as Abu Hureyra, D'jade el Mughara (Syria), Asıklı, Çayönü, Nevalı Çori (Turkey), unspecific bone changes - porotic hyperostosis, *cribra orbitalia*, calvarial thickening, osteitic lesions of long bones - that might be related to any kind of anaemia and to other disorders have been observed **(Table 1)**. At some others, the data are more substantial.

Table 1. Bone changes possibly related to anaemia at some Near Eastern Pre-Pottery Neolithic sites (IXth-VIIIth mill. cal. BC)
MNI: minimal number of individuals studied; n: minimal number of immature individuals with bone changes; N: minimal number of adult individuals with bone changes

Site	MNI	Bone changes	n	N	References
Abu Hureyra (Syria)	102	Porotic hyperostosis *Cribra orbitalia* Cranial vault thickening	2	3	Molleson, 2000
Asıklı (Turkey)	49	Porotic hyperostosis *Cribra orbitalia* Cranial vault thickening Osteitic lesions of long bones	2	5	Özbek, 1998, 1999
Çayönü (Turkey)	605	Porotic hyperostosis *Cribra orbitalia*	1	4	Özbek, 1989, 1995, 1999
Dja'de el Mughara (Syria)	2	*Cribra orbitalia*	2		Anfruns Davi', 1993
Nevalı Çori (Turkey)	9	Cranial vault thickening		1	Wittwer-Backofen, 1987

In 1991, Hershkovitz and Edelson[17] presented a possible Neolithic case of thalassaemia diagnosed on the basis of long bone remains. The skeleton, which belongs to a young individual, a male 16-17 years of age, was discovered at the site of Atlit Yam in Israel (VIIth mill. cal. BC). It includes all the post-cranial bones and small fragments of the skull. The left humerus is deformed and shorter than the right. According to the authors, these changes result from premature fusion of the proximal epiphysis and are highly suggestive of prehistoric ! -thalassaemia. At this site, out of a total of 26 individuals studied, 3 other individuals manifest pathological conditions (thickening of the diploe, varus deformity of an humerus,

---

[15] e.g. F. Hours *et al.*, 1994, S. Harmankaya and O. Tanindi, 1997.

[16] A specialized database, named "The Neolithic Human Interactive Repository" (NeHIR) including all available data on human remains of the Anatolian/Levantine region will be soon accessible at the www.mom.fr domain.

[17] I. Hershkovitz and G. Edelson, 1991; I. Hershkovitz *et alii*, 1991.

enlarged vascular foramina, reticulated appearance of a femoral neck, angulation of a fibula) that may also be indicative of thalassaemia, according to Hershkovitz[18].

At Khirokitia (VIIth mill. cal. BC, Cyprus), the excavations have brought to light at least 254 individuals. The skeletal remains include a high proportion of infants under one year of age (47,5% of the sample), most of them deceased perinatally, as well as a low proportion of children more than one year old. The subadults/adults ratio (57%) appears to be consistent with an ancient population, but the age distribution of the juveniles reveals demographic anomalies that can be totally explained neither by an uneven archaeological sampling, nor by taphonomic process nor by cultural practices such as burial customs or infanticide. Bone changes possibly related to anaemia - porotic hyperostosis, *cribra orbitalia*, diploic thickening, modifications of the outer and inner table - were found to be quite frequent on the immature individuals; they notably appear on 80% of the children more than one year old. The frequency of these bone changes associated with a high infant mortality might constitute an indication of a possible hereditary anaemia such as ! -thalassaemia[19].

Palaeopathological data thus suggest the presence of ! -thalassaemia in early inhabitants of the Near East, but other data are needed to prove the antiquity of the disease in this region.

IV: GENETIC DATA ON MODERN BETA-THALASSAEMIA MUTATIONS AND THEIR IMPLICATIONS FOR THE OLD ORIGIN OF BETA-THALASSAEMIA IN THE NEAR EAST

Since the geographic distribution of a particular allele may give information on the place of origin (fixation) of the mutation that generated it, we studied the genetic data of modern ! -thalassaemia carriers from the Mediterranean basin, including ten countries (Algeria, Czech Republic, Cyprus, Jordan, Lebanon, Sardinia, Spain, Syria, Tunisia and Turkey).

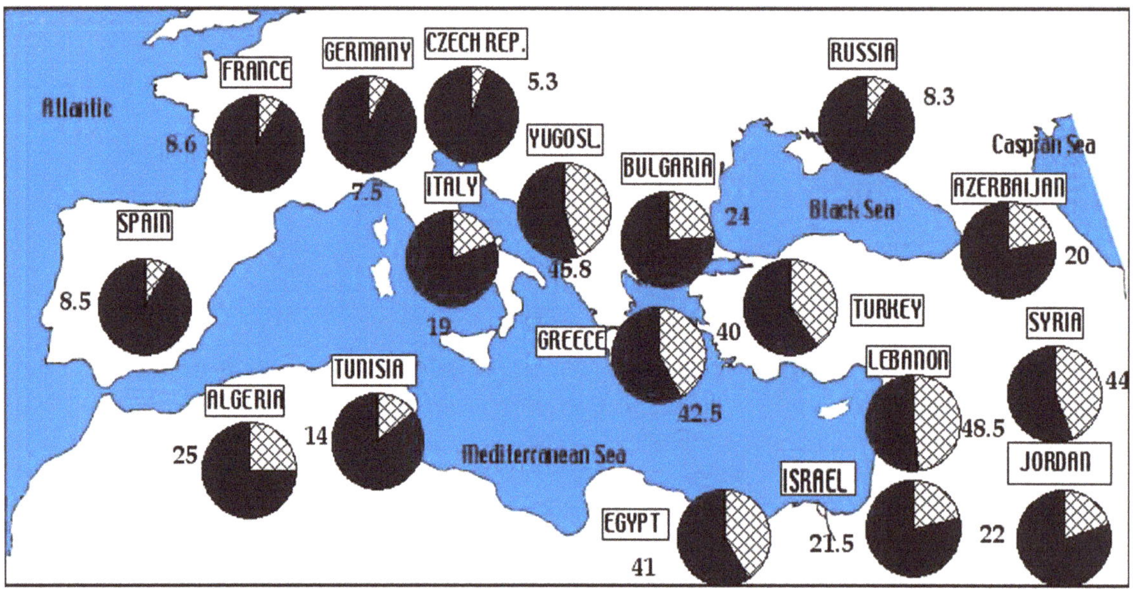

Figure 1: Distribution of mutation IVS-I-110 (G# A) in the Mediterranean basin

[18] I. Hershkovitz *et al.*, 1991.

[19] F. Le Mort, 2000, 2003.

! -thalassaemia results from any of more than 50 mutations already described in this region. One of these mutations, the IVS-I-110 (G# A) substitution in position 110 of the first non-coding part of the ! -globin gene[20], is very frequent in the Mediterranean area and shows a very interesting distribution with a high prevalence in the Eastern part of the Mediterranean basin: 80% in Cyprus[21], 50% in Lebanon[22], 42% in Greece[23] and 40% in Turkey[24] (**Figure 1**).

Such distributional variation is not only suggestive of its age, but implies that an analysis of this distribution, combined with polymorphic markers, will help to trace back the origin (fixation) and spread of this mutation. The chromosomal background of the IVS-I-110 mutation was analysed by studying a restricted region of 800 bp containing nine polymorphic discrete sites and a repetitive sequence $(AT)_xT_y$, defining the haplotypes (association of polymorphisms)[25]. IVS-I-110 has been found associated with seven different haplotypes, one of which is largely prevalent in almost all examined populations (HT 1; **Table 2**).

Noticeably, the largest haplotype diversity was observed in Turkey. These observations favour the possibility that HT1 was the ancestral polymorphism on which IVS-I-110 first occurred few thousand years ago. Data also favour a unicentric origin of this mutation and a possible establishment in the Anatolian/Northern Levant area 10,000-9,000 years ago. During that time, ! -thalassaemia probably conferred a partial protection towards malaria and, hence, was under a positive selection in probably malaria-infested areas where early agriculture practices emerged. The age of the IVS-I-110 mutation would have offered the possibility for its transfer on another chromosomal background, by the way of recombination events. Migrations and/or colonisations would have contributed to its spread all around the Mediterranean area.

Table 2. Relative frequencies of the haplotypes associated with the IVS-I-110 ! -thalassaemia mutation in Mediterranean countries

Country	Number of haplotypes	Number of chromosomes	Type of haplotypes	Relative frequencies (%)
Algeria	2	10	HT1 HT3	84 16
Czech Republic	1	8	HT1	100
Cyprus	1	9	HT1	100
Jordan	1	20	HT1	100
Lebanon	2	44	HT1 HT2	73 27
Sardinia	2	6	HT1 HT10	83 17
Spain	2	9	HT1 HT2	90 10
Syria	2	15	HT1 HT2	87 13
Tunisia	2	43	HT1 HT3	85 15
Turkey	5	88	HT1 HT2 HT5 HT6 HT9	87 5 4 3 1

[20] The ! -globin gene where the thalassaemia mutations are localized is part of the nuclear genome.

[21] E. Baysal *et al.*, 1992.

[22] L. Zahed *et al.*, 2000.

[23] C. Kattamis *et al.*, 1990.

[24] G. O. Tadmouri *et al.*, 1998.

[25] P. Perrin *et al.*, 1998.

The hypothesis of the old origin of the IVS-I-110 mutation is thus reinforced by the fact that, in the past, malaria might have selected thalassaemia heterozygous carriers, who are known to be more resistant to malarial infection than healthy individuals. The presence or not of *Plasmodium falciparum*, the parasite which causes malaria, depends to a great extent to the environment. Palaeo-environmental data suggest that a number of Anatolian and Levantine Neolithic sites were probably soft, marshy and malaria-infested. For example, ancient plant assemblages recovered from archaeological sites may give evidence of standing water or ancient lakes which have since dried up[26]. The process of sedentarisation could have favoured the fixation of the mutation and could have maintained high frequencies in the first farmers. Reasonably, we can hypothesize that Neolithic farming people carried ! -thalassaemia mutations.

V: PALAEOGENETICS

Given that significant amount of genetic information can be recovered from ancient skeletal remains, we aim at the genetic analysis of selected archaeological bone material, in order to test the hypothesis of the old origin of thalassaemias, and especially of the IVS-I-110 mutation, in the Near East. Some recent works demonstrated the feasibility of using nuclear human DNA[27]. In Filon's study[28], ancient DNA recovered from an Ottoman child's skeleton with severe porotic hyperosotosis revealed the presence of a ! -thalassaemia mutation.

The sampled sites were selected according to two main criteria. The geographical and chronological distribution of these sites should allow us to localise accurately the origin of the IVS-I-110 mutation and to trace its diffusion. As far as possible, the sampled individuals should show severe bone changes possibly related to anaemia. Sampling was carried out in 11 archaeological sites distributed all over Anatolia and the upper valley of Euphrates, dating from the Pre-Pottery Neolithic to the Roman period (**Table 3**). Twenty-three immature and adult individuals were sampled[29].

Table 3. List of the archaeological sites sampled

Site	Localisation	Number of individuals sampled	Period
Dja'de el Mughara	Euphrate valley (Syria)	3	Pre-Pottery Neolithic
Asıklı Höyük	Central Anatolia	3	Pre-Pottery Neolithic
Musular	Central Anatolia	1	Pre-Pottery Neolithic
Çayönü	Eastern Anatolia	2	Pre-Pottery Neolithic
Pendik	Marmara region	3	Pottery Neolithic
Domuztepe	Mediterranean coast	1	Late Neolithic
Baklatepe	Izmir region	3	Chalcolithic
Öküzini	Mediterranean coast	1	Chalcolithic
Degirmentepe	Eastern Anatolia	2	Chalcolithic
Oylum Höyük	Mediterranean coast	2	Chalcolithic
Cevizcioglu Çiftligi	Izmir region	2	Roman period

VI: CONCLUSION

According to available genetic and palaeopathological data, the old presence of ! -thalassaemia in the Near Eastern region is highly probable. Nevertheless, only ancient DNA analysis could provide direct evidence for ! -thalassaemia in DNA recovered from skeletal remains. If the study of our samples confirm the existence of a thalassaemic mutation from the Neolithic period, this would be of great interest not only for the knowledge of the health status of the prehistoric people of the Near East, but also for tracing the

[26] U. Baruch and S. Bottema, 1999.

[27] E. Béraud-Colomb *et al.*, 1995 ; D. Filon *et al.*, 1995.

[28] D. Filon *et al.*, 1995.

[29] The aDNA analysis is in process.

evolution and spread of the hereditary anaemias as well as for understanding the movement patterns of prehistoric populations in this region. If confirmed, the possible correlation of the emergence of the IVS-I-110 !-thalassaemia mutation with the Neolithic process in the Near East would lead to a better understanding of the behaviour of the first farmers of this region.

Acknowledgments

This work was financially supported by the CNRS according to the OHLL (Origine de l'Homme, du Language et des Langues) program. We thank the "Réseau des Maisons des Sciences de l'Homme" for the grant to G.O. Tadmouri. We are grateful to G. Willcox for his help and to all participants who took part in the collection of samples.

References

Anfruns Davi' J., 1993 "Étude anthropologique et odontologique préliminaire de deux crânes néolithiques de Dja'de el Mughara (Syrie)", *Cahiers de l'Euphrate* 7, p. 151-159.

Angel, J.L. 1964 "Osteoporosis: Thalassemia?", *American Journal of Physical Anthropology* 22, p. 369-374.

1966 "Porotic Hyperostosis, Anaemias, Malarias and the Marshes in Prehistoric Eastern Mediterranean", *Science* 153, p. 760-762.

Ascenzi, A., Brunori, A.B., Citro, G., Ippoliti, R., Lendaro, E., Zito, R. 1991 "Diagnosis of Thalassemia in Ancient Bones: Problems and Prospects in Pathology", In D.J. Ortner and A.C. Aufderheide (eds), *Human Paleopathology: Current Syntheses and Future Options*, Washington, Smithsonian Institution Press, p. 73-75.

Aufderheide, A.C., Rodriguez-Martin, C. 1998 *The Cambridge Encyclopaedia of Human Paleopathology*, Cambridge, Cambridge University Press.

Baruch, U., Bottema, S. 1999 "A New Pollen Diagram from Lake Hula", In H. Kawanabe, G.W. Coutler, A.C. Roosevelt (eds), *Ancient Lakes: Their Cultural and Biological Diversity*, Kenobi, Belgium, p. 75-86.

Baysal, E., Indrak, K., Bozkurt, G., Berkalp, A., Aritkan, E., Old, J.M., Ioannou,P., Angastiniotis M., Droushiotou A., Yüregir G.T., Kilinç Y., Huisman T.H.J. 1992 "The !-Thalassaemia Mutations in the Population of Cyprus", *British Journal of Haematology* 81, p. 607-609.

Béraud-Colomb, E. , Roubin, R., Martine, J., Maroc, N., Gardeisen, A., Trabuchet, G., Goosens, M. 1995 "Human !-Globin Gene Polymorphisms Characterized by DNA Extracted From Ancient Bones 12,000 Years Old", *American Journal of Human Genetics* 57, p. 1267-1274.

Clegg, J.B., Weatherall, D.J. 1999 "Thalassemia and Malaria: New Insights into an Old Problem", *Proceedings of the Association of the American Physicians* 111, p. 278-282.

Filon, D., Faerman, M., Smith, P., Oppenheim, A. 1995 "Sequence Analysis Reveals a !-Thalassaemia Mutation in the DNA of Skeletal Remains From the Archaeological Site of Akhziv, Israel", *Nature Genetics* 9, p. 365-368.

Harmankaya, S., Tanindi, O. 1997 *TAY, Türkiye Arkeolojik Yerlesmeleri - 2. Neolithic*, Istanbul, Ege yayınlerı.

Hershkovitz, I., Edelson, G. 1991 "The First Identified Case of Thalassemia?", *Human Evolution* 6/1, p. 49-54.

Hershkovitz, I., Ring, B., Speirs, M. , Galili, E., Kislev, M., Edelson, G., 1991 "Possible Congenital Hemolytic Anaemia in Prehistoric Coastal Inhabitants of Israel", *American Journal of Physical Anthropology* 85, p. 7-13.

Hershkovitz, I., Rothschild, B.M., Latimer, B., Dutour, O., Leonetti, G., Greenwald, C.M., Rothschild, C., Jellema, L.M | 1997 | "Recognition of Sickle Cell Anaemia in Skeletal Remains of Children", *American Journal of Physical Anthropology* 104, p. 213-226.

Hours, F., Aurenche, O., Cauvin, J., Cauvin, M.-C., Copeland, L., Sanlaville, P. avec la collaboration de P. Lombard | 1994 | *Atlas des sites du Proche-Orient (14000-5700 BP)*, Lyon - Maison de l'Orient, Paris, Diffusion de Boccard.

Huisman, T.H.J., Carver, M.F.H., Baysal, E., | 1997 | *A Syllabus of Thalassemia Mutations (1997)*, The Sickle Cell Anaemia Foundation, Augusta, USA.

Kaplan, R.I., Werther, R., Castano, F.A. | 1964 | "Dental and Oral Findings in Cooley's Anaemia: A Study of Fifty Cases", *Annals of the New York Academy of Sciences* 119, p. 664-666.

Kattamis, C., Hu, H., Cheng, G., Reese, A.L., Gonzalez-Redondo, J.M., Kutlar, A., Kutlar, F., Huisman, T.H.J. | 1990 | "Molecular Characterization of ! -Thalassaemia in 174 Greek Patients with Thalassaemia Major", *British Journal of Haematology* 74, p. 342-346.

Laor, E., Garfunkel, A., Koyoumdjisky-Kaye, E. | 1982 | "Skeletal and Dental Retardation in ∀-Thalassemia Major", *Human Biology* 54/1, p. 85-92.

Le Mort, F. | 2000 | "The Neolithic Subadult Skeletons from Khirokitia (Cyprus): Taphonomy and Infant Mortality", *Anthropologie* XXXVIII/I, p. 63-70.

2003 | "Les restes humains de Khirokitia : particularités et interprétation", *Bulletin de Correspondance Hellénique, Supplément* 43 "Le Néolithique de Chypre", p. 313-325.

Molleson, T.I. | 2000 | "The People of Abu Hureyra", In A.M.T. Moore, G.C. Hillman, A.J. Legge (eds), *Village on the Euphrates*, Oxford, Oxford University Press, p. 297-324.

Ortner, D.J., Putschar, W.G. | 1985 | *Identification of Pathological Conditions in Human Skeletal Remains*. Smithsonian Contributions to Anthropology 28, Washington and London, Smithsonian Institution Press.

Özbek, M. | 1989 | "Son buluntuların ısıgında Çayönü Neolitik insanları", V. *Arkeometri Sonuçlari Toplantısı*: 161-172.

1995 | "Dental Pathology of the Pre-Pottery Neolithic Residents of Çayönü, Turkey", *Rivista di Antropologia* 73, p. 99-122.

1998 | "Human Skeletal Remains From Asıklı, a Neolithic Village Near Aksaray, Turkey", In G. Arsebük, M.J. Mellink, W. Schirmer (eds), *Light on Top of the Black Hill, Studies presented to Halet Çambel*, Istanbul, Ege Yayınları, p. 567-579.

1999 | "Asıklı (Aksaray) Neolitik Çag Erkeginde Demir Eksikliginden Kaynaklanan Rahatsizlik", *Belleten* CLXII, p. 391-402.

Perrin, P., Bouhass, R., Mselli L., Garguier, N., Nigon, V.M., Bennani, C., Labie, D., Trabuchet, G.	1998	"Diversity of Sequence Haplotypes Associated with !-Thalassaemia Mutations in Algeria: Implications for Their Origin", *Gene* 213, p. 169-177.
Schultz, M.	2001	"Paleohistopathology of Bone: a New Approach to the Study of Ancient Diseases", *Yearbook of Physical Anthropology* 44, p. 106-147.
Stuart-Macadam, P.	1987	"Porotic Hyperostosis: New Evidence to Support the Anaemia Theory", *American Journal of Physical Anthropology* 74, p. 521-526.
	1991	"Porotic Hyperostosis : Changing Interpretations", In D.J. Ortner, A.C. Aufderheide (eds), *Human Paleopathology. Current Syntheses and Future Options*, Washington and London, Smithsonian Institution Press, p. 36-39.
Tadmouri, G.O., Tuzmen, S., Ozcelik, H., Ozer, A., Baig, S.M., Senga, E.B., Basak, A.N.	1998	"Molecular and Population Genetic Analyses of !-Thalassemia in Turkey", *American Journal of Haematology* 57, p. 215-220.
Wapler, U.	1998	Cribra orbitalia *in Anthropobiology: Diagnostic Criterions and Implications in the Study of Ancient Skeletal Populations*. Thèse de Doctorat, Université Bordeaux I.
Weatherall, D.J., Clegg, J.B.	1996	"Thalassemia - a Global Public Health Problem", *Nature Medecine* 2, p. 847-849.
Wittwer-Backofen, U.	1987	"Anthropological Study of the Skeleton Material from Lidar", V *Arastirma Sonuçları Toplantısı* II, p. 191-201.
Zahed, L., Qatanani, M., Nabulsi, M., Taher, A.	2000	"!-Thalassemia Mutations and Haplotype Analysis in Lebanon", *Haemoglobin* 24, p. 269-276.

RESUME

Les données paléopathologiques et génétiques actuellement disponibles permettent d'émettre l'hypothèse d'une grande ancienneté des anémies héréditaires, en particulier des thalassémies, au Proche-Orient. Ces maladies (hémoglobinopathies) peuvent entraîner des modifications osseuses plus ou moins sévères : hyperostose poreuse, épaississement de la voûte crânienne, déformation des épiphyses des os longs... De telles modifications ont été observées dans de nombreux sites préhistoriques du Proche-Orient. Ces pathologies osseuses peuvent cependant être liées à d'autres maladies et leur présence ne permet pas de diagnostiquer avec certitude une anémie héréditaire.

Les analyses génétiques effectuées sur un large éventail de patients, originaires de 10 populations méditerranéennes différentes, nous ont, par ailleurs, permis de retracer l'origine de l'une des plus fréquentes mutations !-thalassémiques présentes dans le bassin méditerranéen (la mutation IVS-I-110). Cette mutation serait probablement apparue en Anatolie ou au Levant, il y a 9 à 10 000 ans. Sa diffusion serait intervenue dès les temps préhistoriques puis au cours des époques historiques, par le biais des mouvements de populations. Cette hypothèse est étayée par le fait que la malaria a très probablement, dans le passé, sélectionné positivement les hétérozygotes porteurs de cette mutation, qui sont plus résistants à la malaria que les individus sains.

L'analyse d'ADN ancien étant susceptible de permettre la mise en évidence directe de !-thalassémies sur des ossements, nous avons collecté une série d'échantillons osseux, afin de tester l'hypothèse de l'origine ancienne des thalassémies au Proche-Orient.

ABSTRACT

A growing amount of palaeopathological and genetic data strongly suggest the old age of hereditary anaemias (especially thalassaemias) in the Near East. These diseases (haemoglobinopathies) can be accompanied by more or less severe osteological changes like porotic hyperostosis, calvarial thickening or long bone epiphysis deformations. A number of samples of prehistoric human bones from the Near East revealed such modifications. However, these alterations also exist in a wide range of disorders; thus, they cannot be considered as good criteria to diagnose a hereditary anaemia.

Genetic analyses on a large range of patients coming from 10 different Mediterranean populations have given us the opportunity to trace back the origin of one of the preponderant !-thalassaemia mutations in the Mediterranean area, this mutation is named IVS-I-110. Data indicate that this mutation could have emerged in the Anatolian/Levant region 10,000-9,000 years ago. The diffusion of the IVS-I-110 in the Mediterranean area would be the result of population movements all along the prehistoric and historic times. This hypothesis is reinforced by the fact that malaria probably selected thalassaemia heterozygous carriers, who are known to be more resistant to malarial infection than healthy individuals, in the past.

Since the application of ancient DNA analysis could provide direct evidence for !-thalassaemia in archaeological skeletal remains, we collected a large number of bone samples, in order to test the hypothesis of the old origin of thalassaemias in the Near East.

THE DIGESTION OF FOOD ACCORDING TO BABYLONIAN SOURCES

M. STOL
Vrije Universiteit,
Amsterdam

What did the Babylonians know of the organs inside the body? How did they visualize the process of the digestion of food in the intestines? By way of introduction, let me quote the English translation of a book on Hippocrates written by Jacques Jouanna:

This is what the the Greeks of those times thought:

"The phenomenon of digestion was understood in vague and metaphorical terms. What is astonishing is that in Hippocrates' time there was not yet a specific term denoting the stomach. The word 'stomach' itself comes from the Greek στομαχος (*stomachos*). This word, derived in turn from στομα (*stoma*), meaning 'mouth', was normally employed in Hippocrates' time to refer to the esophagus. Another word did exist, however, that might have been used specially to designate the stomach; namely, γαστηρ/ γαστρος (*gaster / gastros*) (...). In Hippocrates' time, the word γαστηρ (*gaster*) signified not only the stomach but also in general the "belly" or abdomen, and could be used to indicate where a pregnant woman carried her child. What is more, physicians used yet another word, the vague term κοιλιη (*koiliè*, cavity) to refer to the belly when they spoke of digestion. The stomach proper was not yet in Hippocrates' time regarded as an important internal organ. As far as digestion was concerned, this was conceived as a sort of struggle between man and food, resulting, in the case of normal digestion, in the triumph of the former over the latter; but it was also conceived as a kind of cooking in a pot, or, alternatively again, as fermentation in a vat. These three explanations were occasionally treated as one. Even for Aristotle, digestion was a form of cooking"[1].

It is a little surprising that even the enlightened "Hippocrates" knew so little. It will not come as a surprise that the Babylonians were at a loss as well, but they did not admit this; as I hope to show, they looked at animals for information. They dissected animals in order to gain the edible parts or, rather important, to perform extispicy. We have a bilingual text, in Sumerian and Akkadian, that describes the opening, taking out, and processing of the organs of a sheep[2].

We are interested in human anatomy. In Akkadian and Hebrew, the word *libbu / lēb* indicates in a very general way the inside of the body. It is often translated as "heart" and demonstrably it indeed can indicate the throbbing heart. But in most cases it refers to the belly. Its upper side, the epigastrium, Akkadian *rēš libbi* "top of the belly", is important in the diagnosis of diseases. One may say that the Babylonians found the "lungs" (*ḫašû*) in the upper side of the trunk, and the "belly" (*libbu*) below, in the lower side.

---

[1] J. Jouanna, 1999, 314.

[2] D. A. Foxvog, 1989.

We will first study this contrast that is apparent from a few texts.

LUNGS AND FOOD

There are some indications that the Babylonians associated the lungs with the digestion of food.

1. It is a well-known practice in black magic to present bewitched food to the victim[3]. Now, a diagnosis associates this with the lungs:

"If a man's chest hurts him, his epigastrium burns him, his innards [...]: that man is sick of the lungs; he has been made to eat and drink bewitched food (*kišpī šūkul u šaqi* / KAxBAD KÚ *u* NAG)"[4].

A text distinguishes two effects of eating bewitched food: the one in the lungs, the other in the epigastrium. The first is healed by drinking, the second by vomiting: there, obviously, the problem lies deeper. It is a short text that gives two excerpts from compendia; the excerpts complement each other. We will study this revealing text in some detail[5].

(1-6) "If a man's region between the shoulder blades (*birīt naglabī*) affects him (*lapātu*), his teeth bleed (*dama ḫâlu*): that man is sick of the lungs; he has been made to eat and drink bewitched food (UŠ$_{11}$.ZU *šu-kul u ša-qí*). In order to heal him (*ana* TI-*šú*): you shall string on a thread of red wool (and) white wool: amulet stones of lapis lazuli, agate (*šubû*), a shell with seven colours, you shall put (this) around his neck. You pound together (the herbs) *imḫur-līm*, ..., *ḫazallunu*; he shall drink (this) regularly in beer or in good wine, on an empty stomach, and he will recover".

Notes:

Amulet stones are always prophylactic. Here, they presumably contain the evil in the chest and bar the descent of the food to lower organs. In surveys of the uses of amulet stones, similar stones "for the region between the shoulder blades" and "If the teeth bleed", are given; in the first case: agate, NIGIN, lapis lazuli, shell, cornelian[6];

Some remarks:

The "shell with seven colours" (NA$_4$.PA *šá* 7 GÙN.MEŠ-*šá*) is also attested in AMT 91.1: 2 and in BAM 3 247 I 47 (here NA$_4$ *já-ár-tú šá* 7 GÙN-*šá*). CAD A/1 228: "*ajartu*-shell with seven spots".

The plants: the first is *imḫur-līm*, literally meaning "It can face a thousand (diseases) ", a plant omnipresent in medical prescriptions. The sign for the second plant ... is damaged; Ú ⌜ÚKUŠ⌝ "cucumber" is possible but I prefer Ú ⌜SIG⌝, a plant, in its wild variety (*ša šadê*, "of the mountains") attested in prescriptions where we can occasionally find *ḫazallunu*: BAM 1 92: 33, dupl. BAM 5 578 I 37 (Ú SIG *ša šadê*), 2 161 VII 23 (Ú SIG.MEŠ *ša šadê*). The third plant *ḫazallunu* (note the collation in STT 2 p. 25, *ḫa-zal-lu-na*) is rare and primarily attested in prescriptions of lung diseases: BAM 6 557: 12, 564 II 29; also BAM 1 92 II 36 (= KAR 200 rev. 3).

Our conclusion is that these plants are plain medicinal herbs known to be effective in lung diseases.

(7-11) "If a man's epigastrium often gets 'foam' (*rupuštu*), his epigastrium burns him (*ṣarāpu* D), he lacks appetite for bread or water, his flesh is 'poured out' (*tabāku*): that man has been made to eat and drink bewitched food (UŠ$_{11}$.ZU KÚ NAG). In order to set him free (*ana šupšurišu*): you shall pound together (the herbs) thymian (?) (*ḫašû*), *tullal*, *sikillu*; you throw (this) in beer, you let it stand

---

[3] M. Stol, 1991-92, 47, etc.

[4] AMT 48, 4 rev. 8-9. Cf. AMT 55, 2: 4-5, "[If a man's] lungs are hot for him and he is full of *la'bu*-fever; also, saliva [...]: [that man] is sick of the lungs; sorcery has seized him (*kišpū iṣbatūš*, KAxBAD DIB-*uš*)".

[5] STT 1 102. Some remarks by M.-L. Thomsen, 1987, 31, 52, 83 note 126.

[6] See BAM 4 372 III 13-14, cf. 361: 35-38. Editions by S. M. Maul, 1994, 109, with note 25.

overnight, under the stars; in the morning you make him drink (this) on an empty stomach, he will vomit (ḪAL, *âru*) and recover"[7].

Notes:

That the epigastrium "often gets foam" (*rēš libbišu rupulta irtanašši*) is attested in similar passages: "If a man's intestines are bloated, his epigastrium often gets foam", BAM 6 575 II 45; cf. AMT 48,2: 1-3; or: (after many other symptoms) "his epigastrium often gets ÚḪ", BAM 1 90: 10. ÚḪ is the Sumerogram for "saliva" but here it must be foam. Mark Geller suggests: "phlegm". AHw: "Auswurf"; CAD: 1. "spittle, saliva", 2. "froth"; our passage: "If a man's epigastrium is full of phlegm".

To the Babylonian, saliva or "foam" had evil magical properties and this symptom made him already worry. The second and third plants are magical herbs; they mean "You cleanse" (*tullal*), and "Clean" (Sumerian: s i k i l). During the night, the medication is exposed to the influence of the stars. To get rid of the bewitched food has now to be done drastically: by vomiting.

Our conclusion is that bewitched food can remain in the lungs; this treatment is relatively easy. "In order to *heal* him", the prescription says. When it finds its way to the epigastrium and the abdomen, the situation is worsening and in the procedure one now has to resort to magic. "In order to *set him free*", this prescription says; this is the word used for undoing the effects of sorcery (*pašāru*).

The food descends from the mouth downwards, through the throat. What did the Babylonians say?

The gods at a banquet "poured sweet beer down their throats" (En. Eliš III 135). Here, the word "channel, tube" (*rāṭu*) is used for "throat" in a poetical way.

In a ritual, a goose (*kurkû*) is slaughtered; "you take its blood, its throat (*ur'udu*), its esophagus (*mušērittu*)" (and more). The word esophagus, translated "gullet", "Speiseröhre", literally means "she who makes descend"[8].

Note in Leviticus 1: 16, the crop of a bird, *murʾāh*, in later tradition identified with the stomach of the bird, "craw", *qurqᵉbānā*. In Akkadian the stomach of a pig is *quqqubānu* (*kukkubānu*)[9].

We will now study the stomach or similar organs. We begin with an interesting passage on animal stomachs.

In an incantation the grass is described as receiving all evil (*sassatu māḫirat kal lumni*); one example is animal dung: "saffron (?) the ewe eats and it advances to (*âru*) (?) the mouth, to the first stomach (*karšu*), the first stomach to the omasum (*riqītu*), the omasum to the rear (*arkatu*) gives (the food). It falls down, the dung, the grass receives (it)"[10].

Here we have the tract mouth, the stomachs *karšu*, *riqītu*, and the "rear"[11].

Excursus: The midrash Leviticus Rabba III 4 (cf. Ecclesiastes Rabba VII 3) describes in a similar way the road of food from the gullet to the rectum (the tradition is not fully reliable):

"From the mouth (*pūmaʾ*) to the gullet (*waštā*), from the gullet to the (first) stomach (*ʾisṭōmākā*), from the (first) stomach to the omasum (*hèmsēsā*), from the omasum to the reticulum (*bēt kasjā*), from the reticulum to the intestines (*bene mᵊʿajjāh*), from the small winding intestine (*kᵉrōkèt qᵉṭinā*) to the large winding intestine (*kᵉrōkèt ʿābjā*), from the large winding intestine to the mucal sieve

[7] Parallel passages: BAM 2 190: 22-26, 193 II 2-7.

[8] AMT 102: 3, dupl. BAM 5 483 II 8.

[9] M. Sokoloff, 1992, 484b.

[10] KAR 165: 9-12, with dupl. BM 76986 (W. G. Lambert); see CAD R 367b. Cf. W. L. Moran, 1969, 179b.

[11] A remark on *arkatu* "rear" in animals: in Peiser, BV 107: 8 *bāb uškati* follows [*riq*]*ītu*. AHw 1431a: *ur/škātu* "eine Fleischart". The word can mean "rear part" and an Old Assyrian copy of an Old Akkadian inscription speaks of the meat *ša ar-kà-tim*.C. Günbattı, 1997, 134: 24; K. Hecker, 2001, 58 ("die Hinterteile").

(*sanjā*ʾ *dībī*), from the mucal sieve to the rectum (*prètrākā*; Greek πρωκτος, *prōktós*), from the rectum outside (*bārā*ʾ)".

For the Aramaic words, see M. Sokoloff, *A Dictionary of Jewish Palestinian Aramaic* (1992) 437, 170a (*wwšṭ* "throat"), 51b, 320a (*msis*), 93b, 322b, 268b, 384a, 428b. The "small" and "large" "winding intestines" have a parallel in *qerbū kabbārūtu* / *qattānūtu* in J. Nougayrol, *RA* 65 (1971) 71 AO. 7539: 12-17.

In animal anatomy, one discerns several "stomachs" in sheep and cattle. The Babylonian lexical tradition gives their names and they are listed in prayers introducing extispicy. These stomachs do not play any role in extispicy proper. The prayers give the following list of stomachs; as to the identifications, we follow the lucid exposition by I. Starr[12].

The stomachs are: *karšum* (*rumen*, maw, paunch; Pansen; panse, herbier), *pi karšim* (*reticulum*, lit. "mouth of the rumen", honeybag; Netzmagen; réseau, bonnet), *riqītum* (*omasum*, manyplies; Blättermagenfeuille, livret; centopelli), *kukkudrum* (*abomasum*, reed, the true stomach; Labmagen; cailette, franche mule). Numerous texts mention pieces of meat including the stomachs of ruminants. Here, it is good to know that the first three stomachs have highly nutritious walls, the "tripes", whereas the glandular fourth stomach is not good. And in fact, *karšu*, *pi karši* and *riqītu* are mentioned as meat; never *kukkudru*[13].

Medical texts on humans mention a few times one or more of these animal stomachs.

1. The *omasum* is mentioned as the important organ in an incantation, among other intestines: "The bowels are curled (*irrū saḫḫurū*), the belly is contorted (*zīr karšum*), and she, the omasum, lies flat face down (*u šî riqītu buppaniša saḫpat*). Let him be well, let the belly, the bowels, be relieved (*liš*(!)-*te-ši-ru-ma*) and let the *omasum* be stretched (*tarāṣu*)"[14]. Hemerologies tell us that one should not eat dates on the third day of a month: "he will be sick of the *omasum*"[15].

2. The *rumen* (*karšu*) is again attested in incantations only. There, it is better to translate "belly" or even "stomach" which indicates that food is digested there. In Semitic, the word has a general meaning "belly" and it is often translated "stomach"[16]. In non-medical texts it is said "to be full of food" (Old Babylonian Gilgamesh Epic) but the word indicates "the womb" in a myth dating to that period.

In the incantation, already translated above, the belly is said to "be contorted" (verb *zâru*)[17]. The belly can be "closed" (*peḫû*) and a treatment intends to "open" its "mouth" (see below, 3)[18]. In the description of a body, the *karšu* is visible from the outside and the simple translation "belly" imposes itself. It is compared with a waterskin (*maškaru*)[19].

---

[12] YOS 11 23: 68, with Ivan Starr, 1983, 33, 91-93 (commentary). Note the drawing by M. I. Hussey, 1948, 30. It is a problem for me that in Neofiti Targum Deut. 18: 3 Aramaic *rqī* translates Hebrew *qēbāh*, abomasum (see W. L. Moran). The stomachs in Jewish law: Mishna Hullin 3, 1.

[13] Meat: examples are M. Jursa, 1999, 67 f.; J. MacGinnis, 1991-92, 88-90 no. 7: 7-8 (= Peiser, BV 107).

[14] BAM 6 574 IV 20-22, dupl. 573 I 3-6, with CAD S 34a. The opposition "to lie down" (*saḫāpu*) - "to stretch" (*tarāṣu*), said of intestines, also in UET 7 123 rev. 9, with E. Reiner, 1982, 134. The contorted belly is asked to be stretched in BAM 6 574 IV 26 f.

[15] Twice written *ri-qit-tú* GIG, AMT 6, 6: 6 and CT 51 161 rev. 20.

[16] L. Kogan, A. Militarev, 2000, 136 f.

[17] Again in the incantation BAM 6 574 II 21, *zi-ir kar-ši*. M. Haussperger writes on "Die *zīr*-Krankheit oder auch die *zīr karši*-Krankheit", 2002, 43-45.

[18] Closed: in Sumerian "bound"; MSL 12 (1969) 185 OB Lu B VI 6, lú.šà.lá.lá = *ša ka-ar-ša pe-ḫu-ú*. To open the belly: SpbTU I 60: rev. 13, [...]-*tum ana ba-ta-qa* KA *k*[*a*]*r-šú ana* (!) BAD-*e* (BAD = *petû* "open" or *peḫû* "close"!).

[19] F. S. Reynolds, 2002, 120: 12.

3. "The mouth of the *rumen*" (*pi karši*) is the *reticulum* (thus I. Starr). Almost the same expression occurs in the Babylonian Talmud, literally "the stomach of the *rumen*" (*ʾisṭōmākā dᵉkarsāʾ*) (Hullin 50b). It is surprising to see this body part mentioned in human medicine and we can be sure that this idea is based on animal anatomy. The translation "mouth of the stomach" is non-committal and a discussion on what opening is meant (cardia or pyloris) is futile, of course. This "mouth of the stomach" is attested in two therapeutical texts. The first texts lists these symptoms: "If a man is sick of mouth of the stomach, *[d]u-ga-nu* seizes him all the time" (STT 1 96: 1), "If a man ... has cough (*guḫḫu*): that man is sick of mouth of the stomach" (5), "If *duganu* has seized a man, his epigastrium burns, he belches without having eaten: that man is sick of mouth of the stomach" (9-10), "If a man is sick of mouth of the stomach, his epigastrium is hot, burns, stings, and what he eats (?) ....: is sick of ... " (20-21).

The second text is fragmentary. It speaks of a man sick of the disease A.GA.ZI, the patient has problems in eating and drinking, he vomits, and among its symptoms we see "constriction of the mouth of the stomach" (*ḫiniqte* KA *karši*) (BAM 1 75: 7).

Both texts are isolated and have uncommon features: the first says once that the man has to drink his potion "before his bed" (12), the second gives as *materia medica* "a gecko of a grave" (9).

An unpublished text gives this symptom: "If wind is stopped up in his mouth of the stomach and it turns into *šīqu*; like a wind that is stopped up in his chest"[20].

Above (2, end), we quoted a text that gives a treatment "to open" the mouth of the stomach.
A recipe ends: "salt of the mouth of the stomach"[21].

An important Seleucid text gives body parts from which diseases originate. Those parts are: the heart (*libbu*), the mouth of the stomach (KA ⸢*kar*⸣-*šú*) (?), the lungs (*ḫašû*), the kidneys (*kalâtu*)[22].

Even if our reading "mouth of the stomach" is correct or if F. Köcher is correct, we observe here the emergence of a theory on this body part that must be based on speculation. For us, the diseases originating here cannot be grouped under one heading (incidentally, many names are no more readable).

4. Once the word *kukudrum*, supposedly *abomasum*, is said to have "blown me up (*napāḫu*)"[23].

A final remark. Incantations seem to relish in giving as many words for intestines as possible. In one we find together the contorted "belly" (*karšu*) and the bound "intestines" (ŠA.NIGIN *kuṣṣurū*); in another "belly" (*libbu*), "bowels" (*irrū*), "belly" (*karšu*), *omasum* (*riqītu*)[24]. Contorting (*zâru*) the rumen (*karšu*) was a technique in the kitchen; this may have inspired the pathology[25].

Elsewhere, internal organs are described as "inverted" (BAL) or "flat" (*saḫpu*)[26]. Surely the expert did not see this in reality; he derived these situations from animal inspections.

THE TAKALTU

An important organ in the digestinal tract was the *takaltu* . The first problem is, how to analyse the word. One can easily detect behind it the verb *akālu* "to eat" and in that case we have to write *tākaltu* (with a lengthened first *a*). On the other hand, if we assume that its basic meaning is "bag", we have no

---

20 BM 76510: 1-2, (1) DIŠ NA *šá-a-ri ina* KA *kar-ši-šú in-né-sil-ma ana ši-i-qu* (2) *i-tu-raš-ši a-ki* IM *šá ina* GABA-*šú in-né-sil*.

21 I. L. Finkel, 2000, 192 Text 9: 11.

22 SpbTU I 43: 7, after the copy. F. Köcher, *Festschrift H. Goerke*, 1978, 24, reads simple *ka-*⸢*ar*⸣*-šú* "belly". In the following lines 9-12, he interprets diseases as coming from "the mouth of the same", i.e., of the belly. He has to supply the sign for "the same": KI.MIN *pi-i* <MIN>.

23 A. Cavigneaux, F. N. H. al-Rawi, 1994, 84: 37, *i-pu-ḫa-an-ni ku-ku-id-ri*.

24 BAM 6 574 II 21 and IV 24-27.

25 YOS 11 25: 41, with J. Bottéro, 1995, 46, *ši-i-tum ka-ar-šu tu-li-mu-ú ta-za-ar-ma*.

26 BAM 1 92 III 10; 578 I 30 (*martu saḫpat*). See D. S. Cadelli, 2000, 389 note 46.

etymology and write simple *takaltu*[27]. Its Sumerian equivalent is t ù n meaning "bag". In two instances, it denotes a part of the body: an incantation has the title "Of a man who is sick of tùn and nu". Possibly: scrotum and testicles. In Akkadian we have the expression *tukkān iškī* "sack of the testicles", the scrotum[28]. It is also part of the intestines of a fish (m u . d ù n . n a)[29].

It has been assumed that *takaltu* denotes the liver. This opinion is based on one literary passage in a text describing the installation of a diviner (*haruspex*) where it is said that the gods reveal the secret lore of extispicy: "They gave him the Tablet of the Gods, the liver (*ta-kal-ta*), a secret of heaven and nether world". The word is here once rendered by the Sumerogram UZU.TÙN; the determinative UZU "flesh" seems to indicate a body part[30].

Additional evidence has been adduced for the equation of *takaltu* with *amūtum* "ominous liver" in extispicy [31]. It is true that *takaltu* is a formation of a part of the liver, possibly in the form of a sack.

Outside the extispicy texts, we see TÙN in inspections of malformed animals that are born. Here we read that in the body the following organs are not found: "It has no *takaltu* (TÙN), heart (ŠÀ) or lung (MUR)"[32].

In human medicine, the word is frequent in its Sumerian form, TÙN. A number of times, we see the combination TÙN ŠÀ. We will study the latter combination separately.

The *takaltu* can simply "hurt" and needs treatment, or "his belly (*libbu*) and his *takaltu* hurt him"[33]. It is mentioned in association with the intestines (ŠÀ. MEŠ):
"You shall bandage his intestines, his *takaltu*, you shall bring to rest his flesh"[34]. "If his face and his intestines are blown, he is sick of *takaltu*; he will die within three years"[35]. " [If a man] is sick of *takaltu*, his knees (*burkā*), his belly, his back (?) (*šašallā*) hurt him [...]"[36].

The *takaltu* is associated with the digestion of food:

"If a man is sick of a 'knot of the belly' (*kiṣir libbi*), his belly does not accept bread or beer, he returns (it) through his mouth, his *takaltu* pricks him (*saḫālu*)"[37]. "He is hard to touch, he is feverish, burning, the *takaltu* ... heaves, he lacks (appetite) for bread or beer: *šadānu* is its name"[38].

Excursus. CAD N has this verb *našû* in medical context in two places.

1. CAD N/2 103a, "to heave, said of the stomach", with two references. Said of ŠÀ, with the explicit addition *ana arê* "for vomiting". Note the ancient commentary ŠÀ-*šú i-ta-na-áš* = ŠÀ-*šú ana*

---

27 AHw *tākaltu*; CAD T *takaltu*. J.-J. Glassner, "*takāltu*", NABU 2002/8 (verb *kullu* "to contain"). I. Starr, 1983, 53-55.

28 M. Civil, *RA* 55, 1961, 91, who thinks of stomach and testicles.

29 M. Civil, *Iraq* 23, 1961, 160: 86.

30 W.G. Lambert, 1998, 148f., lines 8, 14, 16. At the same time H. L. J. Vanstiphout and N. Veldhuis wrote their article on this passage in *Annali* 55, 1995, 30-32. They refer to the earlier edition and discussion by W. G. Lambert, 1967, 133. See J.-J. Glassner, "*takāltu*", *NABU* 2002/8: here "les viscères dans leur ensemble". M. Krebernik, follows I. Starr, *ZA* 74, 1984, 292, "Griffelbehälter", disregarding the determinative UZU "flesh".

31 U. Jeyes, 1989, 76 § 5; *Id.*, 1991, 307.

32 E. Leichty, 1970, 170 XVII 72.

33 AMT 43,1 II 12 and AMT 96,1: 17.

34 BAM 1 87: 8.

35 TDP 78: 67.

36 BAM 1 92 III 38.

37 BAM 1 58: 9, dupl. BAM 6 575 IV 37.

38 CT 51 148: 10, dupl. SpbTU IV 152: 30, with N. P. Heeßel, 2000, 354. N. P. Heeßel and F. Köcher read in CT 51 148: 10 TÙN *ma-gal* (!) ÍL-*šú*. This is not correct. The signs look like AR ME. The word *našû* "to heave" is never preceded by *magal*. In most cases, "to heave" is said of the intestines (ŠÀ.MEŠ). We suggest to read TÙN *u* ŠÀ.ME ÍL-*šú*. Collation by M. J. Geller: "The signs look like ŠI RI ME, as in the copy, although the ŠI and RI signs are a bit more widely spaced (i.e. not so close together). MA GAL is excluded". He suggests: UZU.ME.

ḪAL-*e e-te-né-la-a*, commenting on the verb *âšu* in a passage like TDP 180: 25-26. See H. Hunger, note on SpbTU I 33: 2.

2. CAD N/2 85 f., " (in the stative) to be tense (?) or swollen (?)" (many references). Said of the epigastrium (also in AMT 43,6: 1, correct CAD), the feet, the intestines (ŠÀ.MEŠ).

Said of ŠÀ.MEŠ in BAM 1 84: 5, 174: 36, 578 III 5, IV 44, TDP 66: 66, TDP 90: 25, 27, dupl. SpbTU I 34: 24, 26. A new reference is found in a curse: "May as long as he lives his belly be heaved like a ... " (*a-di bal-ṭu kīma ka-re-e lu-ú na-šu-ú líb-bu-šu*), Kh. Al-Adami, 1982, 125 VI 1-2 (kudurru).

Said of loins (TDP 124: 25, 236: 48), limbs (TDP 182: 45), pelvis (N. P. Heeßel, *Babylonisch-assyrische Diagnostik*, 285: 84).

More translations: AHw 762b, 2.e. Stativ "ist aufgetrieben" (Leib usw). N. P. Heeßel: "aufgetrieben sein". F. Köcher, AUWE 10 (1995) 209: 30 "sein Magen sich wieder und wieder (zum Erbrechen) hebt".

The *takaltu* is associated with vomiting (*parû*):

"[...] hurts him and he vomits blood, that man is [sick of] the *takaltu*"[39]. "His *takaltu* pricks, he vomits often"[40].

A disease can move downwards, from the chest to this organ: " [...] he is sick of the lungs and his disease [...] to his *takaltu*"[41].

A few times, *takaltu* is associated with the jaundice *aḫḫāzu*. Explicit is the Diagnostic Handbook in these identifications: *ta-kal-tu*$_4$ - Hand of Ninurta - Aḫḫāzu[42]. In lists of medicinal plants, the seven for (diseases of) the *takaltu* follow those for the jaundices *amurriqānu* and *aḫḫāzu*[43]. A diagnosis indicates that a patient's "tongue (variant: skin) is yellow, he is sick of *takaltu*, he will die within three days"[44].

Once, drugs are given for "the *takaltu*'s (plural!) of the winter" (TÙN.MEŠ *šá* EN.TE.NA)[45]. This reminds us of drugs for "the lungs of the winter"[46].

TÙN ŠÀ

The Diagnostic Handbook is precise in its terminology and it speaks twice of TÙN ŠÀ, in duplicating passages: "If a man's penis and his epigastrium hold a burning fever, his TÙN ŠÀ hurts him and his belly is ... (*ba-ḫu* or *ma-ḫu*), his arms, his feet and his belly are hot: that man is sick of a venereal disease; Hand of Ištar"[47].

In a therapeutical text: "If a man's TÙN ŠÀ is seized all the time, blood flows from his nose constantly, he (or: it, i.e., the TÙN ŠÀ) is blown and blocked (*esēlu*): that man is sick of the anus"[48]. It is swollen (*ebēṭu* D)[49]. "If a man's intestines heave [...], his TÙN ŠÀ seizes him time and again [...]"[50]. Is being "seized" typical of TÙN ŠÀ?

39 BAM 4 389: 5. The next line speaks of vomiting gall.

40 BAM 6 574 I 26.

41 AMT 55,4: 9.

42 SpbTU IV 152: 107; N. P. Heeßel, 2000, 363.

43 BAM 1 1 II 47-52; 5 426 II 6-12.

44 TDP 74: 31.

45 BAM 2 161 VII 18, the "winter" is also attested in the related passage BAM 1 92 I 3.

46 BAM 5 431 V 36.

47 TDP 134: 34 (the copy SBH 148 II 9 and comm. SpbTU I 36: 20 offer *ba-*), TDP 178: 14, with N. P. Heeßel, 2000, 252, 265 ("sein innerer? Magen"). J.-J. Glassner, *NABU* 2002/8 ("l'intérieur de sa cavité abdominale", changing the word order - not good).

48 BAM 2 159 I 21, 25, 27 (KI.MIN).

49 BAM 1 89: 3.

It seems to me that we can translate literally "the sack of the belly" and that the lower belly may be meant; contrast *rēš libbi* "epigastrium".

We return to diseases of the *takaltu*. Medications:

A group of plants is identified as "drugs of the TÙN.MEŠ" (plural!); to be noted (because rare) is among them the plant *šagabegalzu*. This word is Kassite[51]. This plant is lacking in the very similar list of drugs for "black inside" (ŠÀ GE_6) (see below, "Spleen")[52]. A text lists only two of these plants as drugs for the winter; the following section may give the plants under normal circumstances and here *šagabegalzu* is among them (22)[53]. One therapeutical text just gives the symptom "If a man is sick of the *takaltu*" and offers treatment with the plants that are also known from the texts just mentioned[54].

Only a few medical texts or passages are concerned with the disease of this "stomach" *takaltu* or TÙN ŠÀ [55]. We give some telling passages. One text discusses two sets of symptoms.

"If a man's [TÙN] ŠÀ seizes him, he is sick of sharp pain in the belly (*dikiš libbi*), his belly hurts him, his belly is 'far (*rūq*) for him', his intestines wave (*sabā'u*), all his flesh is 'poured out' (*tabāku*), he gets 'accumulation of the belly' (*nikimti libbi*), he is sick of 'pouring' (*našpaku*) of knees and arms: that man is sick of the *takaltu*". His treatment involves bandaging "his intestines, his *takaltu*"[56].

The second set of symptoms is less well preserved:

"[If a man]'s *takaltu* 'touches' (*lapātu*) him time and again [...] him, he has a diminished appetite for bread and beer, [his flesh / joints] slacken (*ramû*) time and again, he is panicking (*parādu*) from time to time, [his intestines] wave, his belly [...], all his joints (*pitru*) [...] him: that man is sick of the *takaltu*".

The treatment indicates that a curse (*mamītu*) has 'reached' the patient and a diviner is to be consulted. His "shoulders and intestines" are bandaged and his joints are lubricated with a beer product (?)[57].

Both passages may refer to a psychological condition: "the belly is far for him" in the first passage has been translated "his mind is divagating" (CAD R 425a). The second passage speaks of panic.

Remarkable is:

"If a man is sick of the *takaltu*, his TÙN ŠÀ 'turns over' and his eyes are full of jaundice (*aḫḫāzu*), blood flows from his nose from time to time"[58]. The 'turning over' said of an internal organ is unique and surprising. The Sumerogram BAL represents Akkadian *nabalkutu* "to move from one place to another". We may have here a speculative thought based on what one could see in extispicy. In extispicy this verb meaning "to invert" is associated with *naparqudu*. And in our text, in the following treatment, the word *purqidam* "lying on the back" derived from it may occur in some way (92 III 15-16, *pur-qí-id* [...] *šap-la* [...])[59]. The two groins (*šapulu*) are said to make this movement[60].

---

50 BAM 1 84: 5-6.

51 BAM 1 II 47-52; 5 421 I 32-37 (Ú *šá-mi* TÙN.MEŠ), 426 II 6-12; STT I 92 II 24-30; CT 51 197: 6-7. I cannot read CT 51 197 line 8, perhaps [... Ú T]ÙN.MEŠ *šá* u_4*-me* x lu x[...]. Collation by M. J. Geller: "The copy is good. The signs are [..] A TÙN.MEŠ *šá tam me qàl lu*".

52 BAM 5 431 V 42-46.

53 BAM 2 161 VII 17-19 and 20-25 (F. Köcher: dupl. BAM 1 92 I 16-22).

54 BAM 1 92 I 5-7, 16-22, with 161 VII 17-25; 92 I 9 (*ḫaṭṭu rē'i*), III with CT 51 197 obv. 1-5, rev. 1.

55 BAM 1 84, 86, 87, 92; CT 51 197.

56 BAM 1 87: 1-5, repeated in 11, 13. Dupl. BAM 1 86: 9-10.

57 BAM 1 87: 14-17, repeated in 22, 23. The treatment with beer: also in AMT 55,1 rev. 9 = BAM 6 558 IV 9, dupl. BAM 2 174: 13-14.

58 BAM 1 92 III 10-13.

59 CAD E 174b.

60 AMT 54,3 rev. 7, etc.

DUGĀNU

Another word now needs to be studied. The word *dugānu*: Like *takaltu*, does it mean "bag"? In Sumerian a leather bag is named dùg.gan and this word was taken over in Akkadian. In Old Akkadian [ku]š.dùg.gan = *du-ga-num*, in later Akkadian *tukkānu*[61]. This word "bag" is indeed used for the scrotum, "bag of the testicles" (*tukkān iškī*).

The word *dugānu* is attested only a few times in the medical corpus and the word is written in various ways. The dictionaries have it under *dugānu* "(a disease)" and *tugānu* "eine Pflanze; Magengeschwür". Both agree that a disease is meant[62]. It indeed is listed in the lexical list of diseases, [x].bar = *tu-ga-nu*; elsewhere su.bar with gloss *tu-ga-nu*[63]. Only one medical text pays attention to it; the text that was already exceptional by mentioning the "mouth of the stomach" (*pi karši*):

"If a man is sick of mouth of the stomach, [*d*]*u-ga-nu* seizes him all the time" (1), "If a man *d*[*u-ga-nu* (?) seizes h]im, he has cough (*guḫḫu*): that man is sick of mouth of the stomach" (5), "If *du-ga-nu* has seized a man, his epigastrium burns, he belches without having eaten: that man is sick of mouth of the stomach" (9-10), "If a man is sick of the *ṭu*(?)*-ga-nu*" (16)[64]. If it were a body part, "his" *dugānu* would be said.

The second text offers:

"If a man, on an empty stomach, his epigastrium gnaws, he regularly gets fever of the belly, in his belching he vomits gall: that man is sick of *pa-šit-tu tu-ga-na*"[65]. This patient is sick of two diseases, the jaundice caused by the demon *pašittu* (and ?) our *tugānu*. F. Köcher: the first is "Gallensaft", here "Gallensaftkrankheit", the second "eine Art schwerer Verdauungsstörung mit Diarrhoe".

In the catalogue of handbooks of the exorcist a line mentions the Sumerian titles of rituals "to stop nose bleeding; to stop vomiting, to stop diarrhoea". After "to stop vomiting" the gloss *du-ga-nu* GIG is written, "he is sick of *dugānu*"[66]. This fits the vomiting of gall [67].

Our conclusion is that *dugānu* is not a body part. The word *tuqnu* (var. *tugnu*) in a diagnostic text seems to be different and may refer to a part of the head: ears, hair, lice are also mentioned[68].

GABIDU

The word for "liver" is in Hebrew *kabēd*, "the heavy one"[69]. In Akkadian, we have two words that sound similar: *kabattu* and *gabidu*. The first word stands for some part of the body but is widely known as a metaphor for the human emotions. The latter word is attested in medical texts and there it clearly indicates the liver of an animal used as medication. Best known is the use of *makūt gabidi* "the ... of the liver" as a means against nightblindness. In fact, vitamin A in the liver is effective which

---

61 Old Akkadian: MDP 27 257:1, cf. 3; AHw 1367, "ein Lederbeutel".

62 CAD D 170b; AHw 1466a.

63 MSL 9 (1967) 96: 195 (137), with an error in the commentary (p. 101): not *tugānu* but Sumerian šè.bar.ra "diarrhoea" is "synonym" with *ṣanāḫu*, etc.; the gloss in MSL 13 (1971) 51 Proto-Izi II 367.

64 STT I 96. W. von Soden, AHw 1366a does not read *gu-uḫ-ḫu* in line 5 but sees *d.* [*ša l*]*a nuḫḫu* "nicht zu beruhigen". This would be unique.

65 BAM 6 578 II 20-21, translated CAD D 170b; F. Köcher, *Festschrift H. Goerke*, 1978, 36 n. 59.

66 KAR 44: 18 and dupls.; M. J. Geller, 2000 b, 246, 253. See the extensive commentary by J. Bottéro, 1985, 76.

67 MSL 9, 1967, 101 ad 191-194 suggests: *tugānu* "diarrhea" (from Sumerian du.du.gá.nu = *ṣubburu ša alāki*); CAD Ṣ 3b, Nabnitu IX (= X) 88, cf. 89, 91, 93, in MSL 16, 1982, 119. The last Sumerian word, šà.sur.ra (= *ṣubburu ša irrī*) (93), is attested in "to stop diarrhoea" in the catalogue (18).

68 TDP 192: 32 and var.; N. P. Heeßel, 2000, 300 Tafel 27: 32. *Pace* M. Stol, 1993, 80. F. Köcher, *Festschrift H. Goerke*, 1978, 28 (192: 33/4) with 37 n. 81, does not translate the word.

69 L. Kogan, A. Militarev, 2000, 126 f. no. 141, **kabid(at)-* "liver"; *Encyclopédie de l'Islam* IV (1978) 341-348, "KABID".

proves that the identification is correct[70]. The liver of a wolf (*gabid barbari*) is used against eye diseases[71]. The liver of a donkey, too[72]. The liver of an ox is also used in treatments of diseases of the spleen[73]. There may be one reference to the human liver : "[...] he is sick of the [l]iver: you shall boil the spleen of a dog ... "[74].

Speculative texts equate the liver of the wolf with the tree tamarisk (*binû*).

Outside the medical corpus, it is used as meat in the kitchen. An Old Babylonian culinary text mentions *šisurru*, *qerbū*, *erru*, *sāmu* (?), *ka-bi-da-am*; a Neo-Babylonian cultic text the cut of meat *naṣrapu* as a part of it (UZU *na-ṣa-ra-pi šá ga-bi-d*[*u*])[75].

The later lexical traditions render Sumerian m u - u r = ḪAR as *g/kabidu* "liver", *ḫašû* "lung", *tērtu* "liver omen", *ṭulīmu*, "spleen". This suggests that the Sumerogram ḪAR is used for any inner organ used in extispicy[76].

THE SPLEEN

Close to the stomach and the kidneys the spleen is found[77]. There is a consensus among Assyriologists that the Akkadian word *ṭulīmu* stands for "spleen". One points at Arabic *ṭiḥāl*, etc. In an Ugaritic omen text: "there is no spleen in it"[78]. However, Å.W. Söberg observed that the word may reflect the root *ẓlm*, attested in Arabic and Aramaic-Hebrew words and meaning "dark"[79]. The spleen is known from animal anatomy, in extispicy[80]. One clay model of the animal spleen is known[81]. It is striking that the spleen is not mentioned in the prayer of the diviner (line 69). The Sumerogram BI.RI is used for the spleen, in extispicy and in medical texts[82].

BI.RI does not seem to be a Sumerian word and it looks like an imitation of BIR, the sign for "kidney", read in Sumerian e l l a g . A few times, there may be confusion between both, but they are distinguished[83]. A *namburbi* on extispicy speaks of "either the kidney (BIR) has disappeared or the spleen (BI.RI) twitches"[84]. Among many omina on the spleen we find a section of two entries on the kidney[85].

---

[70] M. Stol, 1986, 296 f.

[71] BAM 4 351: 9, and dupl. 352 I 15 f., STT 1 111: 9, referring to the eye disease *birratu*; misread as Sumerian b i r s ù d by H. Limet, *Studies J. Duchesne-Guillemin*, 1984, 33-5.

[72] BAM 1 25: 4.

[73] BAM 1 77: 24, with the ancient commentary McGuire, 1975, 132 no. 21: 8, see M. Civil, 1974, 336. M. J. Geller, 2000 a, 27 note 103, reads Ú GUD "ox-plant". I see [... *g*]*a-bid* GUD, "liver of an ox" (then, the value *bid* for É is new). The ancient commentary offers ŠIM GUD. There is no copy available; can we read *ga-bid* instead of ŠIM?

[74] CT 51 197 rev. 4, [...*g*]*a-bi-da* GIG.

[75] Old Bab.: YOS 11 26 I 62, misread as *qaqqadam* by J. Bottéro, 1995, 76. Neo-Bab.: BM 42595+, cited by M. Jursa, 1999, 67.

[76] Add now Emar VI/4 12 no. 537: 53, ḪAR = *ka-bi-tum*.

[77] See W. Röllig, 1993-97, 208. Situated at the *abul karši* of a sheep: W. L. Moran, 1967, 179.

[78] L. Kogan A. Militarev, 2000, 248 f. no. 278. Ugaritic *ṭḥl ʾin bh*, KTU 1.103+: 12.

[79] A. W. Sjöberg, 1998, 246 note 15 In Aramaic-Hebrew *ṭelem*. It is remarkable that he does not refer to Akkadian *ṣalāmu* "to be black" and that W. von Soden in his dictionary AHw s.v. does not speak of the words given by A. W. Sjöberg.

[80] U. Jeyes, 1989, 79 § 3.

[81] J.-W. Meyer, 1993.

[82] J. Aro and J. Nougayrol published an Old Babylonian extispicy text on the BI.RI (1973, 41-50 [BM 22694]); cf. U. Jeyes, 1989, 170 f. no. 15.

[83] Confusion: J. Aro, J. Nougayrol, 1973, 49 f., on KUB IV 1 III 18.

[84] STT 2 231 obv. (!) 4, with S.M. Maul, 1994, 433 (correct his *bi-ri*).

[85] YOS 10 41: 67-71 (*kalit birkim, kalit ša imittim*).

The culinary texts speak of "bouillon of the spleen" (*me-e ṭù-li-mi*) as name of a dish[86].

We have only one or two medical texts that give prescriptions for diseases of the spleen. Only a few symptoms are given. The first is remarkable in that it adds the recommendation to visit a temple:

"If the spleen of (*tu-lim-šú*) a man hurts him and he does not sleep, day and night; his trunk (*pagru*) keeps 'heat' (*umma ukal*) [....], he shall visit the sanctuary of Marduk and he will recover". A number of plants follow; they are mixed in honey and "on an empty stomach he will suck (it) and he will recover"[87]. Visiting this sanctuary (*aširtu*) may have the intent to consult the god by divination[88]. These lines were commented on in an ancient commentary. The first point is here that the planet Jupiter is equated with the spleen, here ŠÀ.GIG. Body parts were associated with planets: the kidney is Mars, says the commentary[89].

Another recipe follows; here, the liver of an ox is prescribed and the patient has to keep chewing on leaves (*aru*) (?); emptying his bowels is the positive result[90]. The following symptom is that the spleen "stands up time and again". In the medication, in the first place the spleen of a (black) dog is applied and small animals "of the steppe" (the lizard *anduḫallatu* and the weasel, *ajaṣu*) are boiled. This is unusual[91].

THE SPLEEN AS A BLACK ORGAN

The Sumerogram BI.RI may be artificial, derived from BIR, "kidney". There is another Sumerogram for "spleen", ŠÀ.GIG which means "the dark inside". The ancient commentary mentions it and equates it with *ṭu-li-mu*[92]. An easier Sumerogram is ŠÀ.GE$_6$, literally "black / dark inside". It is already attested in a bilingual lexical text from Ebla where šà.gi$_6$ is equated with *ti-ʾà-mu*, probably "dark" (cf. Akkadian *da'āmu* "to be dark")[93]. The later lexical tradition equates Sumerian "black heart" first with Akkadian "the black intestine" (*irru ṣalmu*), and then with *ṭulimu*[94]. The implications of "black intestine" were studied earlier: it was pointed out that the Greeks spoke of "black" or "dark" intestines and "black bile" originating in the spleen[95]. Here, we note that the black spleen must be that of a sheep: "The gland is naturally very dark, almost black, and, as expected, a spleen of that description (*tarku*) is associated with the best possible sign of a natural death in old age"[96].

Again, animal anatomy is the inspiration of the insights of Babylonian human anatomy.

Note: The complex UZU ŠÀ.GE$_6$ is attested in a medical text: an incantation is directed against it and a prescription follows. Here, not the spleen is meant but a "dark mood"[97].

---

86 YOS 11 25: 40, with J. Bottéro, 1995, 46.

87 BAM 1 77: 20-23, dupl. 78: 1-6.

88 M. Stol, 1991-92, 57.

89 M. Civil, 1974, 336 11N-T4: 6. E. Reiner, *NABU* 1993/26; *Astral Magic in Babylonia*, 1995, 60.

90 BAM 1 77: 24-27. I suggest for line 25 [...]-*e a-ri iktanassus*. The commentary seems to discuss *ba-a-a-ri* (line 9) and M. Civil reads that word here. Note *ba-a-r*[*i*] in BAM 1 77: 44.

91 BAM 1 77:28-50. "Spleen" is in this section often expressed by BI.RI.

92 M. Stol, 1993, 31 f., on "the black organs", corresponding to Sumerian k ù k k u, perhaps Akkadian *kukku*. This was confirmed by a line in an Old Babylonian incantation that mentions the intestines *ir-ra-am ṣa-ap-ra-am re-eš ku-uk* (36) *li-ib-bi-im*; LB 1000: 35 f., cited by M. Stol, 2000, 143 note 197.

93 G. Pettinato, MEE 4 (1982) 265 VE 582 (he read *ṭe$_6$-é-mu*). Literature: P. Fronzaroli, 1984, 183; G. Conti, *Quaderni di Semitistica* 17, 1990, 163; Å. W. Sjöberg, 1998, 246 n. 15

94 MSL 9, 1967, 37 Hg Rec. D: 55 f. An Old Babylonian list of meat cuts distinguishes both: UZU *ṭú-li-mu-um*, UZU *we-er-ra ṣa-al-mu-um*, A. 3207: 17-18, cited M. Stol, 1993, 32 note 78.

95 M. Stol, 1993, 31 f.

96 U. Jeyes, 1989, 79.

97 BAM 3 305, against F. Köcher. BAM 5 430 VI 5-7 and 8-18 lists plants "for a dark mood" and "for a good mood". See M. Stol 1993, 32, on "Black Heart".

THE KIDNEYS

The two kidneys in animals were easily identified and it was clear that humans, too, had two of them and that they have to do with urinating.

A bilingual incantation indicates how the god Ea placed the kidney in the belly. The diseased kidney is addressed as follows:

"O kidney, may Ea quiet you.
Ea settled it in its *rubṣu*, he settled its base on the loins (*rapaštu*).
Spread good tallow all over it"[98].

The word rubṣu can indicate the womb; its cognate in Syriac and Arabic means "intestine", and here we expect an internal organ (not just "resting place"). Once, it is a piece of ox meat, and *rapaštu* follows[99]. The *rapaštu* is well known as a cut of meat, but also a body part visible from the outside. Its Sumerograms GIŠ.KUN, ÚR.KUN associate it with the tail (kun). It is in the lower belly[100].

A man is "hit" in the kidney, the *rapaštu*, the rib[101].

The tallow on the kidney is special and is named suet in English. It is often applied as *materia medica* and often it is indicated whether it is the suet of the right or the left kidney.

The god Ea is associated with the kidney. He is the god of the subterranean water; and water flows from the kidney.

In the following lines of the incantation the kidney is to be quieted (ŠED$_7$, *pašāḫu* Š).

A subscript informs us that this incantation is meant for the kidney on the right side. The now following incantation for the left kidney is an astral myth that has been discussed elsewhere[102].

THE DIGESTION

How did they visualise the processes inside the body? The metaphors in incantations are telling. A bilingual Old Babylonian incantation:

"The sick inside (šà.gig.ga / *libbu marṣu*), that is covered over like a basket (*pišannu*). Like water in a river, it does not know where to go, like water in a well, it has no flow (*agû*). It is covered over like a brewing vat (*kakkulu*): bread and water does not enter it"[103]. An older Sumerian incantation also compares the insides with a basket, in the ritual instructions: "The inside (is) like a basket, let its 'knot' be loosened"[104]. The incantation concludes with a prescription recommended by the god Ea:

"Be it a human being, an ox, a sheep: he shall add a lump of salt and thymian (?) (ḫa.še.na / *ḫašû*). Let ... to the ground like excr[ement] (še$_{10}$ / *šittu*), let it ... like a b[elch] (*gišūtu*), let it come out from the anus (g u . d u) like a wind"[105].

98 ABRT II 11 K. 4609 rev. (!) 6-13; dupl. Th. Meek, BA 10/I, 1913, 81 no. 7: 1-8 (K. 8447), this manuscript was edited by S. Langdon, *ZA* 28, 1914, 106 f. Cf. CAD E 143b; I/J 235b.

99 ARMT 23 347:4 f. Syriac and Arabic: C. Brockelman, 1928, 709 f. - It can also indicate dung (of animals only?).

100 W. von Soden, *OLZ* 61, 1966, 562 ad No. 172: 38 f. (in STT 2), N. Heeßel: "Becken"; F. Köcher: (ein Teil des unteren Rumpfes) "Lende, Kreuz"; G. P. J. McEwan, *Iraq* 45, 1983, 196: "rump".

101 TDP 236:40-42.

102 M. Stol in: D. J. W. Meijer, 1992, 251-253.

103 CT 4 4 8a:1-10; transl. B. R. Foster, 1996, 124, II.19, "Against constipation". A later abbreviated bilingual version (including the prescription) in AMT 30,6:1-6, dupl. J. Nougayrol, *RA* 73 (1979) 69 AO 7765 obv. 4-11.

104 A. Cavigneaux, F. N. H. al-Rawi, 1995, 24 MA 34.

105 CT 8a: 35-39, with B. Alster, *Or NS* 41, 1972, 354 f.; S. Cohen, *Kramer Anniversary Volume* (1976) 102 f.; P. Michalowski, *ZA* 71, 1981, 4, 13-18; PSD B, 1984, 168a. The salt is used against gall (in an incantation edited by Alster, Michalowski) and the thymian (?) surprises. In the Old Babylonian text one could suggest to read ù.un.še.na / *ù-ḫa-ši-i* (35-36) but this is not convincing. In any case, the later version mentions the plant, Ú *ḫa-šu-ú*, AMT 30,6: 4.

The belly is visualized as a person with blood-shot eyes:

"The inside (*libbu*) is strong, the inside is a hero (*qarrādu*), of the inside (var.: the strong inside) are yellow (var.: long) (?) its eyes. It carries a bowl of blood (*pursit dami*). Winding intestines are hanging at its side. Do not go, O inside, do not come back"[106]. "It is the inside: the inside is a hero, the inside is a runner (*lāsimu*), of the inside twisted are its eyes, a bowl of blood. Inside, inside, where will you go, where will you move, inside ?"[107]. "To move" (*ṣabāru*) is an unusual word and may refer to bowel movements. In the D stem it means "to get diarrhoea".

Elsewhere, the inside is going (*alāku*) with the intent "to eat the inside of the young man, to break (*ḫepû*) the inside of the young woman" and it is asked to do this to ox, sheep, and pig[108].

The inside is a fermenting brewing vat.

An incantation begins: "The inside is a brewing vat (*namzītu*), its mixture is wind (*billassu šāru*)". An Old Babylonian earlier version says: "His brewing vessel ..., its mixture is wind"[109]. The Babylonians considered the processes of fermenting within the brewing vat as a mystery to which they refer more than once. The vat is closed which enhances the mystery[110].

The inside is dark: "Inside, inside, dark is the inside like the night (*ekil libbu kīma mušitim*), filled with shining light (*ma-li nam-ri-ri*). In the middle watch it has no windows and nobody leans out. The intestines are winding ... " (etc.)[111].

The inside is a landscape of watercourses.

A magical prescription, speaking of the Daughters of Anu: "Whom shall I send to the canal chiefs (*gugallu*) of the inside? Let them lift the spades of silver and the shovels of gold, let them open the rivers, let them open the canals. May his faeces (*zû*) escape, come out; let the whirlwind (*ašamšūtu*) of his inside come out and see the sun"[112].

An interesting incantation full of imaginary is available only in a photograph published almost a century ago; the CAD quotes a number of passages based on collations by Professor W. G. Lambert who prepares an edition. We quote a passage in which the images of an irrigation district and a brewing vessel are combined [113] :

(4) ÉN *bat-qat* ÍD *šur-*⸢*da-at a-tap-pu*⸣ (5) *ina* A.KAL *gap-ši ib-ba-tiq bit-qu*⸣ (6) *ša* DUG *nam-zi-ti* ⸢*ma-qit pu-ru*⸣*-us-su* (7) *šá* NENNI A N[ENNI] [*m*]*a-*[*q*]*it ir-ra-šu-ma ki-lu ul i-ši*,

(4) Incantation. "The canal is breached, the ditch is running over, (5) by a huge flood a breach has been made. (7) The stopper of the brewing vat has fallen (out). The intestine of NN, the son of NN, has fallen (out) and it has no halt".

---

106 BAM 6 474 IV 17-18; T. J. Collins, 1999, 156-160. "Yellow" (*ar-ra-qa*) with variant "long" (GÍD.D[A]) in the earlier version Emar 6/4 345 no. 737: 2. W. Farber suggested that "long" (*arrakā*) is correct and "yellow" a later corruption; *JNES* 49, 1990, 310.

107 BAM 6 574 IV 34-35; T. J. Collins, 1999, 163.

108 BAM 5 509 I 10-14 and dupls.; T. J. Collins, 1999, 160-162.

109 BAM 6 574 III 54; T. J. Collins, 1999, 128-131. We follow the interpretation of T. J. Collins, 128 (*bi-la-as-su* IM!, contra CAD N/1 257b). Old Babylonian: *nam-zi-is-sú ḫa-ar-x* [*x*] *bi-la-as-sú ša-rum*, PBS 7 87: 1-2, with W. Farber, *JNES* 43 (1984) 70. Cf. *nam-zi-tum a-ši-tum* (corrupt?), BAM 5 574 III 42.

110 S. M. Maul, in: *CRRAI* 38 [Paris], 1992, 393; repeated in his *Zukunftsbewältigung* (1994) 104.

111 BAM 6 574 IV 24-26. An earlier Old Babylonian version in VAS 17 9: 1-4. See T. J. Collins, 1999, 153-5.

112 BAM 5 508 II 4-8, STT II 252: 17-20 and dupls.; W. Farber, *JNES* 49, 1990, 319 f; T. J. Collins, 1999, 134-7.

113 L. W. King, 1914, no. 500, Plate 4, Th. 1905-4-9, 90 + 95. Lit.: R. Borger, HKL II, 1975, 390. The lines are quoted in CAD B 162a, 165a, N/1 257 f., R 244a.

In the Greek world, the digestion was seen as "cooking", "concoction", πεψις (*pépsis*). Along this theory many natural phenomena were explained. "Originally used of the ripening of fruit (one of the root meanings of the verb), then cooking and digestion, it came to be applied to a wide range of physiological processes (including the production of semen and its action on the menses, the hatching of eggs, the development of the embryo, and the formation of blood, fat, suet, milk, and residues such as urine), as well as to various pathological changes, the formation of pus, catarrh, phlegm, and other humours (compare, in English, the 'ripening' of boils)"[114]. In Akkadian, too, the same word is used for ripening and cooking (*bašālu*) but the digestion is never compared to cooking.

[114] G. E. R. Lloyd, 1987, 204 f., with footnotes.

Bibliography

Al-Adami, Kh. 1982 "A New Kudurru of Nadin-Ahhe in the Iraq Museum: Im.90585", *Sumer* 38, p. 121-133.

Aro, J., Nougayrol, J. 1973 "Trois nouveaux recueils d'haruspicine ancienne", *RA* 67, p. 41-56.

Boehmer, R. M., Redde, F., Salje, B. (eds) 1995 *Die Gräber*, Mit Beiträgen von F. Köcher, AUWE 10, Mainz am Rheim.

Bottéro, J. 1985 *Mythes et rites de Babylone*, Genève, Paris.
1995 *Textes culinaires Mésopotamiens*, Winona Lake.

Brockelman, C. 1928 *Lexicon Syriacum*, Halle.

Cadelli, D.S 2000 *Recherche sur la médecine mésopotamienne. La série Šumma amêlu suâlam maruṣ*, (diss., Paris).

Cavigneaux, A., al-Rawi, F. N. H. 1994 "Charmes de Sippar et de Nippur", in H. Gasche, M. Tanret, C. Jassen, A. Degraeve (eds.), *Cinquante-deux reflexions sur le Proche-Orient ancien offertes en hommage à Leon de Meyer*, MHEO II, Leuven, p. 73-89.

Civil, M. 1974 "Medical Commentaries from Nippur", *JNES* 33, p.329-338.

Collins, T.J. 1999 *Natural Illness in Babylonian Mmedical Incantations* (diss., Chicago).

Finkel, I. L. 2000 "On Late Babylonian Medical Training", in A. R. George & I.L. Finkel (eds), *Wisdom, Gods and Literature = Studies W. G. Lambert*, Winona Lake, p. 137-223.

Foster, B.R. 1996 *Before the Muses*, Bethesda.

Foxvog, D. A. 1989 "A Manual of Sacrificial Procedure", in H. Behrens, D. Lodging, M.T. Roth (eds.), *Studies Å.W. Sjöberg*, Philadelphia, p. 167-176

Fronzaroli, P. 1984 "Materiali per il lessico eblaita, 1", *Studi Eblaiti* VII, Rome, p. 145-190.

Geller, M .J. 1984 "Compte-rendu de F. Köcher *Die babylonisch-assyrische Medizin V*, Berlin-New York, 1980", *ZA* 74, p. 292-297.
2000 a "An Akkadian Vademecum in the Babylonian Talmud", in: S. Kottek, M. Horstmanshoff (eds), *From Athens to Jerusalem*, Rotterdam.
2000 b "Incipits and Rubrics", in A. R. George & I. L. Finkel (eds), *Wisdom, Gods and Literature = Studies W.G. Lambert*, Winona Lake, p. 225-258.

Günbattı, C. 1997 "Kültepe den akadlı Sargon'a âit bir Tablet", *Archivum Anatolicum* 3, Ankara, p. 131-155.

Haussperger, M.	2002	"Die Krankheiten des Verdauungstraktes", *WdO* 32, p. 33-73.
Heeßel, N. P.	2000	*Babylonisch-assyrische Diagnostik*, AOAT 43, Münster.
Hecker, K.	2001	dans M. Dietrich *et alii* (éds), *Texte aus der Umwelt des Alten Testament, Ergänzungslieferung*, Gütersloh, p. 11-58.
Hussey, M. I.	1948	"Anatomical Nomenclature in an Akkadian Omen Text", *JCS* 2, p. 21-32.
Jeyes, U.	1989	*Old Babylonian Extispicy*, Istambul.
	1991	"Compte-rendu de R. Leiderer, *Anatomie der Schlafsleber im babylonischen Leberorakel*, München, Bern, Wien, San Francisco", *ZA* 81, p. 306-307.
Jouanna, J.	1999	*Hippocrates* (translated by M. B. De Bevoise), Baltimore and London.
Jursa, M.	1999	*Das Archiv des Bēl-rēmanni*, Istambul
King, L. W.	1914	*Catalogue of the Cuneiform Tablets in the Kouyunjik Collection, Supplement,* London.
Köcher, F.	1995	"Die Decknamen für gewisse Heilmittel in der babylonish-assyrischen Pharmazie", in R. M. Boehmer, F. Pedle, and B. Salje (eds.), *Die Gräber, Ausgrabung in Uruk-Warka*, Endberichte, vol. 10, Mainz am Rhein.
Kogan, L., Militarev, A.	2000	*Semitic Etymological Dictionary* I, Münster.
Lambert, W.G.	1967	"Enmeduranki and Related Matters", *JCS* 21, p. 126-138.
	1998	"The Qualifications of Babylonian Diviners", in S. M. Maul (ed), *Festschrift für Rykle Borger zu seinem 65. Geburtstag am 24 Mai 1994 tikip santakki mala bašmu...*, Cuneiform Monographs 10, Groningen, p. 141-158.
Leichty, E.	1970	*Šumma izbu*, Locust Valley.
Lloyd, G. E. R.	1987	*The Revolutions of Wisdom. Studies in the Claims and Practice of Ancient Greek Science*, Berkeley.
MacGinnis, J.	1991-92	"Neo-Babylonian Prebend Texts from the British Museum", *AfO* 38-39, p. 74-100.
Maul, S.M.	1994	*Zukunftsbewältigung*, Mainz.
McGuire G.	1975	*Excavations at Nippur, Eleventh Season*, OIC 22, Chicago and London.
Meyer, J.-W.	1993	"Ein Milzmodell aus Mari (AO 27906)", *MARI* 7, p. 349-354.
Moran, W. L.	1969	"Akkadian Names of the Stomachs of Ruminants", *JCS* 21, p. 178-182.
Reiner, E.	1982	"Babylonian Birth Prognoses", *ZA* 72, p. 124-138.

Reynolds, F. S. 2002 "Descripting the Body of a God", in C. Wunsch (ed.), *Festschrift C.B.F. Walker*, Dresden, p. 215-227.

Röllig, W. 1993-97 "Milz", *RlA* 8, Berlin & New-York, p. 208a.

Sjöberg, A. W. 1998 "Studies in the Emar S[a] Vocabulary", *ZA* 88, p. 240-283.

Sokoloff, M. 1992 *A Dictionary of Jewish Palestinian Aramaic*, Ramat-Gan.

Starr, I. 1983 *The Rituals of the Diviner*, Malibu.

Stol, M. 1986 "Blindness and Night-Blindness in Akkadian", *JNES* 45, p. 295-299.

1991-1992 "Diagnosis and Therapy in Babylonian Medicine", *JEOL* 32, p.42-65.

1992 "The Moon as seen by the Babylonians" in: D. J. W. Meijer (ed.), *Natural Phenomena. Their Meaning, Depiction and Description in the Ancient Near East,* Amsterdam, p. 245-277.

1993 *Epilepsy in Babylonia*, Cuneiform Monographs, vol. 2, Groningen.

2000 *Birth in Babylonia and the Bible*, Groningen.

Thomsen, M.-L. 1987 *Zauberdiagnose und schwarze Magie in Mesopotamien*, Copenhagen.

PREMIÈRE APPROCHE D'UNE PALÉOPATHOLOGIE DU PROCHE-ORIENT ANCIEN

Dr P. L. THILLAUD
E.P.H.E., IVème section
La Sorbonne, Paris

Associant dans une démarche commune : la pathologie, l'anthropologie, l'archéologie et l'histoire, la paléopathologie se donne pour objectif de reconnaître les traces des maladies sur les restes humains anciens et, plus accessoirement, les figurations anthropomorphes artisanales, rituelles et artistiques. Cette discipline médico-historique permet au médecin de mieux connaître les maladies en étudiant leur histoire naturelle et à l'historien de retrouver à travers les maux dont elles souffraient les conditions sanitaires et, par-là, les modes de vie des populations anciennes ou disparues[1].

I: LA PALEOPATHOLOGIE

Ce n'est qu'en 1974, soit très exactement deux siècles après l'observation du naturaliste prussien J. F. Esper (1742-1810), considérée comme première par la communauté des paléopathologistes que celle-ci découvrit que ce néologisme avait été conçu en 1892 par R. W. Shuffeldt pour les besoins d'un article publié dans un périodique américain de vulgarisation scientifique[2]. Cette découverte fort tardive n'entache pas le mérite de Sir Marc Armand Ruffer (1859-1917) - né à Lyon...- qui, longtemps reconnu pour être l'inventeur de ce mot, reste bien le rénovateur de son usage et mieux encore, son promoteur en lui assignant dès 1913 pour objectif d'être : "la science des maladies dont on peut démontrer l'existence sur les restes humains et animaux des temps anciens"[3].

Quatre branches participent à des degrés divers de la paléopathologie.

I.1: La paléopathologie organique

La paléopathologie organique applique les méthodes et les techniques diagnostiques médicales les plus actuelles et les plus performantes à l'analyse des tissus momifiés naturellement ou artificiellement. Depuis la deuxième décennie du XXème siècle, elle peut se prévaloir de résultats spectaculaires dans la connaissance de l'histoire naturelle des maladies comme des pathographies des personnalités célèbres de l'histoire, mais demeure confinée dans l'analyse exhaustive de spécimens aussi prestigieux qu'isolés. Ayant choisi d'exclure l'Égypte de notre propos, cette branche ne participera pas de notre évaluation de la paléopathologie du Proche-Orient ancien.

[1] P. L. Thillaud, 1996.

[2] E. J. C. Esper, 1774.

[3] M. A. Ruffer, 1921.

I.2: L'ostéo-archéologie

L'ostéo-archéologie, dont le champ de recherche est limité aux seuls ossements, dispose de moyens nettement plus modestes et se trouve contrainte d'élaborer ses propres méthodes de recueil et d'interprétation[4]. Avec leur application, à partir des années 1970, sur les grandes séries homogènes de squelettes contenues dans les innombrables nécropoles historiques régulièrement mises à jour, l'ostéo-archéologie accède de manière convaincante à la connaissance des états sanitaires des populations anciennes ou disparues. L'observation de lésions élémentaires normalisées sur l'os sec ancien lui permet d'identifier des syndromes ostéo-archéologiques qui offrent parfois un accès immédiat à un diagnostic rétrospectif conforme à la nosologie médicale actuelle[5]. Notre approche de la paléopathologie du Proche-Orient ancien relèvera exclusivement de cette branche ; les spécimens disponibles n'étant formés que de restes osseux qui jusqu'à présent n'ont pas fait l'objet des investigations qu'offre désormais la troisième branche de la paléopathologie : la paléogénétique.

I.3: La paléogénétique

La paléogénétique se fonde sur l'analyse moléculaire de ces véritables archives biologiques que sont les restes humains anciens. En traquant l'ADN, elle s'affranchit de la nature organique ou minérale de son matériel d'étude et nous laisse espérer depuis peu des perspectives aussi prometteuses que périlleuses sur l'identification spécifique de l'élément causal des maladies du passé. Apparue au cours des années 80, cette spécialité devrait être destinée à servir très efficacement l'histoire des maladies comme celle des populations sous réserve de stabiliser de manière assurée ses résultats.

I.4: L'iconodiagnostic

L'iconodiagnostic en revanche, ne peut véritablement prétendre à un exercice utile. L'interprétation de la figuration d'un processus morbide n'autorise qu'exceptionnellement une distinction entre la réalité morphopathologique et la vision personnelle de son auteur nécessairement influencée par son environnement socioculturel. Ainsi, depuis la fin du XIXème siècle, l'iconodiagnostic semble condamné à n'entretenir que d'inextinguibles disputes universitaires.

Chacune de ces spécialités concourent à la définition de cet objet ultime qui justifie l'exercice de la paléopathologie et son ancrage dans la recherche médico-historique; nous voulons parler de la pathocénose. Le concept de pathocénose est une notion fondamentale de l'histoire des maladies et des états sanitaires des hommes du passé. Proposé en 1969 par notre maître de l'École Pratique des Hautes-Études (IVème Section), M. D. Grmek, ce néologisme est défini comme l'ensemble que forment tous les états pathologiques au sein d'une population déterminée, dans le temps et dans l'espace[6]. Cet ensemble tend naturellement vers un équilibre plus ou moins durable. L'observation de ruptures survenant dans cet équilibre permet d'identifier une "dynamique" où les grandes catégories nosologiques (traumatiques, dégénératives, infectieuses, carentielles, congénitales, néoplasiques et toxiques) se trouvent alternativement, au gré des circonstances physiques, climatologiques, politiques, économiques, sociales et culturelles, placées dans une position déterminante.

II: LES RECHERCHES OSTEO-ARCHEOLOGIQUES AU PROCHE-ORIENT

L'approche que nous proposons ici sera contenue dans des champs géographiques et chronologiques qui pourront vous paraître critiquables. Ces limites ne résultent pas vraiment d'un choix délibéré mais de la réalité qu'impose la bibliographie spécialisée de ces trente dernières années, marquée par des trouvailles éparses et des recherches fragmentaires inégalement réparties dans un quadrilatère

---

[4] P. L. Thillaud, 1980.

[5] P. L. Thillaud et P. Charon, 1994.

[6] M. D. Grmek, 1969.

limité par la Turquie et la Jordanie à l'Ouest, l'Iran et le Sultanat d'Oman à l'Est; et dont les datations s'égrènent depuis le paléolithique jusqu'aux croisades.

L'exclusion de l'Égypte en revanche est choisie. L'abondance de ses momies et autres spécimens ostéo-archéologiques est bien connue et la richesse de ses études paléopathologiques a été largement diffusée depuis plus d'un siècle. La place qu'il eût fallu leur réserver aurait occulté l'ensemble du Proche-Orient.

C'est également notre choix d'avoir limité aux trente dernières années notre recherche bibliographique car ce n'est qu'à partir des années 70 que la paléopathologie a su, au terme d'une "traversée du désert" entamée au début des années 30, s'organiser de manière utile et durable[7].

Loin de nous contrarier, ces limites nous ont engagés à un exercice premier que, sans l'invitation à ce colloque, nous n'aurions pas nécessairement entrepris ; à savoir : faire le point sur notre connaissance présente de la paléopathologie et des pathocénoses du Proche-Orient ancien.

À l'évidence, cet exercice ne saurait être que provisoire en ce qu'il ne prétend pas être exhaustif. Les quelques conclusions générales qui en seront dégagées avec l'audace que l'on accepte de tout exercice premier, n'autoriseront que de cerner très approximativement les pathocénoses de ce Proche-Orient ancien qui recèle encore bien des mystères.

II.1: Les difficultés

La cinquantaine de références bibliographiques issues des principaux périodiques et de l'ensemble des actes des congrès spécialisés publiés depuis le début des années 70, montrent qu'à l'évidence certains territoires du Proche-Orient ancien ont fait l'objet d'une recherche plus systématique que d'autres. En se fondant sur les limites actuelles des États politiques, on constate qu'avec quinze références, Israël occupe à lui seul le tiers de la recherche paléopathologique consacrée au Proche-Orient. Viennent ensuite la Turquie et la Jordanie avec respectivement neuf références, puis l'Irak qui n'en compte que quatre et, enfin, le Koweït, l'Iran, Bahreïn, le sultanat d'Oman et la Palestine, représentés chacun que par une seule référence.

Les sondages effectués sur quelques années parmi la période retenue, nous permettent d'affirmer que l'extension de notre recherche bibliographique aux grandes revues généralistes d'anthropologie physique et d'archéologie aurait probablement augmenté le nombre des études disponibles mais, pour autant, n'aurait point modifié significativement l'inégalité de leur répartition géographique.

Ceci étant, aucun enseignement de nature scientifique ou historique ne saurait être tiré de ce constat qui ne témoigne que de l'influence, ici très certainement plus sensible que partout ailleurs, des réalités politiques et économiques du présent sur l'histoire.

La représentation des temps est à l'image de celle des lieux. Depuis le paléolithique jusqu'à l'époque médiévale, chacune des grandes périodes intercalaires se trouve, selon le territoire, très inégalement représentée. Le néolithique et le chalcolithique, puis le bronze ancien occupent plus de la moitié des études réalisées avec respectivement onze et douze publications. La période romano-byzantine est-elle aussi bien présente avec dix références. Le paléolithique, les temps hellénistiques et le Ier siècle ap. J.-C. qui souvent se trouve individualisé dans ces recherches, n'en disposent chacun que de quatre et l'époque médiévale d'une seule.

Les recherches relevant du territoire actuel d'Israël sont assez régulièrement réparties sur toutes les périodes depuis le chalcolithique jusqu'à la période byzantine, cette dernière demeurant toutefois, avec le tiers des études publiées, la mieux représentée (5/15). La Turquie se distingue par des recherches limitées aux néolithique et chalcolithique d'une part et au bronze ancien d'autre part avec respectivement quatre et cinq références. Deux autres publications cependant ont trait aux temps byzantins. Les études

[7] D. R. Brothwell et A. T. Sandison, 1967.

relevant de la Jordanie sont comme pour Israël remarquablement réparties depuis le néolithique jusqu'aux temps médiévaux avec là aussi un léger avantage pour la période romano-byzantine. Toutes les recherches intéressant l'Irak portent sur le paléolithique et le néolithique. Enfin si les trop rares publications issues des autres États du Proche-Orient n'autorisent aucun commentaire particulier, on remarquera que les deux études paléopathologiques provenant du Koweït intéressent la seule période hellénistique.

Sur le plan nosologique, notre approche de la paléopathologie du Proche-Orient ancien est marquée comme dans ses dimensions géographiques et chronologiques, par une documentation très inégale. La nosologie ostéo-archéologique décrite en Israël, dominée par la traumatologie et la pathologie dentaire, est le plus souvent ponctuelle sinon anecdotique avec des publications dédiées à l'observation d'une trépanation ou d'une amputation voire d'une crucifixion ou d'une contention dentaire. Une plus grande diversité nosologique se révèle avec la période byzantine qui dispose de la seule étude se hasardant à une timide évaluation sanitaire générale. Pour la Turquie en revanche, la plupart des travaux publiés se concentrent sur cette évaluation sanitaire des populations néolithiques et du bronze ancien. Les recherches les plus instructives effectuées en Jordanie sont aussi majoritairement dévolues à ce type d'évaluation des états sanitaires au cours des temps romano-byzantins. Les publications intéressant l'Irak s'attachent également à identifier les composantes de la morbidité régnante aux temps néolithiques et paléolithiques même si pour ces derniers les conclusions émises ne peuvent être accueillies qu'avec beaucoup d'incrédulité.

Arrivé au terme de cette présentation générale, il faut bien convenir que dans sa dimension géographique la paléopathologie du Proche-Orient ancien sera avant tout celle de l'Est méditerranéen, du Levant, avec un matériel ostéo-archéologique provenant dans 75% des cas d'Israël, de la Turquie et de la Jordanie. Dans sa dimension chronologique, ce sera une paléopathologie préhistorique puisque issue des temps néolithiques et chalcolithiques qui occupent plus de la moitié des études recensées. Enfin dans sa dimension nosologique, ce sera une paléopathologie qui attendra la période romano-byzantine pour s'offrir avec la diversité morbide nécessaire à une esquisse prudente de pathocénose.

La nosographie du Proche-Orient ancien qui résulte de l'ensemble des diagnostics rétrospectifs consignés dans notre documentation est à l'image de toutes les nosographies ostéo-archéologiques, soumise à trois limites fondamentales: la nature et l'état de conservation du matériel: l'os; la nature et l'importance des moyens d'investigation diagnostique mis en œuvre et la pertinence des méthodes employées dans le recueil et l'identification des lésions osseuses anciennes[8].

L'aboutissement de cette diagnose rétrospective permet de répartir ses résultats dans les sept grands groupes nosologiques déjà énumérés qui composent, à des degrés divers la nosographie ostéo-archéologique. La documentation de chacun de ces groupes ne saurait être équitable. Premièrement, toutes les maladies humaines n'ont pas une prévalence et une incidence égales. Deuxièmement, l'observation des signes objectifs d'un cal de fracture ou de la section franche d'un membre sera toujours plus aisée, plus fréquente et mieux assurée que celle d'une petite tumeur osseuse dissimulée dans un sinus frontal.

II.2: Affections traumatiques

Le groupe des affections traumatiques consécutives à un accident, à la compassion des hommes ou à leur violence, figure systématiquement aux premiers plans des nosographies historiques humaines. Seize de nos références soit plus du tiers, en font état: sept d'entre elles à propos de fractures ou de contusions osseuses; quatre autres, au titre de trépanations qui peuvent être légitimement interprétées comme intentionnelles sinon thérapeutiques; les cinq dernières portant bien témoignage d'une violence inter humaine. Cette distribution étiologique reflète assez fidèlement la réalité traumatologique des populations du passé qui récemment encore recrutait la plupart de ses cas dans les accidents comme dans

[8] P. L. Thillaud et P. Charon, 1994.

les violences. Aujourd'hui, nos sociétés privilégient les premiers au détriment des secondes, confortant ainsi toute la pertinence du concept de "dynamique des pathocénoses".

Les squelettes exhumés des grottes de Shanidar (Irak) témoignent de l'existence de ces traumatismes au paléolithique[9]. Un des neuf sujets de ce site prestigieux présente les stigmates d'une blessure osseuse grave mais consolidée, ce qui suppose l'administration de soins[10]. À Karatas (Turquie), parmi les 560 individus datant du néolithique, on a retrouvé chez les hommes de nombreuses blessures à la tête, et chez les femmes, un nombre plus important encore de fractures de l'avant-bras dites "de défense" survenant classiquement à l'occasion d'un geste réflexe destiné à se protéger d'un coup porté à la tête ou au thorax[11]. Dans ce même site, les traumatismes observés parmi 390 autres spécimens datant du bronze ancien, confirment la pérennité de ces risques[12]. Durant la même période, mais à Ra's al'Hamra (Oman), 40 squelettes forts mal conservés à cause d'une inhumation en milieu saumâtre, ont également permis d'identifier de nombreuses fractures bien consolidées des côtes et des membres supérieurs[13]. Dans l'île de Failaka (Koweït), sur les 12 squelettes inhumés au cours de la période hellénistique, il a été noté l'existence de deux fractures consolidées en malposition dont une à l'avant-bras et deux blessures par projectile du crâne[14]. En Jordanie, les squelettes du site romano-byzantin de Yasileh ne recèlent en revanche que de rares stigmates de traumatismes osseux[15]. Le site de Sa'ad, proche du précédent et de même époque, compte parmi ses 73 tombes: un individu décédé d'une blessure crânienne et une sépulture familiale dont les membres présentent à eux tous plus de cinquante fractures consolidées réparties sur les membres supérieurs et...les pieds[16]. En Israël, le cimetière du monastère byzantin de Khan-el-Ahmar abritant les sépultures de 117 adultes et de 30 enfants inhumés entre le Vème et le XIIIème siècle ap. J.-C., ne laisse à observer que très peu de traumatismes montrant ainsi que cette population disposait d'un mode de vie à l'abri des accidents et avait su se mettre hors de portée des violences environnantes[17]. En Palestine, le site de Tell-el-Hesi qui regroupe près de 600 tombes datant probablement d'une époque bédouine tardive, confirme qu'en ces temps les fractures étaient communes[18].

À l'exception d'une seule retrouvée en Israël, toutes les trépanations du Proche-Orient ancien ont été découvertes en Turquie. À Karatas, on a pu observer sur le crâne d'un sujet néolithique une trépanation non cicatrisée à l'emplacement d'une fracture récente[19]. À Lidar Höyük, dans l'Est de l'Anatolie, deux trépanations datant du bronze ancien, réalisées par grattage et bien cicatrisées, témoignent de la longue survie des patients[20]. L'une d'entre elles se trouve associée à un trauma crânien. Toujours en Turquie, à Kurucay (chalcolithique), à Gordion (époque romaine), à Isnik (époque byzantine), à Dilkaya (moyen âge) et dans une nécropole ottomane non localisée, six cas de trépanations ont été diagnostiqués[21]. Le plus ancien d'entre eux présentait trois orifices et la plupart assurèrent à leurs bénéficiaires une longue survie. La trépanation observée en Israël est particulièrement intéressante. Il s'agit d'une trépanation inachevée, non cicatrisée, pratiquée sur un enfant de 8-9 ans dont la mort remonte

---

[9] A. Agelarakis, 1993.

[10] G. Bahn (éd.), 1996.

[11] L. Angel, 1976.

[12] L. Angel, 1980.

[13] R. Grilletto, 1982.

[14] G. H. R. Maat, H. A. Lonnee et H. J. W. Noordhuisen, 1988.

[15] M. Zabecki, W. Willis et M. Buzon, 2000.

[16] Anonyme, 1999.

[17] I. Hershkovitz, R. Yakar *et alii*, 1995.

[18] J. K. Eakins, 1979.

[19] L. Angel, 1975.

[20] T. Koca et M. Schultz, 1994.

[21] E. Gulec, 1995.

au bronze ancien, présentant par ailleurs un tableau lésionnel très évocateur du scorbut[22]. Cette trépanation par grattage a-t-elle été réalisée dans le but de drainer un de ces hématomes qui souvent marquent le décours de cette maladie carentielle? Nous ne saurions l'affirmer, en revanche, il est assuré que cette intervention lui fut fatale.

Un cas de scalp a été retrouvé parmi les 300 individus de la nécropole du bronze ancien de Bab edh-Dhra (Jordanie)[23]. Le crâne de cet homme d'environ 40 ans présentait les stigmates d'un scalp caractérisés par des marques de découpe sur la voûte et une nécrose superficielle témoignant d'une survie d'au moins quelques semaines. L'irrégularité des bords de la zone lésionnelle nous engage à privilégier son origine accidentelle consécutive à un choc ou plus probablement à une agression animale. Ce cas est très certainement le plus ancien de la paléopathologie humaine.

L'unique exemple de crucifixion, ce supplice si "typique" de la région, n'a été découvert en Israël qu'en 1968[24]. Il s'agit d'un homme de 20 ans exécuté durant le Ier siècle après J.-C. dont le calcanéum droit fut retrouvé percé d'un clou long de 11,5 cm.[25].

C'est également en Israël que furent observés les deux seuls cas d'amputation du Proche-Orient ancien[26]. Le premier date du bronze ancien et provient de la vallée de Refaïm. Il s'agit du squelette bien conservé d'un homme d'environ 45 ans dont l'amputation de la main droite ne fait aucun doute. L'examen d'un second spécimen découvert à Ashod et datant de la période hellénistique permet d'affirmer la survie du sujet et par conséquent la pratique de soins après ce supplice qui selon le code d'Hammourabi devait être réservé aux parricides et ... aux médecins responsables du décès de leurs patients (au moins des deux premiers...).

II.3: Affections dégénératives

Le groupe des affections dégénératives est systématiquement le plus important dans toutes les nosographies passées ou contemporaines. Cela n'a rien d'étonnant puisqu'en son sein trône toujours sans partage l'arthrose et que la pathologie ostéo-articulaire dégénérative est consubstantielle à la motricité, même normale, de tous les squelettes du monde vivant; son omniprésence est confirmée chez les dinosaures comme chez nos patients. Douze de nos références en font état. C'est un peu moins que pour les affections traumatiques. Mais il ne faut pas se méprendre sur la signification de cette différence. L'arthrose est si commune qu'elle arrive même à se soustraire de la vigilance des spécialistes. Gageons que sa réalité ostéo-archéologique est pour le Proche-Orient ancien autrement plus importante.

Quoi qu'il en soit, l'arthrose a été ordinairement observée à Shanidar (Irak)[27]. Un de ces spécimens paléolithiques (Shanidar 3) présentait en outre une arthrose bilatérale des apophyses transverses de la première vertèbre lombaire liée vraisemblablement à l'existence surnuméraire d'une 13ème paire de côtes qui reste de nos jours exceptionnelle[28]. En Anatolie (Turquie), on la retrouve depuis le néolithique jusqu'à l'époque byzantine sous sa forme temporo-mandibulaire[29]. À Karatas (Turquie), elle est attestée au bronze ancien[30]. En Irak, elle montre son dédain des classes sociales en affectant massivement les 17

---

22 P. Mogle, J. Zias, 1995.

23 D. J. Ortner, C. Ribas, 1997.

24 J. Zias, 1998a.

25 J. Zias, 1998b.

26 A. I. Bloom, R. A. Bloom *et alii*, 1995.

27 A. Agelarakis, 1993.

28 M. D. Ogilvie, C. E. Hilton, J. R. Spaeth, 1997.

29 E. Algaput, 1978.

30 L. Angel, 1980.

squelettes exhumés d'une sépulture du site royal assyrien de Nimrud (VIIIème siècle av. J.-C.) dont le somptueux mobilier funéraire signe l'appartenance distinguée[31]. Les 12 squelettes de l'île de Failaka (Koweït) semblent en revanche préservés de cette usure articulaire avec un seul exemple d'arthrose vertébrale et un autre présentant une maladie de Forestier (hyperostose vertébrale ankylosante) par ailleurs rarement décrite au Proche-Orient ancien[32]. Les périodes les plus récentes, celles pour lesquelles les ossements sont nombreux, confirment l'omniprésence de l'arthrose. C'est le cas à Yasileh (Jordanie)[33] comme à Tell-el-Hesi (Palestine)[34]. L'examen des 1388 vertèbres extraites du charnier de Mamilla (Jérusalem) destiné aux victimes chrétiennes d'un massacre perpétré par les Perses en 614 ap. J.-C., est plus édifiant encore[35]. Dans cette population dont l'âge moyen au décès est inférieur à 40 ans, les vertèbres sont marquées à 75% d'ostéophytose (becs de perroquet) et à 84% d'arthrose. Pour autant, ces proportions demeurent bien inférieures à celles enregistrées dans le cimetière du monastère byzantin de Khan-el-Ahmar (Israël)[36].

II.4: Affections infectieuses

L'analyse ostéo-archéologique du groupe des affections infectieuses est beaucoup plus complexe que les deux précédents. Cette complexité tient d'une part, à ce que seules les infections évoluant sur un mode chronique marquent le tissu osseux; d'autre part, à ce que la diversité étiologique qui caractérise la pathologie infectieuse s'offre rarement à l'examen macroscopique de lésions caractérisées par une grande uniformité morphologique. Si on ajoute à ces difficultés le fait que le plus grand nombre des infections engagent le pronostic vital bien avant d'atteindre la chronicité, on comprend que pour ce groupe d'affections, l'ostéo-archéologie ne peut fournir qu'un état très imparfait de la réalité infectieuse des populations du passé.

Pour simplifier, on peut considérer qu'en pratique ostéo-archéologique ce groupe est représenté par quatre composantes: les infections à germe banal que l'on distingue par opposition à celles dites à germe spécifique comme la lèpre, la tuberculose et les tréponématoses (syphilis, béjel et pian); les infections parasitaires comme le paludisme et enfin les infections bucco-dentaires: abcès, caries, etc.

II.4.1: Infections à germe banal

Les infections à germe banal intéressent peu les paléopathologistes sauf en ce qu'elles confortent la réalité d'une traumatologie aggravée de surinfection. Neuf de nos références les signalent. À Dinkha Tepe (Iran), 6 des 15 adultes morts à l'âge du bronze et du fer souffraient d'otites et de mastoïdites[37]. À Ikiz Tepe (Turquie), les 96 squelettes infantiles exhumés d'une nécropole de l'âge du bronze conservent les stigmates de stomatites (16,7%), de sinusites (6,9%), de méningites (6,5%) et d'ostéomyélites (5,1%)[38]. Toutes les autres observations portent sur l'époque byzantine et se révèlent parfois contradictoires. À Arslantepe (Turquie), sur 97 squelettes sub-adultes de l'époque byzantine, on constate que les otites moyennes et les sinusites frontales sont inexistantes contrairement aux méningites (12%) et aux sinusites maxillaires (16%)[39]. Ces résultats révèlent cependant un bien meilleur état sanitaire que, plus tard, dans les populations médiévales d'Anatolie. À Khan-el-Ahmar (Israël), il n'y aurait que très peu de maladies infectieuses[40]. À Yasileh (Jordanie), une première étude conclut à une grande mortalité

---

[31] M. Schultz, M. Kunter, 1998.

[32] G. H. R. Maat, H. A. Lonnee, H. J. W. Noordhuisen, 1988.

[33] B. Renfro, 1998.

[34] J. K. Eakins, 1979.

[35] Y. Nagar, G. Taitz, R. Reich, 1999.

[36] I. Hershkovitz, R. Yakar *et alii*, 1995.

[37] O. W. Muscarella, 1968; T. A. Rathbun, R. Mallin, 1977.

[38] M. Schultz, 1984.

[39] M. Schultz, T. H. Schmidt-Schultze, 2000.

[40] I. Hershhkovitz, R. Yakar *et alii*, 1995.

des enfants et des adolescents et à beaucoup d'infections généralisées[41]; une autre prétend le contraire[42], ce que semble confirmer une troisième en ne recensant aucune maladie inflammatoire sévère et 5% d'infections[43].

II.4.2: Infections à germe spécifique

Au titre des maladies infectieuses dites à germe spécifique, aucune des huit références qui leur sont peu ou prou consacrées ne mentionne les tréponématoses: la syphilis ou le béjel. La lèpre ne relève que de trois études. La première évoque la découverte en 1987 du premier cas trouvé en Terre Sainte[44]; les deux autres soulignent la difficulté de son diagnostic rétrospectif. Dans une fosse commune du monastère des Martyrs dans le désert de Judée (Israël), réputé pour avoir accueilli des lépreux, 4 des 10 squelettes datant de la période byzantine présentaient en fait les stigmates d'une polyarthrite psoriasique pouvant simuler les mutilations des mains et des pieds caractéristiques de la lèpre[45]. Au monastère de Jean le Baptiste près du Jourdain (Israël), parmi les 34 individus exhumés d'une sépulture commune de même époque, certains étaient bien porteurs des lésions des extrémités consécutives à l'action de Mycobacterium Leprae mais également à celle de la tuberculose[46].

Cette autre mycobactériose est rarement retrouvée associée à la lèpre en Proche-Orient[47]. De fait, les études consacrées à la tuberculose dans cette région sont toutes contenues dans les territoires d'Israël et de la Jordanie et limitées d'une part, à la mise en évidence de la relation étroite qui unit cette maladie à la domestication des bovins et à la consommation de lait, plus précisément à la datation de l'apparition de leur pratique[48]; d'autre part, à une éventuelle résistance des populations juives à son germe, justifiée par des comportements socioculturels spécifiques[49].

Trois spécimens de tuberculose qui serait d'origine bovine, ont été retrouvés à Ain Ghazal (Jordanie) dans une nécropole datant de la période néolithique (PPNB: 7400-6000 av. J.-C.)[50]. Un cas de tuberculose osseuse a été diagnostiqué de façon plus convaincante à Bab edh-Dhrah (Jordanie) sur un squelette daté du chalcolithique-bronze ancien (3500-1000 av. J.-C.)[51]. La première découverte serait donc légèrement antérieure à la domestication bovine dont les preuves ne s'observent qu'à partir de la fin du VIème et au cours du Vème millénaire av. J.-C.; la seconde en revanche se situe assez exactement dans cette période du chalcolithique-bronze ancien qui recèle les premières traces archéologiquement attestées d'une consommation de lait. Ceci étant, il n'existe pas d'exemple de tuberculose pulmonaire avant le Ier millénaire av. J.-C.[52]. Après 700 av. J.-C. en revanche, les données paléopathologiques et les sources écrites indiquent une large diffusion de cette forme de tuberculose[53]. Or en 1000 av. J.-C., il semble admis que deux évènements majeurs marquent simultanément l'Est méditerranéen: l'invasion-migration des populations pastorales indo-européennes, buveuses de lait; et la disparition progressive des civilisations occupant l'Eurasie méridionale. Ainsi la tuberculose humaine serait-elle plus liée à la

---

41 B. Renfro, 1998.

42 M. Zabecki, W. Willis, M. Buzon, 2000.

43 Anonyme, 1999.

44 J. Sandersen, K. Manchester, 1987.

45 J. Zias, P. D. Mitchell, 1996.

46 J. Zias, 1991a.

47 G. Palfi, O. Dutour (éds.), 1999; J. Zias, 1991a.

48 I. Herschkovitz, A. Gopher, 1999.

49 J. Zias, 1996 et 1998c.

50 M. El-Najjar, A. Al-Shiyab, I. Al-Sarie, 1997; I. Herschkovitz, A. Gopher, 1999.

51 I. Herschkovitz, A. Gopher, 1999; D. J. Ortner, 1979.

52 F. Haas, S. Haas, 1999.

53 F. Haas, S. Haas, 1999

consommation de lait qu'à la domestication des bovins et daterait du chalcolithique-bronze ancien plutôt que du néolithique. Dans ce cas, les vertèbres cervicales d'Ain Ghazal diagnostiquées comme tuberculeuses, bien que cette localisation haute sur le rachis ne soit pas habituelle dans cette maladie, pourraient ne pas l'être. Dans ces conditions, les premiers cas à retenir seraient ceux de Bab edh-Dhrah (Jordanie) et de Wadi Makuq (Israël)[54].

II.4.3: Infections parasitaires

Les infections parasitaires dont la connaissance ne s'est vraiment développée qu'avec les progrès de la paléoparasitologie, ne sont accessibles à l'ostéo-archéologie que très indirectement. Les signes d'anémies, d'hyperostose poreuse, de *cribra orbitalia* et d'élargissement des espaces médullaires osseux, observés en grande proportion dans les groupements anciens de l'Est méditerranéen ont permis à L. Angel au début des années 70, d'affirmer que la prévalence du paludisme fut forte au mésolithique comme au néolithique, baissa entre 4000 et 400 av. J.-C., pour remonter ensuite[55]. La présence de l'anophèle se trouvait alors justifiée par l'émergence des communautés agricoles, elles-mêmes inféodées aux ressources hydrologiques. Depuis ces affirmations ont été nuancées. À Catal-Hüyuk et à Karatas (Turquie), si l'anémie est avérée depuis le néolithique jusqu'aux VII-Vèmes siècles av. J.-C., les fréquences de l'hyperostose poreuse sont trop élevées pour s'expliquer par les seuls effets du paludisme. Les amibiases et bien d'autres parasitoses doivent certainement en être également responsables[56].

Parfois le doute n'a pas sa place. À Jérusalem, l'exhumation du squelette d'un adulte datant de la période romaine a permis de recueillir à proximité immédiate d'une vertèbre lésée, deux kystes calcifiés diagnostiquant une échinococcose[57]. L'hydatidose est rare en paléopathologie car elle n'affecte l'os que dans 2% des cas et presque toujours le rachis.

II.4.4: Infections bucco-dentaires

La pathologie infectieuse bucco-dentaire nous informe avant tout sur les conditions d'hygiène et les modes alimentaires des populations anciennes. Dans le Nord du Néguev (Israël), la dentition très détériorée d'un homme adulte datant de la période hellénistique a fait l'objet d'un examen très minutieux[58]. Celui-ci a mis en évidence la première intervention humaine de dentisterie visant au maintien d'une incisive naturelle à l'aide d'une tige de bronze implantée dans le canal de sa racine, alors que déjà les prothèses existaient dans cette zone méditerranéenne. Il a également apporté la preuve d'une tentative de drainage thérapeutique d'un volumineux kyste palatin formé autour de la racine d'une canine.

À Ra's al'Hamra (Oman), les 40 squelettes mal conservés du bronze ancien présentent plusieurs abcès apicaux avec fistulisation, une importante usure dentaire mais pas de caries[59]. Sept squelettes de la communauté militaire de l'île de Failaka (Koweït) ont aussi une bien mauvaise dentition[60]. Sur 6 d'entre eux, on note l'existence de caries et d'infection de la gencive. À Ma'avarot (Israël), l'observation macroscopique de la dentition de 41 individus chalcolithiques complétés par diverses analyses biochimiques (isotopes) ont permis de retrouver les stigmates d'hypoplasies, d'usures et de micro lésions de l'émail et de caries, révélateurs d'une alimentation abrasive quoique bien préparée, riche en sucre et en protéines animales, conforme à celle d'une population agricole sédentaire[61]. À Ya'amun (Jordanie),

[54] I. Herschkovitz, A. Gopher, 1999.

[55] L. Angel, 1973.

[56] J. de Zulueta, 1976.

[57] J. Zias, 1991b.

[58] J. Zias, K. Numeroff, 1986.

[59] R. Grilletto, 1982.

[60] G. H. R. Maat, H. A. Lonnee, H. J. W. Noordhuisen, 1988.

[61] A. Agelarakis, S. Paley *et alii*, 1998; J. Winick, 1995.

l'examen de 2265 dents isolées provenant des périodes romaine et byzantine portent également témoignage d'une alimentation particulièrement riche en sucre[62].

II.4: Affections carentielles

Les affections carentielles les plus couramment observées en pratique ostéo-archéologique sont le rachitisme et le scorbut. Ces deux avitaminoses D et C reflètent alors assez fidèlement les conséquences de la malnutrition et de mauvaises conditions générales de vie. Pour le Proche-Orient où l'absence d'insolation et d'agrumes est difficile à concevoir, cette affirmation mérite d'être complétée avec des considérations culturelles.

Le rachitisme est présent au bronze ancien, comme à Ikiz Tepe (Turquie) où il affecte 5,2% de la population infantile[63]; on le retrouve à l'époque médiévale, comme à Tell Safut (Jordanie) où la décalcification observée sur le squelette d'un enfant de 9 mois doit lui être attribué[64]. Entre temps, il se trouve à proportion de 2% dans la nécropole d'Arslantepe (Turquie)[65] et, sous forme d'ostéomalacie compliquée d'ostéoporose généralisée, sur le squelette d'une femme adulte de même époque découvert dans le désert du Néguev (Israël)[66].

L'étude consacrée aux dix cas infantiles (âgés de 9 mois à 10-15 ans) exhumés de trois sites dans l'île de Bahreïn (A'ali Mound: 1000-750 av. J.-C.; Qal'at al Bahrain: 750-500 av. J.-C.; DS 3: 250 av.-250 ap. J.-C.), montre que la prévalence du rachitisme varie entre 2,5 et 25%, qu'il se trouve souvent associé à des infections (périostites) mais que ses manifestations classiques comme les pseudofractures et les amincissements sont rarement notés ce qui inviterait à penser que la malnutrition n'est pas ici le facteur causal déterminant[67]. Il semble en effet qu'en Proche-Orient, le rachitisme résulte avant tout de pratiques culturelles et de modes de vie systématiquement abrités du soleil, mais aussi d'un déficit endémique en vit. D chez des femmes pratiquant un allaitement prolongé. En 1975, 15% des enfants hospitalisés vers l'âge de 18 mois à Téhéran présentaient des signes radiologiques de rachitisme[68].

Le scorbut est également retrouvé depuis le bronze ancien jusqu'à la période byzantine. Ses manifestations sont évidentes dans l'observation de cet enfant de 8-9 ans provenant d'Israël (bronze moyen) déjà rapportée à propos des trépanations[69]. Sa présence est forte à Ikiz Tepe (Turquie) puisqu'il affecte 11,5% de la population[70]. C'est avec un pourcentage très voisin (11%) qu'il sévit durant la période byzantine à Arslantepe (Turquie)[71].

II.6: Affections congénitales

Le groupe des affections congénitales occupe dans les pathocénoses anciennes une place particulière. Cette situation tient aussi bien à sa composition qu'à sa signification médico-historique. Cet ensemble nosologique est extrêmement divers. Il associe de véritables maladies, finalement assez rares, à de nombreuses variations anatomiques aussi ordinaires que variées. Les enseignements retirés de l'observation de cet ensemble composite relève plus de l'histoire des groupements humains voire des populations que de celle des maladies et des états sanitaires. Le repérage d'une variation anatomique

---

[62] Anonyme, 1999.

[63] M. Schultz, 1984.

[64] K. Gruspier, 1989.

[65] M. Schultz, M. Kunter, 1998.

[66] A. J. Foldes, A. Moscovici *et alii*, 1995.

[67] O. Littleton, 1998a, 1998b.

[68] O. Littleton, 1998a, 1998b.

[69] P. Mogle, J. Zias, 1995.

[70] M. Schultz, 1984.

[71] M. Schultz, M. Kunter, 1998.

comme par exemple le tubercule de Carabelli sur les 1ères molaires de plusieurs squelettes inhumés dans un espace rapproché, permettra d'imaginer les liens familiaux ou sociaux qui pouvaient les unir.

Huit de nos références signalent des composantes de ce groupe. Cinq concernent le bronze ancien ou le chalcolithique. À Karatas (Turquie), les ossements de 390 adultes conservent quelques anomalies congénitales à type de spina bifida, de côtes cervicales, de processus supracondylaire de l'humérus et de perforation du manubrium sternal[72]. À Ra's al'Hamra (Oman), 32% des 40 squelettes examinés sont porteurs d'une perforation olécrânienne[73]. Un d'entre eux, celui d'un homme mature, présente en outre un spina bifida et plusieurs fractures du cubitus et des côtes. Parmi les 58 individus extraits de sépultures secondaires à Ma'avarot (Israël), 17 soit 100% des maxillaires observables présentent un tubercule de Carabelli[74]. Face à un pourcentage pareil, les auteurs des deux études sur le sujet n'hésitent pas à interpréter la présence de cette variation anatomique comme une caractéristique épigénétique de cette population chalcolithique témoignant de son isolement au regard des flux migratoires et d'un haut degré de consanguinité. À Iquiz Tepe (Turquie), l'hydrocéphalie affecte 3,9% des squelettes infantiles examinés et on relève trois cas de spina bifida[75]. Sur l'île de Failaka (Koweït), une bonne part des 12 squelettes d'adultes jeunes appartenant à une communauté militaire de la période hellénistique, présentent des anomalies de la formation de la colonne vertébrale à type de spina bifida[76]. Le rachis d'un seul individu associe une fusion incomplète de l'arc neural de l'atlas, une spondylolyse de la 4ème vertèbre lombaire, une sacralisation incomplète de la 5ème et un spina bifida complet du canal sacré. À la faveur de l'examen des 1388 vertèbres de l'ossuaire byzantin de la grotte de Mamilla (Jérusalem), l'attribution spécifique de certains caractères discrets a pu être proposée[77]. Ainsi, la fusion incomplète de l'arc neural de l'atlas semblerait réservée au peuplement juif tandis que l'érosion du foramen transverse de l'axis serait plus souvent observée dans les autres populations du Proche-Orient. Enfin, à Tell-el-Hesi (Palestine), les 600 tombes bédouines témoignent de la pérennité de ce groupe d'affections[78].

II.7: Affections néoplasiques

Les affections néoplasiques semblent anormalement rares en pratique paléopathologique. Cette remarque classique mérite quelques commentaires. Aujourd'hui encore, les tumeurs bénignes, les cancers primitifs et les métastases n'affectent qu'exceptionnellement le tissu osseux. Pour autant, tous les types essentiels de néoplasies ont été retrouvés sur des spécimens ostéo-archéologiques. Les tendances lourdes qui marquent les pathocénoses anciennes, ne serait-ce que la faible longévité moyenne étroitement liée aux effets de la mortalité pédiatrique et à la précarité des modes de vie, peuvent justifier pour partie cette rareté dans les populations du passé. Les difficultés rencontrées dans la diagnose rétrospective contribuent à amplifier cette impression. De fait, aucun argument statistique ne peut actuellement nous assurer de la réalité d'une fréquence moindre des néoplasies de l'os dans le passé des hommes.

La paléopathologie du Proche-Orient ancien ne déroge pas à la règle. Parmi la cinquantaine de références dépouillées, deux seulement signalent brièvement quelques lésions attribuables à des néoplasies bénignes. La première indique parmi les 96 squelettes infantiles du bronze ancien exhumés d'Ikiz Tepe (Turquie)[79], l'existence d'un ostéome du sinus frontal. La seconde, consacrée à la

---

[72] L. Angel, 1980.

[73] R. Grilletto, 1982.

[74] A. Agelarakis, S. Paley *et alii*, 1998; J. Winick, 1995.

[75] M. Schultz, 1984.

[76] G. H. R. Maat, H. A. Lonnee, H. J. W. Noordhuisen, 1988.

[77] Y. Nagar, G. Taitz, R. Reich, 1999.

[78] J. K. Eakins, 1979

[79] M. Schultz, 1984.

démonstration d'un mode de vie sédentaire, à Shanidar (Irak), donne sans plus de détail le signalement de quelques tumeurs osseuses dont un cas limite d'hyperostose frontale interne[80].

II.8: Affections toxiques

Les affections toxiques peuvent parfois exercer une influence considérable sur les pathocénoses anciennes. Personne n'ignore plus les effets du saturnisme, provoqué par l'ingestion excessive de plomb, sur la "décadence de l'empire romain"... Même si l'importance de cette explication a été exagérée, elle a eu le mérite de révéler l'action parfois déterminante que peut exercer l'intoxication chronique et généralisée d'une population sur son état sanitaire.

Le Proche-Orient ancien ne nous a rien révélé de tel. La seule référence qui pourrait s'en approcher a pour objet le dosage de la nicotine sur les os humains anciens. La recherche de cet alcaloïde contenu notamment dans la feuille de tabac, occupe depuis peu plusieurs équipes de paléopathologistes. C'est ainsi que la radio-immunologie, la chromatographie en phase gazeuse et la spectrométrie de masse, destinées à retrouver les traces de la cotinine et de son premier métabolite furent appliquées à des ossements de Nevali Cori (Turquie) et Basta (Jordanie) datant du néolithique tardif[81]. Mais les analyses pratiquées sur ces spécimens vieux de 9000 ans sont restées négatives.

III: CONCLUSIONS

Arrivés au terme de cette litanie d'affections éparses et fragmentaires glanées depuis le paléolithique irakien jusqu'en Jordanie byzantine, n'attendez pas de nous la gageure de vous proposer pour chaque région et chaque période, une pathocénose. Pour autant, cette collection de faits paléopathologiques peut se prêter à quelques commentaires en guise de conclusion.

Les premiers porteront sur les conditions d'exercice de la paléopathologie au Proche-Orient. Celles-ci sont avant tout marquées par une prospection insuffisante qui ne saurait être complètement justifiée par la mauvaise conservation des restes humains anciens consécutive à des facteurs climatiques réellement défavorables. D'autres éléments d'ordre socioculturels, politiques sinon nationalistes, propres à cette région du monde, limitent et parfois déterminent la conduite de ces recherches et l'exploitation de leurs résultats. Ainsi, pour ne prendre qu'Israël où la recherche paléopathologique connaît un développement relatif, on constate que certaines exigences religieuses s'opposent régulièrement aux fouilles et exercent de manière récurrente sur les collections ostéologiques la menace d'une réinhumation à l'image de ce que la Cour Suprême des États-Unis a déjà accordé aux Indiens d'Amérique. D'un autre côté, on peut s'interroger sur l'attachement des chercheurs israéliens à la mise en évidence du caractère autochtone du peuplement ancien de son territoire ou de la singulière résistance du peuplement juif au germe de la tuberculose au motif d'un particularisme socioculturel.

Malgré ces insuffisances et ces biais, la paléopathologie du Proche-Orient ancien nous laisse quelques impressions. Mis à part l'unique cas de crucifixion dont seule la rareté surprend et la belle observation démontrant une confusion - lourde de conséquences historiques - entre la lèpre et l'arthrite psoriasique, la nosographie diffère peu de celles communément rencontrées dans les populations anciennes. La violence n'y est pas omniprésente et l'arthrose tient normalement sa place. La tuberculose semble avoir connu ici un tournant de son histoire, tandis que l'influence du paludisme nécessiterait une révision. Même justifiée, l'importance du rachitisme reste étonnante surtout si on considère qu'il s'observe dans le cadre d'une alimentation normale. Cette alimentation décrite comme saine, régulière et variée apparaît malgré les deux contre exemples d'Ikiz Tepe (bronze ancien) et de Nimrud (Irak), comme la constante la plus singulière de l'histoire des modes de vie de cette région. On la constate à Ma'avarot (chalcolithique) en Israël, à Karatas (bronze ancien) en Turquie et à Ain Ghazal (néolithique) comme à Ya'amun (byzantin) en Jordanie avec, pour ce dernier site, les effets d'une alimentation trop riche en sucre déjà observée à Failaka (hellénistique) au Koweït.

---

[80] A. Agelarakis, 1993; S. C. Anton, 1997.

[81] S. Balabanova, M. Schultz, 1994.

Bibliographie

Agelarakis, A. 1993 "Paleopathology and Manifestation of Stress at the Dawn of Sedentary Life: The *Homo Sapiens* Population of the Shanidar Cave", *Paleopath. Newsl.*, 1993, supp. n. 81, p. 30-31, (congrès Toronto, 1993).

Agelarakis, A., Paley, S., *et alii* 1998 "The Chalcolithic Burial Cave in Ma'avarot, Israël, and its Palaeoanthropological Implications", *I.J.O.A.*, 1998, 8, p. 431-443.

Alpagut, E.: 1978 "Some Pathological Cases of Ancient Anatolian Mandibles", *Paleopath. Newsl.* supp. n. 23, tu 1, (congrès Turin, 1978).

Angel, L. 1973 "Prehistoric Malaria in the Near East", *Paleopath. Newsl.* n. 1, 2-3, (congrès Detroit, 1973).

1976 "Report on Field Work in the Summer of 1975 (Karatas) ", *Paleopath.Newsl.* n. 13, p. 7.

1980 "Early Bronze Age Karatash Pathology", *Paleopath. Newsl.* supp. n. 29, nf 5, (congrès Niagara Falls, 1980).

Anonyme 1999 "News from the Field", *Paleopath. Newsl.* n. 108, p. 4.

Anton, S. C. 1997 "Endocranial Hyperostosis in ... Shanidar 5", *Amer. J. Phys. Anthropol.*, 102, p. 111-112.

Bahn, G. (éd.) 1996 *Tombs, Graves and Mummies,* Phoenix Illustrated.

Balabanova, S., Schultz, M. 1994 "Investigation of Nicotine Concentrations in Prehistoric Human Skeletons found in Early Neolithic Populations from the Near East (Turkey and Jordan)", *Paleopath. Newsl.* supp. n. 87, p. 3 (congrès Göttingen, 1994).

Bloom, A. I., Bloom, R. A. *et alii* 1995 "Amputation of the Hand in the 3600-Year-Old Skeletal Remains of an Adult Male: The First Case Reported from Israël", *I.J.O.A.* 5, p. 188-191.

Brothwell, D. R., Sandison, A. T. (éds.) 1967 *Diseases in Antiquity: a Survey of the Diseases, Injuries and Surgery of Early Populations*, C. Thomas, Springfield, Illinois.

Eakins, J. K. 1979 "The Tell el-Hesi Excavations and Human Skeletal Pathology", *Paleopath. Newsl.* supp. n. 25, sf 5, (congrès San Francisco, 1979).

El-Najjar, M., Al-Shiyab, A., Al-Sarie, I. 1997 "Cases of Tuberculosis at Ain Ghazal, Jordan", *Paléorient-Levant*, 22, p. 123-128.

Esper, E. J. C. 1774 *Ausführliche nachrichten von neuendeckten zoolithen unbekannter vierfussiger thiere*, Knorrs, Nuremberg.

Foldes, A. J., Moscovici, A. *et alii* 1995 "Extreme Osteoporosis in a Sixth Century Skeleton from the Negev Desert", *I.J.O.A.* 5, p. 157-162.

Grilletto, R. 1982 "Un cas de spina bifida dans la nécropole RH 5 du Sultanat d'Oman", *Paleopath. Newsl.* supp. n. 39, p. 5 (congrès Middelburg, 1982).

Grmek, M. D.	1969	"Préliminaires d'une étude historique des maladies", *Annales E.S.C.*, 24 (vi), p. 1473-1483.
Gruspier, K.	1989	"A Case of Rickets in a Medieval Jordanian Infant", *Paleopath. Newsl.*, supp. n. 65, p. 10 (congrès San Diego, 1989).
	1997	"The Mummified Remains from Qirbet Qazone, Jordan", *Paleopath. Newsl.* supp. n. 97, p. 7 (congrès Saint Louis, 1997).
Haas, F., Haas, S.,	1999	"Origins and Spread of Mycobacterium Tuberculosis in the Mediterranean Basin", dans G. Palfi, O. Dutour (éds), *Tuberculosis: Past and Present*, p. 433-441.
Herschkovitz, I., Gopher, A.		"Is Tuberculosis Associated with Early Domestication of Cattle ? Evidence from the Levant", dans G. Palfi, O. Dutour (éds), *Tuberculosis: Past and Present*, p. 445-449.
Herschkovitz, I., Yakar, R. *et alii*	1995	"Palaeopathology at the Khan-el-Ahmar Site: Health and Disease in a Byzantine Monastery in the Judean Desert, Israël", *I.J.O.A.*, 5, p. 61-76.
Koca, T., Schultz, M.	1994	"Trephination as a Medical Indication following Trauma observed in the Middle Bronze Age Population from Lidar Höyük (Turkey)", *Paleopath. Newsl.* supp. n. 87, p. 13 (congrès Göttingen, 1994).
Littleton, J.	1998a	"A Middle Eastern Paradox: Rickets in Skeletons from Bahrain", *J. of Paleopath.* 10, p. 13-30.
	1998b	*Skeletons and Social Composition Bahrain 300 BC-AD 250*, BAR International Series 703, Archeopress, Oxford.
Maat, G. H. R., Lonnee, H. A., Noordhuisen, H. J. W.	1988	"Osteology of Human Skeletons of the Hellenistic Period from Failaka Island, Kuwait", *Paleopath. Newsl.* supp. n. 63, p. 13 (congrès Lyon, 1988).
Mogle, P., Zias, J.	1995	"Trephination as a Possible Treatment for Scurvy in Middle Bronze Age (circa 2200 BC) Skeleton", *I.J.O.A.* 5, p. 77-81.
Muscarella, O. W.	1968	"Excavations at Dinkha Tepe", *Met. Mus. of Art Bull.* 28, p. 3.
Nagar, Y., Taitz, G., Reich, R.	1999	"What can we Lake of the Fragments? Excavation at Mamilla Cave, Byzantine Period, Jerusalem", *I.J.O.A.* 9, p. 29-38.
Ogilvie, M.D., Hilton, C.E., Spaeth, J.R.	1997	"Lumbar Abnormalities in the Shanidar 3 Neanderthal", *Paleopath. Newsl.* supp. n. 97, p. 18 (congrès Saint Louis, 1997).
Ortner, D.J.	1979	"Disease and Mortality in the Early Bronze Age People of Bab edh-Dhra, Jordan", *Amer. J. Phys. Anthropol.* 51, p. 589-597.
Ortner, D.J., Ribas, C.	1997	"Bones Changes in a Human Skull from the Early Bronze Site of Bab edh-Dhra, Jordan, probably resulting from Scalping", *J. of Paleopath.* 9, p. 137-142.
Palfi, G., Dutour, O. (éds)	1999	*Tuberculosis: Past and Present*, Golden Book Publisher.

Rathbun, T.A., Mallin, R.	1977	"Middle Ear Disease in a Prehistoric Iranian Population", *Paleopath. Newsl.* n. 17, p. 10-11.
Renfro, B.	1998	"Paleopathology, Demography and Health of Human Skeletal Material from the Site of Yasileh, Jordan", *Paleopath. Newsl.* supp. n. 103, p. 7 (congrès Colombus, 1998).
Ruffer, M. A.	1921	*Studies in the Paleopathology of Egypt*, University of Chicago press, Chicago.
Sandersen, J., Manchester, K.	1987	"News from the Field from Israël", *Paleopath. Newsl.* n. 59, 6.
Sarie, I. J., El-Najjar, M.Y.	1998	"Patterns of Paleodiet and Biocultural Practices of Neolithic Ain Ghazal Inhabitants of Jordan", *Paleopath. Newsl.* supp. n. 102, p. 19 (congrès Prague, 1998).
Schultz, M.	1984	"The Diseases in a Series of Children's Skeletons from Ikiz Tepe", *Paleopath. Newsl.* supp. n. 47, p. 14 (congrès Sienne, 1984).
Schultz, M., Kunter, M.	1998	"Paleopathology in the Late Assyrian Queen's Burial at Nimrud (Irak)", *Paleopath. Newsl.* supp. n. 101, p. 11 (congrès Salt Lake City, 1998).
Schultz, M., Schmidt-Schultze, T. H.	2000	"Childhood in Early Byzantine Anatolia: Etiology and Epidemiology in the Subadult Population from Arslantepe (Turkey)", *Paleopath. Newsl.* supp. n. 109, p. 10 (congrès San Antonio, 2000).
Slipka, J.	1998	"Congenital Anomalies and Multiple Pregnancies in the History of Mesopotamia", *Paleopath. Newsl.* supp. n. 102, p. 20 (congrès Prague, 1998).
Thillaud, P. L.	1980	"La problématique d'une classification à l'usage de l'ostéo-archéologie pathologique", *Antropologia contemporanea* 3, n. 1, p. 11-18.
	1996	*Paléopathologie humaine*, Kronos B.Y. Editions, Traités pratiques d'Archéologie.
Thillaud, P. L., Charon, P.	1994	*Lésions ostéo-archéologiques: recueil et identification*, Kronos B.Y. Editions.
Winick, J.	1995	"Elucidating Perspectives of the Human Condition in the Chalcolithic Levant: Dietary and Biocultural Characteristics as reveled by Dental Analysis of the Ma'avarot Skeletal Collection", *Paleopath. Newsl.* supp. n. 89, p. 11 (congrès Oakland, 1995).
Zabecki, M., Willis, W., Buzon, M.	2000	"Bioarcheology of a Multiple Interment Tomb at Yasileh, Jordan", *Paleopath. Newsl.* supp. n. 109, p. 13 (congrès San Antonio, 2000).
Zias, J.	1991a	"Leprosy and Tuberculosis in the Byzantin Monasteries of Judean Desert", dans D.J. Ortner, A.C. Aufderheide (eds.), *Human Paleopathology: Current Syntheses and Future Options*, Smithsonian Institution Press, p. 197-199.
	1991b	"Case Report n. 14: Calcified Hydatid Cyst", *Paleopath. Newsl.* 7, p. 10.

	1996	"Tuberculosis and the Jewish People: A Biocultural Analysis", *Paleopath. Newsl.* supp. n. 93, p. 9 (congrès Durham, 1996).
	1998a	"Crucifixion in Antiquity: The Paleopathological Evidence", *Paleopath. Newsl.* n. 104, p. 7-10.
	1998b	"Crucifixion in the Ancient World: A Case Report from Jerusalem", *Paleopath. Newsl.* supp. n. 102, 24, (congrès Prague, 1998).
	1998c	"Tuberculosis and the Jews in the Ancient Near East: The Biocultural Interaction", dans C.L. Greenblatt (ed.), *Digging for Pathogens*, Balaban Publishers, p. 277-297.
Zias, J., Mitchell, P. D.,	1996	"Psoriatic Arthritis in a Fifth Century Judean Desert Monastery", *Paleopath. Newsl.* supp. n. 94, 22, (congrès Maastricht, 1996).
Zias, J., Numeroff, K.	1986	"Case Report n. 7", *Paleopath. Newsl.* n. 53, p. 10-11.
Zulueta, J.de	1976	"Lettre aux éditeurs", *Paleopath. Newsl.* n. 13, 4.

RÉSUMÉ

Associant dans une démarche commune: la pathologie, l'anthropologie, l'archéologie et l'histoire, la paléopathologie se donne pour objectif de reconnaître les traces des maladies sur les restes humains anciens et, plus accessoirement, les figurations anthropomorphes. Quatre branches participent à des degrés divers de la paléopathologie: la paléopathologie organique, l'ostéo-archéologie, la paléogénétique et l'iconodiagnostic.

Les recherches paléopathologiques relatives au Proche-Orient ancien sont, hormis pour l'Égypte, peu nombreuses, éparses et fragmentaires. La cinquantaine de références bibliographiques issues des principaux périodiques et de la totalité des actes des congrès spécialisés publiés depuis le début des années 70, montrent qu'à l'évidence certains territoires du Proche-Orient ancien ont fait l'objet d'une recherche plus systématique que d'autres.

Pour cette première approche d'ensemble, on constatera que dans sa dimension géographique la paléopathologie du Proche-Orient ancien sera avant tout celle de l'Est méditerranéen avec un matériel ostéo-archéologique provenant dans 75% des cas d'Israël, de la Turquie et de la Jordanie. Dans sa dimension chronologique, ce sera une paléopathologie préhistorique puisque issue des temps néolithiques, chalcolithiques et du bronze ancien qui occupent plus de 50% des études recensées. Enfin, dans sa dimension nosologique ce sera une paléopathologie qui attendra la période romano-byzantine pour s'offrir avec la diversité morbide nécessaire à une esquisse de pathocénose.

LES GUERISSEURS A LA COUR NEO-ASSYRIENNE

P. VILLARD
Université Blaise Pascal,
Clermont-Ferrand

Pour le commun des mortels mésopotamiens atteint par la maladie, le choix du traitement était probablement très limité, dépendant en grande partie des moyens financiers du patient ou des guérisseurs disponibles localement. L'association de plusieurs praticiens ne concernait guère que les plus puissants et en premier lieu les souverains, qui avaient la possibilité de prendre à leur service les meilleurs spécialistes, *asû* ou *āšipu*. L'un des meilleurs témoignages en est fourni par un ensemble de lettres datant de la fin du règne d'Assarhaddon (680-669), qui concernent la santé du roi et de ses proches. Bien qu'il y soit souvent question du traitement de maladies, ces messages abordent rarement les détails les plus techniques des thérapies mises en œuvre. Pour ce qui concerne le nom des maladies, la pharmacopée, la préparation des remèdes divers ou les rituels thérapeutiques, bref ce que l'on pourrait appeler avec un peu d'anachronisme "l'état des connaissances médicales", ces messages n'apportent que peu de choses par rapport aux traités médicaux, dont une bonne partie provient d'ailleurs des bibliothèques de Ninive et d'Aššur. Il s'agit en revanche d'un corpus exceptionnel pour comprendre dans quelles conditions travaillaient les guérisseurs, quelles étaient les relations entre praticiens et malades - en gardant à l'esprit qu'il ne s'agissait pas de patients ordinaires -, ou comment s'effectuait la collaboration entre les spécialistes chargés de veiller sur la santé de la famille royale.

LES GUERISSEURS ET LEURS PATIENTS

Les lettres de Ninive qui traitent de questions médicales semblent avoir été rédigées sur une brève période (entre 672 et 669) et par un nombre relativement restreint d'auteurs. Les titres qu'ils portaient sont connus pour certains d'entre eux. D'après les colophons de tablettes de bibliothèques, Adad-šumu-uṣur a porté les titres de "scribe"[1], d' "exorciste du roi"[2], et de "*šangamāhu* d'Assarhaddon"[3], le dernier devant correspondre davantage à une dignité qu'à une charge officielle. Il est également témoin dans une tablette d'achat avec le titre de "Grand [exorciste]" (g a l – [m a š - m a š])[4]. Marduk-šākin-šumi, qui porte le même titre dans un texte juridique datant de 660, a dû lui succéder à ce poste[5]. Urda-Gula, fils d'Adad-šumu-uṣur se qualifie d' "exorciste" (m a š - m a š) dans un colophon[6], mais est qualifié d'*asû* dans une notice inscrite sur une tablette provenant de sa bibliothèque[7]. Et dans une liste de

---

1 S. Parpola, 1983, p. 450 n° 2 (colophon d'un texte ominal du temple de Nabû de Kalhu): 3 lú-dub-sar.

2 S. Parpola, 1983, p. 450 n° 3 (colophon d'un texte astrologique): lú-maš-maš man.

3 S. Parpola, 1983, p. 452, n° 14 = H. Hunger, 1938, p. 135 n° 498 (colophon d'une copie d'une dédicace bilingue à Nabû): 11-12 ^{lú}*ša-an-gam-ma-hu* / *ša* [^{Id}*aš*]-⌈*šur*⌉-pab-aš man ⌈kur⌉ *aš-šur*^{ki}.

4 SAA VI 314 (achat d'un domaine par Rēmanni-Adad, le 10-xi-[666]): r. 12 lú-gal–[maš-maš].

5 SAA VI 329 (achat d'un domaine par Rēmanni-Adad, le 3-v-660): r. 12 ^{Id}šú-gar-mu lú-gal–maš-maš.

6 S. Parpola, 1983, p. 452, n° 14 = H. Hunger, 1938, p. 135 n° 498: 10 lú-maš-maš.

7 S. Parpola, 1983, p. 453, n° 15 (colophon d'un texte astrologique, éponymie de Bēl-Harrān-šaddû'a, 650): 2 lú-⌈a-zu⌉.

témoins datant de 681, il porte le titre d' "adjoint du *rab asê*"[8]. Parmi les autres auteurs, Bānî, qualifié d' "adjoint du *rab asê*" dans des listes de témoins des années 664-663[9] est le seul dont la fonction soit explicitement mentionnée. En revanche, les titres de Nabû-nāṣir, Urda-Nanāya, Ikkāru et Ana-Nabû-atkal peuvent seulement être déduits. Ces quelques données suffisent à montrer que la famille royale était soignée à la fois par des *āšipu* ou *mašmaššu*, termes que l'on traduit ordinairement par "exorciste" ou "conjurateur" et par des *asû*, dont la traduction conventionnelle est "médecin". Mais si elles sont commodes, ces traductions conventionnelles comportent néanmoins de gros risques d'anachronismes. Il est donc préférable d'analyser les pratiques des membres de ces deux professions sans *a priori*, avant d'envisager leurs caractères spécifiques et leur complémentarité.

Pour ce qui concerne les patients, le plus grand nombre d'informations se rapporte à Assarhaddon, ce qui n'est guère une surprise dans la mesure où les lettres dont nous disposons lui étaient adressées. Selon notre documentation, Adad-šumu-uṣur, Marduk-šākin-šumi, Urda-Nanāya et Ikkāru se sont occupés de lui. D'après les symptômes relevés, le souverain a souffert de refroidissements, d'attaques de fièvre qui l'ont parfois cloué au lit, d'inflammations oculaires et d'éruptions cutanées. D'autre part, les traitements proposés suggèrent également des maux d'oreilles. À cela, pourraient s'ajouter d'éventuels troubles psychiques qu'il est presque impossible d'évaluer: le refus de s'alimenter peut avoir bien des causes et la méfiance envers ses serviteurs est aisément explicable chez un roi qui dut faire face en 670 à un grave complot impliquant des membres de son entourage.

Toute tentative de diagnostique est donc hasardeuse[10]. S. Parpola a suggéré que Assarhaddon ait pu être atteint d'un *lupus erythematosus disseminatus*[11], mais ce n'est qu'une possibilité parmi bien d'autres. Parmi les symptômes les plus significatifs, les affections cutanées peuvent avoir de multiples causes[12] et le fait d'avoir des membres sans force n'implique pas nécessairement des douleurs articulaires. Il n'est en fait même pas certain que Assarhaddon ait souffert d'une maladie chronique. Il est probablement mort relativement jeune, mais on ne sait rien de la nature du mal qui l'a emporté à la fin de l'année 669, alors qu'il conduisait une campagne vers l'Égypte[13].

La mère du roi, Naqī'a, est mentionnée dans la correspondance d'Adad-šumu-uṣur, Marduk-šākin-šumi et Nabû-nāṣir. Elle fut gravement malade en une occasion au moins, mais nous ignorons quels étaient les symptômes. Dans plusieurs questions oraculaires à Šamaš, cette maladie est associée à la "main du dieu Iqbi-damiq"[14] ou à la "main de Nanāya d'Uruk"[15], qui ne semblent pas documentées par ailleurs. Le seul autre indice est constitué par une liste lacuneuse d'incantations exécutées à son profit

---

[8] SAA VI 193 (achat d'esclaves, 12-ii-681): r. 8' lú-2-*ú ša* lú-gal–a-zu.

[9] SAA VI 320 (achat d'un domaine par Rēmanni-Adad, le 17-x-664): r. 5, lú-2-*ú ša* lú-gal–[a-zu] et duplicat SAA VI 321: r. 8'; SAA VI 328 (achat d'une maison par Rēmanni-Adad, en 663): r. 9 [lú]-⸢2⸣-*ú ša* lú-⸢gal⸣–[a-zu] (663).

[10] On ne connaît même pas le diagnostique que les guérisseurs du roi auraient éventuellement formulé. On dispose certes d'une question oraculaire à Šamaš qui visait à déterminer la nature de la maladie d'Assarhaddon, mais une cassure rend le document inexploitable. SAA IV 183 (Kalhu, éponymie de Nabû-bēlu-uṣur, 672): 2-3 [^{Id}*aš-šur*-šeš-sum-*na* lugal] kur *aš-šur*^{ki} *šá i-ne-an-na* / [*mar-ṣu-ma* šu^{II} ^{d}x] *i-na* máš *iš-šak-kan-áš-šú*, "[Assarhaddon, roi] du pays d'Aššur, qui est à présent [malade] et sur qui [la main de ND] est placée dans l'extispicine".

[11] S. Parpola, 1983, p. 230-236.

[12] Ainsi que me le fait remarquer P. L. Thillaud, les maladies de peau ne sont pas plus fréquentes dans les sociétés traditionnelles que dans la notre, les progrès de l'hygiène ayant de ce point de vue moins d'importance qu'une plus forte exposition à des substances irritantes. En revanche, les symptômes cutanés sont ce qui se remarque le mieux, par exemple dans les maladies d'origine virale. Cela suffit à expliquer la fréquence des affections cutanées parmi les symptômes observés par les anciens guérisseurs, ou le nombre de remèdes destinés à soigner la peau.

[13] Selon la chronique babylonienne: R. Borger, 1956, p. 124; A. K. Grayson, 1975, n° 14. Le texte dit seulement: *ina* kaskal^{II} gig-*ma ina* iti-apin ud-10-kam úš, "Il tomba malade en chemin et mourut le 10 d'Arahsamnu (viii)".

[14] SAA IV 190: 3.

[15] SAA IV 191: 3; SAA IV 192: 3-4, 193: 3.

selon une lettre d'Adad-šumu-uṣur (SAA X 201), qui suggère que son mal était attribué aux effets d'une *māmītu* (conséquences d'un serment transgressé)[16].

Le prince héritier, Assurbanipal, apparaît dans les lettres d'Adad-šumu-uṣur, Marduk-šākin-šumi et Urda-Nanāya. Il fut saisi en une occasion d'une forte fièvre qui fit craindre pour sa vie et nécessita l'exécution du rituel "Un substitut pour Ereškigal". Par ailleurs, il semble avoir souffert de douleurs dans la poitrine, justifiant l'arrêt des exercices physiques, équitation ou tir à l'arc, qui formaient pourtant une partie essentielle de l'éducation d'un futur roi. Un élément supplémentaire est apporté par une question oraculaire le concernant, qui fait état de douleurs épigastriques[17]. Ces troubles pourraient expliquer que Assurbanipal ait relativement moins conduit de campagnes militaires que son père, que l'on décrit pourtant souvent comme maladif.

Il est question de l'état de santé de Šamaš-šumu-ukīn, prince héritier de Babylonie depuis 672, dans les messages d'Adad-šumu-uṣur, Marduk-šākin-šumi et Ikkāru. Le remède qu'on lui administra en une occasion, à base d'ingestion de sang, ne peut guère renseigner sur la nature de son mal.

Aššur-mukīn-palē'a, Aššur-etel-šamê-erṣeti-muballissu et Sîn-pir'u-ukīn, autres fils d'Assarhaddon, sont cités dans la correspondance d'Adad-šumu-uṣur, Nabû-nāṣir et Urda-Nanāya. Des attaques de fièvre sont signalées pour les deux premiers et Aššur-etel-šamê-erṣeti-muballissu est peut-être le patient qui souffrit de saignements de nez d'après deux lettres d'Urda-Nanāya.

La fréquence des nouvelles concernant la santé des bébés vient d'autre part rappeler que la toute petite enfance était l'âge le plus dangereux de la vie[18]. La mort d'un jeune enfant est d'ailleurs évoquée dans une lettre d'Adad-šumu-uṣur, qui essaie d'en consoler Assarhaddon, tout en reconnaissant les limites de son art: "si (le mal) avait été curable, n'aurais-tu pas donné la moitié de ton royaume pour le guérir? (Mais) que pouvions-nous faire? Ô roi mon seigneur! C'était une tâche qui ne pouvait être menée à bien!"[19].

À propos d'un de ces très jeunes enfants, une missive de Nabû-nāṣir évoque la période durant laquelle les dieux ne l'avaient pas encore compté parmi les humains[20], ce qui pourrait signifier qu'il n'avait pas encore reçu de nom[21]. Et de fait, les noms de ces patients ne sont jamais donnés. Pour en parler, les correspondants du roi utilisaient les termes *lakû*, "bébé" ou *piqittu*, qui désignait le jeune enfant placé en nourrice dans un temple ou un service d'un palais. Sont ainsi attestés le *piqittu* de Bēlet parṣī, sans doute une figure de la déesse Ištar, celui de la maison d'Urad-Dagūna et celui du *bēt kutalli*, palais du prince héritier à Tarbiṣu[22]. Certains des maux relevés paraissent bénins, comme la fièvre provoquée par une poussée dentaire. Dans d'autres cas (abcès, diarrhée et vomissements, perte de poids), l'affaire semble plus sérieuse mais nous manquons d'éléments pour apprécier la gravité de la situation. Il est aussi question d'un enfant (l ú - t u r) affecté par le mal-*miqtu* (épilepsie)[23], mais son lien de parenté avec le roi reste incertain.

---

[16] SAA X 201: r. 4'-5': [én ^{d}*é]-a* ^{d}utu ^{d}[asar-lú-hi] / *ša ma-mit pa-š[á-a-ri]*, "[L'incantation E]a, Šamaš, [Asalluhi], (du rituel) «An[nuler] la malédiction-*māmītu*»".

[17] SAA IV 188: 3 kuš-murub$_4$-meš-*šú* kú-kú-*šú*, "à qui l'épigastre fait mal". Cf. S. Parpola, 1983, p. 219 et 248.

[18] Pour la façon dont la médecine mésopotamienne appréhendait les maladies de la petite enfance, voir D. Cadelli, 1997.

[19] SAA X 187: 10-15 *lu-ú ša pa-ṭa-a-⸢ri⸣ / ši-i mi-šil ma-ti-i-ka / lu ta-din lu tap-ṭu-ra-áš-ši / mi-i-nu né-pu-uš* lugal *be-lí / dul-lu ša a-na e-pa-a-še / la il-lu-ku-ú-ni šu-ú*.

[20] SAA X 298 (voir ci-dessous, n. 24). Ce nourrisson ne devait pas approcher d'autres enfants, probablement pour limiter les risques infectieux: r. 2-4 dingir-meš *ša* lugal en-*ia / šum-ma* ta ^{I}*aš-šur-mu-kin*^{in}-bala-*u-a / la-ku-ú šu-tu-u-ni*, "Par les dieux du roi mon seigneur, (je jure) que le bébé n'a pas été (en contact) avec Aššur-mukīn-palē'a". Le nom finalement donné à ce bébé se trouvait peut-être dans SAA X 299, où Nabû-nāṣir donne des nouvelles d'Aššur-mukīn-palē'a et d'un autre enfant nommé [o o o o-*i]a-ah* (r. 3').

[21] Pour une autre interprétation, voir S. Parpola, 1983, p. 214, qui considère que l'expression fait référence à l'apprentissage du langage.

[22] Les références à ces nourrissons sont réunies dans S. Parpola, 1983, p. 109-110.

[23] SAA X 309. L'auteur de la lettre, Ana-Nabû-atkal n'est pas connu par ailleurs.

Le plus souvent, ces très jeunes enfants ne sont mentionnés que pour dire qu'ils vont bien. Ces nouvelles pourraient correspondre à des périodes de convalescence, mais il est également possible que les patients particulièrement vulnérables aient fait l'objet d'une surveillance constante. C'est du moins ce que suggère une remarque de Nabû-nāṣir à propos du bébé appelé simplement *lakû*: "Jusqu'à ce que Aššur, Bēl et Nabû, tes dieux, l'aient compté parmi les humains, nous n'avons pas laissé un mois ou un jour sans traitement (*dullu*) ou rituel (*nēpēšu*)"[24]. Au vu des lettres conservées, Nabû-nāṣir semble d'ailleurs avoir été spécialisé dans cette surveillance pédiatrique[25].

On peut enfin noter que les guérisseurs de la cour s'occupaient parfois, sur ordre du roi, de patients qui n'appartenaient pas à la famille royale. C'est le cas de l'exorciste Nabû-nādin-šumi, soigné par Bānî, et probablement aussi du fils de Dannî et du neveu de Zēru-ukīn. Le fait peut être mis en relation avec certaines pétitions dont les auteurs se déclarent malades et demandent au souverain l'envoi de spécialistes capables de les soigner.

Si l'on considère à présent cette documentation dans son ensemble, on ne peut que constater son caractère incomplet. Nous savons par exemple que le poste d'exorciste du prince héritier fut occupé successivement par Rēmūtu et Urda-Gula[26]. Nous ne disposons cependant d'aucune lettre du premier et dans la correspondance du second, seule une pétition tardive[27] fait allusion à cette fonction. Ces deux personnages ont sûrement envoyé des messages au prince héritier, mais qui n'ont pas été retrouvés. S'ils l'avaient été, le tableau pathologique d'Assurbanipal aurait probablement été alourdi, ne serait-ce que par quelques poussées de fièvre[28]. D'autre part, de nombreux *āšipu* ou *asû* ne sont attestés que par des textes administratifs ou juridiques[29], parmi lesquels un certain Šemahu, *asû* d'Assarhaddon, qui acheta un domaine en 697[30]. Il serait curieux qu'aucun d'entre eux n'ait écrit une seule lettre.

Dans cette optique, il faut sans doute aussi relativiser la thèse qui lie la distribution chronologique des lettres de guérisseurs, entre 672 et 669, à l'état de santé d'Assarhaddon[31]. Il est normal que les messages adressés à Assarhaddon traitent de sa santé de manière privilégiée, mais ils concernent aussi de nombreux autres patients. Les ennuis de santé d'Assurbanipal n'ont sûrement pas disparus à la mort de son père. Et surtout, il n'y a aucune raison de penser que la surveillance des petits enfants se soit

---

24 SAA X 298: r. 5-9 *a-du aš-šur* en *u* ^{d}ag / dinigir-meš-*ni-ka* ta un-meš / *im-nu-šu-ú-ni* / *u$_{4}$-mu u* iti *la ni-ib-ṭi-li* / *ša la dul-lu u né-pe-ši*.

25 Voir le tableau 1. Aššur-mukīn-palē'a et Aššur-etel-šamê-erṣeti-muballissu sont encore probablement de très jeunes enfants à la fin du règne d'Assarhaddon. Le nom même d'Aššur-mukīn-palē'a, "Aššur est celui qui a établi mon règne", suggère en particulier que ce prince était né après l'accession de son père à la royauté, donc après 681 (K. Radner, 1998, p. 198).

26 SAA X 257 (lettre de Marduk-šākin-šumi) r. 2-16 $^{I⌈d⌉}$[pa-*g]a-[mil]* / *ina* nin[a^{k}]^{i} *[it-tal-ka ma-a]* / ^{I}*re-mu-tú* ⌈lú] [maš-maš] / *ša ina* igi dumu–man *ma-*⌈*ri*⌉*-[iṣ]* / ^{Id}pa–⌈su⌉–pab / ^{I}*šu-ma-a* dumu ^{Id}pa–numun–[giš] / ^{I}arad–^{d}*gu-la* / ^{Id}pa–zu-*ú-ti* / ^{I}[^{d}e]n–pab-*ir* / [o *ina*] igi dumu–man / [ta šà] ⌈lú].*ziq-na-nu* / [o *an-n]u-ti man-nu* / [*ša* lu]gal *be-lí* / *[i]-qab-bu-u-ni* / *li-zi-iz*, "[Nabû-g]ā[mil est venu] de Ninive [et a dit] que Rēmūtu, [l'exorciste] qui est au service du prince héritier est malade. Nabû-rība-ahu, Šumāya fils de Nabû-zēru-[lēšir], Urda-Gula, Nabû-lē'ūti, [Bē]l-nāṣir, celui que le roi mon seigneur désignera [parmi ce]s courtisans barbus pourrait servir le prince héritier". Urda-Gula fut très probablement choisi, d'après ce qu'il dit lui-même de son service auprès du prince héritier (SAA X 294).

27 SAA X 294. Voir S. Parpola, 1987.

28 Des questions oraculaires datant du règne d'Assurbanipal (SAA IV 276-278) visaient à déterminer la nature d'un mal affectant le roi et à savoir s'il allait s'en remettre. La documentation épistolaire retrouvée ne dit rien sur cet épisode.

29 C'est en particulier le cas de plusieurs des personnages enregistrés dans SAA VII 1 et 2, listes d'experts attachés à la cour sous le règne d'Assarhaddon ou d'Assurbanipal (F. M. Fales & J. N. Postgate, 1992, p. xvii-xix). Parmi les *āšipu*, Nabû-sagībi, Bēl-ušēzib (mentionné dans SAA XI 156 comme copiste de la série *Bīt marṣi*) et Nabû-pir'u-lēšir, Bēl-epuš et Nāṣiru (les deux derniers probablement distincts des haruspices du même nom), n'apparaissent pas dans le corpus épistolaire. Parmi les *asû*, Qurdi-Arbail, Nabû'a, Nabû-ahhē-ballit, Inurta-ballissu, Asqudu, Sîn-šarru-uṣur, Nabû-šumu-iddina, Puglu et Ṣi-Huru. On peut noter que Ṣi-Huru semble porter un nom égyptien (H. D. Baker, 2002, p. 1170b), indice de l'utilisation des compétences d'experts étrangers.

30 SAA VI 126 (vi-697): 8-9 ^{I}⌈*še*⌉*-ma-*⌈*hu*⌉ / [l]ú-a-zu ^{I}⌈aš-šur⌉-pap-sum-*n[a]*.

31 S. Parpola, 1983, p. xii; 1993, p. xxx.

interrompue, ou ait brusquement cessé d'être jugée importante. L'un de ces enfants, le *piqittu* du *bēt kutalli* pourrait d'ailleurs être un fils d'Assurbanipal. Il est donc probable que l'interruption de la documentation après 669 soit due en bonne partie à des pratiques d'archivage dans l'antiquité, dont nous ignorons à peu près tout[32]. Mais il faut se souvenir que la découverte, en partie fortuite, de ces lettres a fortement contribué à forger l'image d'un roi Assarhaddon maladif et superstitieux.

LES PRATIQUES THERAPEUTIQUES

Ces quelques remarques ont montré les limites d'une enquête paléo-pathologique qui se fonderait sur ce type de sources. Mis à part quelques cas très simples, on ne peut établir de diagnostiques sûrs, d'autant qu'il n'est pas toujours possible d'identifier le patient qui reçoit tel ou tel traitement[33]. En revanche, cette documentation apporte de nombreux éléments sur les pratiques des guérisseurs.

La consultation et le diagnostique

Les expressions utilisées à propos de l'examen d'un patient sont *šīrī amāru* ou *šīrī naṣāru*, littéralement "examiner" ou "observer les chairs"[34]. Il est possible qu'elles dénotent un examen plus approfondi que le simple emploi du verbe *amāru*, que l'on rencontre parfois pour qualifier la pratique de l'*asû*[35]. On ne peut évidemment tirer de conclusions définitives d'un aussi petit nombre d'attestations (trois au total), mais ces expressions, qui apparaissent dans la correspondance d'*āšipu*, semblent concerner de jeunes enfants[36]. Ces consultations s'accompagnaient de certaines précautions, que les auteurs des lettres précisent parfois. À propos du fils de Dannî, jugé très malade, Adad-šumu-uṣur explique: "parce que je me suis tenu à son chevet, il n'est pas bon d'aller aujourd'hui (voir Sîn-pir'u-ukīn et les deux patients du nouveau palais). J'irai demain, les examinerai et dirai au roi comment ils vont"[37]. De son côté, Nabû-nāṣir jure que le bébé dont il s'occupe ne s'est pas trouvé en présence de son autre patient, Aššur-mukīn-palē'a[38]. Et la même préoccupation apparaît, à propos du même bébé, dans une lettre

---

32 La même remarque vaut pour les règnes antérieurs à celui d'Assarhaddon. Dādāya était manifestement un *āšipu* fameux sous Sennacherib, si l'on en croit les allusions d'Adad-šumu-uṣur (SAA X 227 r. 12) ou de l' "astrologue" Bēl-ušēzib (SAA X 109: 14), mais l'absence de correspondance royale pour le règne de Sennacherib ne permet pas d'en savoir plus. Sous le règne de Sargon, le gouverneur d'Arrapha Issār-dūrī annonce qu'il envoie au roi deux *asû*, Nabû-šumu-iddina et Nabû-ērība (SAA XV 4: 4-5), deux personnages dont on n'a aucun message, même s'il existe une faible probabilité pour que le premier soit identique au Nabû-šumu-iddina attesté sous Assarhaddon ou Assurbanipal (voir ci-dessus, n. 29).

33 Les attestations de patients non identifiés sont rassemblées dans le tableau 1. L'identité des patients étant généralement connue par le roi, les auteurs n'avaient pas toujours besoin de la préciser.

34 SAA X 202 (Adad-šumu-uṣur): 4'-9' *ina* ugu *pi-qit-tú* / *ša* é [I]arad-[d]*da-gu-na* / *la-a iq-bu-u-ni* / *ki-i ina lìb-bi a-na-ku-u-ni* / *a-kan-ni e-ta-rab* uz[u] / *a-ta-mar-ma*, "On ne m'avait rien à propos de l'enfant confié à la maison d'Urad-Dagūna lorsque je m'y trouvais, Maintenant, je suis entré et (l)'ai ausculté"; SAA X 230 (Adad-šumu-uṣur): 3'-4' [uzu-meš-*šú] at-ta-ṣar* / [di-*mu] la a-mur*, "Je l'ai [aus]culté, je n'ai pas vu [d'amélioration"]; SAA X 304 (Nabû-nāṣir): 15- r. 8 *a-[na* o o o o] / [mu]*[muk]* *a-k[e-e]* / *in-né-pi-š[i]* / R ⌜*ma-a*⌝ *ina mu-ši šá ti-[ma-li]* / *ir-ti ba-ra-r[i-ti]* / [u]zu-meš-*šú it-ta-ṣa-[ar]* / *[m]a-a ig-du-ru-u[r]* / *[m]a-a* lú-maš-maš-meš [o] / ⌜*e*⌝-*tar-bu-u-ni* [o] / *[u]s-sa-ni-'a-[a]* / *[i]g-du-ru-ur*, "J'ai demandé aux [...]: «Comment cela s'est-il passé?» Ils ont dit: «La nu[it] d'hier, à la tombée du soir, (comme) il l'auscultait, il s'est effrayé. (Puis) les *āšipu* sont entrés et il s'est de nouveau effrayé»".

35 CAD A_2, p. 15a. Voir *e.g.* SAA VIII 463 (Bēl-nāṣir): r. 3-6 [Id]en–dù-*uš* dumu tin-tir lú-hal / *ma-a-du ma-ru-uṣ* / lugal *liq-bi-ma* lú-a-zu / *lil-lik-ma li-mur-šú*, "Bēl-ēpuš, haruspice babylonien, est très malade. Le roi devrait ordonner qu'un *asû* vienne le voir" ou SAA XVI 26 (Šamaš-mētu-uballiṭ, fils d'Assarhaddon): 8-r. 2 *ú-ma-a* gemé *ša* lugal / [fd]ba-ú-*ga-me-lat* / *mar-ṣa-at a-dan-niš a-dan-niš la ku-sa-pi ta-kal* / *ú-ma-a* lugal *be-lí* / *ṭè-mi liš-kun* / lú-a-zu 1-*en* / *lil-li-ka* / *le-mur-ši*, "Maintenant, une servante du roi, Bābu-gāmilat, est très gravement malade et ne mange même pas un morceau de pain. Maintenant, le roi mon seigneur devrait donner un ordre pour qu'un *asû* vienne la voir".

36 Cela est sûr pour SAA X 202 et probable pour SAA X 304. Voir ci-dessus, n. 34.

37 SAA X 222: r. 1-7 *né-me-el ina re-šu-uš-šú* / *az-zi-zu-u-ni* / *u_4-mu an-ni-ú la ṭa-ba* / *a-na a-la-ki* / *ina ši-'a-a-ri al-lak* / *a-mar-šú-nu šùl-mu-šú-nu* / *a-na* lugal *a-qab-bi*.

38 Voir ci-dessus, n. 20 et S. Parpola, 1983, p. 214.

d'Urda-Nanāya: "Par tes dieux, (je jure) que personne n'a posé les mains sur lui!"[39]. Ces passages suggèrent que les guérisseurs étaient conscients du risque de contagion infectieuse, même s'ils en ignoraient les mécanismes, tout particulièrement lorsqu'il s'agissait de nourrissons.

Pour ce qui concerne le roi, les allusions les plus précises à une consultation se trouvent dans un autre message d'Urda-Nanāya: "Le roi mon seigneur ne cesse de me dire: «Pourquoi ne détermines-tu pas la nature de ma présente maladie, et ne prépares-tu pas le remède approprié?» Précédemment, j'ai parlé devant le roi, mais n'ai pu élucider ses symptômes. À présent, je viens de sceller et d'envoyer une lettre. Qu'on la lise devant le roi afin d'informer le roi mon seigneur. (Et) s'il plaît au roi mon seigneur, que les haruspices procèdent à une interrogation oraculaire à ce propos!"[40].

On remarque d'abord qu'il n'est nullement question ici d'un examen du corps du patient, le roi se contentant de décrire ses symptômes au cours de l'audience. Et Urda-Nanāya n'a pas eu besoin d'une nouvelle entrevue pour proposer un traitement[41]. En une autre occurrence, le même auteur s'occupe de rassembler des remèdes pour les dents sur la demande d'Assarhaddon, mais sans avoir apparemment vu le patient[42]. Or cette procédure n'était certainement pas exceptionnelle. Marduk-šākin-šumi se contente par exemple d'un discours d'Assarhaddon, oral ou écrit, pour donner son avis sur la maladie de son maître: "Ce que le roi mon seigneur a dit: «mes bras et mes pieds sont sans force» et «je ne peux ouvrir les yeux, je suis malade et reste alité». C'est parce que cette fièvre persiste à l'intérieur des os. Il n'y a rien à craindre de cela"[43]. Pour expliquer cette façon de faire, il est cependant difficile de trancher entre deux hypothèses: l'étiquette de la cour interdisait peut-être l'examen du corps du souverain, mais il est aussi possible que cette forme de consultation ait été normale, dès lors que le patient était capable de décrire ses symptômes et d'expliquer ce qu'il ressentait[44].

En second lieu, il est possible que Urda-Nanāya fasse allusion à la célèbre série de diagnostiques s a - g i g lorsqu'il parle des symptômes (*sakkiku*) du roi, mais il ne s'avance guère sur ce point et préfère se défausser sur les prises d'oracles des haruspices pour établir les causes du mal. D'une façon plus générale, et quelles que soient les identités des praticiens et des malades, les pronostiques ne sont pas très fréquents dans ce corpus et se réduisent parfois à la formule *hiṭṭu laššu*, correspondant au *hīṭa ul išu* de la série s a - g i g [45]. Mais les diagnostiques sont encore plus rares, se limitant pour l'essentiel à l'identification de la cause de certaines fièvres: poussée dentaire chez un nourrisson, ou maladie saisonnière pour un refroidissement. En revanche, le nom des maladies n'est presque jamais donné[46],

---

39 SAA X 319: r. 9-11 dingir-meš-*ka šúm-ma me-me-ni* / uzu-á^{II}-*šú ina* ugu / *ú-me-du-u-ni šu-tú-ma*.

40 SAA X 315: 7-19 *ka-a-a-ma-nu* lugal *be-lí* / *i-qab-bi ma-a a-ta-a* / *ši-ki-in* gig-*ia an-ni-iu-u* / *la ta-mar bul-ṭe-e-šú la te-pa-áš* / *ina pa-ni-ti ina pa-an* lugal *aq-ṭi-bi* / *sa-kik-ke-e-šú la ú-šá-ah-ki-me* / *ú-ma-a an-nu-rig e-gír-tú* / *ak-ta-nak us-se-bi-la* / *ina pa-an* lugal *li-si-iu-ú* / *a-na* lugal en-*ia lu-sah-ki-mu* / *šum-ma ina pa-an* lugal *be-lí-ia* / *ma-hir* lú-hal-⌜meš⌝ / *dul-lu ina muh-hi le-pu-[šú]*.

41 La lettre se poursuivait de la manière suivante: SAA X 315: 20- r. 6 *mar-hu-ṣu an-ni-i[u-u]* / R lugal *le-pu-šú i-su-ur-ri* / *hu-un-ṭu an-ni-iu-u* ta *pa-an* / lugal *be-lí ip-pa-ṭar* / *mar-hu-ṣu šu-ú ša* ì-giš-meš / 2-*šú* 3-*šú a-na* lugal *be-lí-ia* / *e-ta-pa-áš* lugal *ú-da-šú*, "Que le roi applique cette lotion (envoyée avec la tablette) et cette fièvre quittera peut-être le roi mon seigneur. J'ai (déjà) préparé cette lotion d'huiles à plusieurs reprises pour le roi mon seigneur. Le roi la connaît".

42 SAA X 320: r. 1-5 *ina* ugu *bu-ul-[ṭi]* / *ša šin-ni ša* lugal / *iš-pur-an-ni re-e-šú* / *a-na-áš-ši ma-a'-du* / *bu-ul-ṭi ša šin-ni*, "À propos des remèdes pour les dents, au sujet desquels le roi m'a écrit, je m'y consacre. Il existe de nombreux remèdes pour les dents".

43 SAA X 242: 5-14 *ša* lugal *be-lí* / *iq-bu-ni ma-a a-hi-ia* / *še-pi-ia la-mu-qa-a-a* / *ù ma-a* igi^{II}-*ia la a-pat-ti* / *ma-a mar*-ṬAK *kar-rak* / *ina* šà *ša hu-un-ṭu* / *šu-ú ina* šà *eṣ-ma-a-ti* / *ú-kil-lu-u-ni* / *ina lìb-bi šu-ú la-áš-šú hi-ṭu*.

44 Le cas était évidemment différent lorsqu'il s'agissait de soigner une blessure. Cf. SAA X 335, où ne sont cependant conservés ni le nom du patient, ni celui du praticien.

45 Cf. *e.g.* S. Parpola, 1983, p. 143.

46 Une exception étant constituée par le mal-*miqtu* (épilepsie), mentionné dans SAA X 238 et 309. Voir M. Stol, 1993 et D. Cadelli, 1997, p. 23.

alors même que ce point n'était certainement pas jugé sans importance[47]. Un document administratif de Ninive donne une liste de neuf individus assistant les maîtres (*ummânu*) et travaillant sur *Bīt marṣi*[48], la première partie de s a - g i g [49]. D'autre part, il existe un ensemble de questions oraculaires[50], dans lesquelles on demande à Šamaš une réponse sur l'issue d'une maladie, définie comme la "main" de telle ou telle divinité, ou simplement une confirmation de son identification. Il est probable que les guérisseurs aient souvent hésité entre plusieurs origines possibles d'une pathologie. La manière dont sont formulées les questions, indiquant que la "main" d'une divinité a été placée dans l'extispicine sur la personne malade (*ina bīri iššaknašši*), suggère en outre que les signes observés par l'haruspice servaient tout autant que les symptômes physiques à l'identification de la cause du mal. De toutes façons, le traitement ne dépendait que partiellement de l'origine attribuée à la maladie.

La prescription

Les prescriptions des *āšipu* comportaient le plus souvent l'exécution des rituels pertinents. Mais on rencontre aussi à plusieurs reprises des conseils qui relèvent de l'hygiène de vie: rompre un jeûne trop prolongé[51], manger ce qui est approprié[52], éviter les exercices physiques violents en cas de douleurs à la poitrine[53].

Dans les messages de ceux qui sont probablement des *asû*, la plupart des traitements proposés comportent des remèdes à base d'herbes médicinales (*šammu*) et de produits animaux, mais incluant parfois quelques substances minérales[54]. Les préparations se présentaient sous forme de potions (*mašqītu*), lotions (*marhuṣu*), baumes (*napšaltu*), fumigations (*qutāru*), cataplasmes (*ṣilbānu*) ou tampons imprégnés (*lippu*). À côté de cela, l'usage de phylactères (*mē'ēlu*) est également bien attesté.

La description des remèdes et de la façon de les utiliser était plus ou moins développée, en fonction des interrogations du roi. Mais la lettre proprement dite pouvait être accompagnée d'une tablette dépourvue d'adresse, comportant des listes de produits ou des indications supplémentaires sur la façon de les utiliser. Quelques-unes de ces sortes d' "ordonnances"[55] ont été retrouvées[56], dont l'une est ainsi formulée: "Comme pour toute potion que boit le roi, tu verses trois gouttes dans le bol à libation avec la pointe d'un calame et tu bois avant le repas"[57].

---

[47] Voir par exemple le diagnostique que donne Nergal-Šarrāni, membre du clergé de l'Ezida de Kalhu, après avoir décrit les symptômes de son mal: SAA XIII 73: r. 1-2 *ma-a* šu^{II} ^{d}*dil-bat* / *mar-ṣa-a-ka*, "On me dit: «Tu es malade de la 'Main de Vénus'!»".

[48] SAA XI 156: r. 1-14. Cf. S. Parpola, 1983, p. 458-459.

[49] R. Labat, 1951, p. xvi.

[50] SAA IV 183, 189, 190, 191, 192, 193, 194, 195, 198, 277.

[51] SAA X 196 (Adad-šumu-uṣur): r. 10-20 *[a-ka-lu šá ku]-sa-pi* / *[šá-tu-u šá k]a-ra-ni* / *[ba-si mur]-ṣu* [ta igi lugal *i]-na-šar* / *mi[l-ku dam-q]u ih-ha-sa-sa* / *ka-[ru-u i]k-ki* / *la a-[ka]-lu la šá-tu-u* / *ṭè-e-mu ú-šá-šá* / *mur-ṣu ú-rad* / *an-ni-tu* / lugal *a-na* ⸢ìr⸣-*[šu]* ⸢*liš*⸣-*[m]i*, "[Manger du p]ain [et boire du v]in écartera [bientôt la mal]adie [du roi]. Un bo[n cons]eil doit être pris en compte. L'inqu[iétude], le refus de manger et de boire dépriment l'esprit et *ajoutent* à la maladie. Là-dessus, que le roi éco[ute son] serviteur!"

[52] SAA X 242 (Marduk-šākin-šumi): r. 9-10 *mì-i-nu ša ṭa-bu-u-ni* / *le-ku-lu*, "Qu'ils mangent (seulement) ce qui convient!"

[53] SAA X 192 (Adad-šumu-uṣur): r. 1-7 dumu–luga[l *be-lí]* / *ina* anše-kur-ra-[meš] / *lu la i-ra-[kab]* giš-ban *lu la [ú-mal-la*] / *ki-i ša ina pa-[an* dumu–lugal] / *ma-hi-ir-ú-[ni]* / *le-pu-[uš]*, "Le prince héritier [mon seigneur] ne devrait pas monter à cheval, ni [bander] un arc. (Mais) que [le prince héritier] agisse comme il lui plaira!"

[54] Par exemple le béryl (*burallu*) cuit par Urda-Nanāya dans SAA X 323: r. 10-12.

[55] Ces "ordonnances" étaient appelées simplement *mašlṭaru*, "texte". Cf e.g. SAA X 321 (Urda-Nanāya): 16-18 *[ina p]u-ut mal-ṭi-ri* / *[ša] ú-še-bil-an-ni* / [o] ⸢*e*⸣-*pu-šú*, "Qu'ils opèrent selon la prescription que j'ai envoyée!"

[56] SAA X 327, 336, 337.

[57] SAA X 336: 1- r. 2 *ki-*⸢*i*⸣ *maš-qit me-me-[ni]* / *ša be-lí i-šat-tu-u-ni* / 3-*šú ina pi-i ša qar-ṭup-pi* / ⸢*ina*⸣ *mu-naq-qi-te* / ⸢*ta*⸣-*kar-ra-ar* / R *pa-na-at* ninda-meš / *tu-šá-at-ti*.

Le danger potentiel que l'on prêtait à certaines préparations apparaît d'autres part dans les diverses précautions prises avant leur emploi. Deux questions oraculaires concernent par exemple le bien-fondé de la prise d'une potion par Assarhaddon et Assurbanipal[58]. Le recours à des goûteurs est également proposé dans une lettre de l'exorciste Adad-šumu-uṣur, à propos d'un remède à base d'herbes: "Pour ce qui concerne les herbes médicinales à propos desquelles le roi mon seigneur m'a écrit, ce que le roi mon seigneur a dit est très judicieux. Faisons boire ces esclaves en premier, et que le prince héritier boive ensuite!"[59] Ces précautions s'expliquent peut-être en partie par la reconnaissance des effets néfastes qu'un mauvais dosage de certaines substances pouvait entraîner, mais on peut aussi noter que Assarhaddon s'inquiète de l'application d'un remède pour la peau en un jour néfaste (*ūmu sa tādirti*)[60]. Dans ce dernier cas, la réponse d'Urda-Nanāya est malheureusement cassée.

Exécution et suivi du traitement

Un autre point remarquable est que le traitement prescrit n'était pas toujours exécuté par le spécialiste qui l'avait ordonné. Écrivant au roi qui lui avait demandé de visiter Sîn-pir'u-ukīn et deux patients résidant dans le "nouveau palais"[61], Adad-šumu-uṣur répond qu'il ira le lendemain et qu'il désignera des exorcistes pour effectuer la tâche les concernant[62].

Pour les traitements s'appliquant sur les corps des patients, la correspondance d'Urda-Nanāya apporte le plus d'informations. Il traite lui-même l'abcès d'un bébé[63] et s'occupe aussi, avec des aides, de soigner Assurbanipal: "Le prince héritier va très bien. Le traitement que nous avons entrepris de lui donner à la poitrine a duré une heure et demie"[64]. L'auteur parle cependant dans le même message des soins donnés à un malade qui saigne du nez, pour se plaindre de la maladresse des exécutants: ces derniers pressent trop les tampons contre le cartilage, aggravant ainsi l'hémorragie. Il demande en conséquence la permission d'entrer le lendemain pour donner des instructions[65]. La préparation de ces tampons est décrite dans une autre lettre, en réponse à une question d'Assarhaddon[66]: Urda-Nanāya

---

58 SAA IV 185 et 187. Il s'agissait de préparations à base d'herbes médicinales (*šammu*).

59 SAA IV 191: 5- r. 1 *ina muh-hi* / *šam-mu ša* lugal *be-lí* / *iš-pur-an-ni* / sig$_5$ *a-dan-niš* / *bé-et* lugal *be-lí* / *iq-bu-ú-ni* / lú-gàl-meš *am-mu-te* / *ni-har-ru-up* / *ni-šá-aq-qi* / *ha-ra-me-ma* / dumu–lugal /R *li-is-si*.

60 SAA X 325 r. 3'-6' *i-su-ur-ri be-lí* ⌈*i*⌉*-[qab-bi]* / *ma-a u$_4$-mu an-ni-u šá ta-d[ir-ti]* / *šu-ú a-na e-pa-ši l[a ṭa-a-ba]*, "Le roi mon seigneur d[ira] paut-être: «C'est un jour de déploration, Ce n[est pas favorable] d'accomplir (ce traitement)»".

61 Probablement l' "arsenal" (*ekal māšarte*) de tell Nebi Yunus, à Ninive. C. S. Parpola, 1983, p. 128.

62 SAA X 222: r. 5-10 *ina ši-'a-a-ri al-lak* / *a-mar-šú-nu* di-*mu-šú-nu* / *a-na* lugal *a-qab-bi* / lú-maš-maš-meš / *ú-pa-qá-da* / *dul-la-šú-nu e-pu-šu*, "J'irai demain, les verrai, dirai au roi des nouvelles de leur santé, (puis) je nommerai des *āšipu* pour qu'ils accomplissent leur traitement."

63 SAA X 319: 8- r. 8 *šul-mu ad-dan-niš* / *a-na la-ku-ú* / *si-ik-ru ha-ni-u* / *ša ku-tal* pi^{II}-*šú* / *ta-al-i-tú ina* ugu / *ur-ta-ki-is ina ap-pi-šú* / *ir-tu-mu* / *i-na ti-ma-li* / R *ki-i ba-di* / *ši-ir-ṭu ša ina lìb-bi* / *ṣa-bit-u-ni ap-ta-ṭar* / *ta-al-i-tú šá ina* ugu / *ú-tu-li šar-ku* / *ina* ugu *ta-al-i-te* / *i-ba-áš-ši am-mar* sag-du / šu-si *ṣe-hi-ir-te*, "Le bébé va très bien. J'ai appliqué un tissu absorbant sur cet abcès derrière son oreille. Il reposait librement sur sa pointe (de l'abcès). Hier soir, j'ai défait le pansement avec lequel il était attaché et enlevé le tissu absorbant qui était sur (l'abcès). Il y avait du pus sur le tissu absorbant, autant que le bout d'un petit doigt".

64 SAA X 322: 7-11 *šul-mu ad-dan-niš* / *a-na* dumu–lugal *dul-lu* / *ša a-na* gaba *né-pu-šu-u-ni* / *ni-din-u-ni* 5/6 kaskal-gíd *u$_4$-mu* / *it-ta-lak*.

65 SAA X 322: r. 1-19 *ina* ugu *mar-ṣi* / *ša* múd-meš *ša ap-pi-šú* / *il-lak-u-ni* lú-gal–*mu-gi* / *iq-ṭi-bi ma-a* / *ina ti-ma-li ki-i ba-di* / múd-meš *ma-a'-du* / *it-tal-ku li-ip-pi* / *am-mu-te ina la mu-da-nu-te* / *i-na-ši-u ina* ugu / *na-ah-na-he-e-te ša ap-pi* / *ú-mu-du* :. *na-ah-na-hu-tú* / *ú-da-ú-pu* : ta *pa-ni* / múd-meš *ú-ṣu-u-ni pi-i na-hi-ri* / *liš-ku-nu šá-a-ru* / *i-ka-si-ir* / múd-meš *ik-ka-li-u* / *šúm-ma pa-an* lugal *ma-hi-ir a-na ši-a-ri* / *le-ru-ub lu-sah-ki-im*, "À propos du malade dont le nez saigne, le *rab–mūgi* m'a dit que beaucoup de sang avait coulé hier après-midi. Ils manient ces tampons sans savoir comment! Ils les appliquent contre le cartilage du nez, pressant le cartilage, et c'est pourquoi le sang sort. Ils devraient les placer à l'ouverture des narines. Cela bloquera la respiration, mais le sang sera retenu. S'il plaît au roi, j'entrerai demain pour donner des instructions".

66 SAA X 321: 8-17 *[ina ugu li-ip-p]i* / [*ša* numun] ^{ú}*[mar]-ta-kal* / [*ša* lugal] *be-lí i[š-pur]-an-ni* / *[ša a-n]a* múd kir$_4$ *pa-*⌈*ra*⌉*-si* / *[a-ki an-ni]-e e-pu-šú* / *[i-mar-ru-q]u ina* múd giš-erin / *[i-hi-qu i]na* ^{síg}*tab-re-e-bi* / *[i-kar-ri-k]u* én / *[ina* ugu *i-man-n]i-u* / *[ina na-hi-ri i-š]ak-ku-nu*, "[Concernant les tampo]ns (imprégnés) [de

termine en demandant que l'on agisse selon la prescription qu'il a envoyée[67], ce qui implique qu'il n'opérait pas personnellement.

Des conclusions similaires peuvent être tirées d'autres missives de ce guérisseur concernant des remèdes pour Assarhaddon[68], dont l'une, qui traite de préparations pour soigner les maladies de peau, contient la recommandation suivante: "Lorsqu'ils feront entrer les cataplasmes en présence du roi, qu'ils *tirent le rideau*, comme ils l'ont déjà fait à deux reprises. J'entrerai (alors) et donnerai des instructions"[69]. Cette formulation donne l'impression qu'il n'était pas convenable que Urda-Nanāya assiste au traitement du roi, ce dernier étant probablement accompli par des serviteurs domestiques.

Urda-Nanāya avait au moins la possibilité d'entrer chez le souverain. Ce n'était certainement pas le cas de tous ses collègues, à en croire un message envoyé par Ikkāru. à une époque où il était chargé de soigner Šamaš-šumu-ukīn: "J'ai fait porter à trois reprises au roi mon seigneur des baumes, fumigations, phylactères et potions, mais je ne sait pas si on les a fait entrer ou non devant le roi mon seigneur. Je ne vois pas de réponse à ma lettre et n'ai pas entendu de nouvelles de la santé du roi mon seigneur"[70].

Cette citation illustre bien la difficulté de soigner un patient avec qui l'on a que des contacts indirects, mais d'un autre côté, le fait de proposer des remèdes sans avoir vu le malade ne paraît pas poser de problème particulier à Ikkāru.

La veille

C'est sans doute dans cette perspective qu'il faut interpréter la notion de "veille", généralement exprimée par le verbe *dalāpu*, "rester sans sommeil", que l'on rencontre à plusieurs reprises dans les messages des guérisseurs, quelle que soit la spécialité dont ils relevaient. Dans la plupart des cas, le patient est un enfant[71], dont on guette l'évolution de l'état. Cela est par exemple clair dans une lettre d'Ikkāru: "Je reste éveillé à ses côtés, mais il ne fait pas de progrès. Le roi mon seigneur doit savoir qu'il est malade, le roi ne doit pas nous imputer de faute plus tard. J'ai appliqué deux ou trois lotions, mais il n'a pas montré de signes de guérison"[72]. En d'autres occurrences, la veille se fait aux côtés d'un blessé, comme dans des fragments de lettres où il est question de bandages[73]. L'emploi fréquent de la première personne du pluriel dans ce genre de contextes suggère une sorte de tour de rôle, mais l'activité était suffisamment éprouvante pour que Urda-Nanāya ose se plaindre au roi d'être épuisé et réclame un congé d'un mois[74].

---

graines *mar]takal*, [au sujet desquels le roi] mon seigneur m'a é[crit], [ils sont destinés à] stopper l'hémorragie nasale. [Voilà comment] on les prépare: [on les écras]e, [les mélange] à de la résine de cèdre, [on enveloppe (le tout)] dans de la laine rouge, [on réci]te [dessus] une incantation, et on place (les tampons) [dans les narines]".

[67] Voir ci-dessus, n. 55.

[68] Cf. *e.g.* SAA X 323 (à propos de drogues envoyées pour soigner les oreilles du roi): r. 5-9 *ki-ma uq-ṭa-t[e-ru] / lu-sa-hi-ru [re-eh-ti* ì-giš] *lu-na-ti-ku in[a* ^{sig}*tab-re-bi] / lib-bu uz-ni [liš-ku-nu ṭa-a-b]a / ad-da-niš*, "Dès qu'ils auront fait les fumi[gations], qu'ils recommencent, versent [le reste de l'huile] sur [de la laine rouge], et placent (cela) à l'intérieur de l'oreille. C'est très [efficac]e" ou SAA X 324: r. 1-4 *[bu]-ul-⌈ṭa⌉-[a-ni] / an-nu-te ša* uzu-pi^{II} */ u₄-mu an-ni-u-u / le-pu-šú*, "Qu'ils mettent en œuvre aujourd'hui ces remè[des] pour les oreilles!"

[69] SAA X 315: r. 9-13 *ki-ma ṣi-il-ba-ni / ina pa-an* lugal *ú-še-rab-u-ni / ki-i ša ma-a-la* 2*-šú e-pu-šu-u-ni / pa-ri-ik-tú lip-ri-ku / le-ru-ba lu-šá-ah-ki-im*.

[70] SAA X 328: 8-14 *nap-šal-a-ti qut*-PA / *me*-ugu-meš *maš-qí-a-ti* 3*-šú / a-na* lugal *be-lí-ia us-se-bi-la / šum-ma ú-s[e]-ri-bu ina pa-an* [lugal en]*-ia / šum-ma la ú-še-rib-bu la ú-da / la gaba-ri e-gír-ti a-mar / la šùl-mu šá* lugal *be-lí-ia áš-am-me*.

[71] SAA X 214-215 (Adad-šumu-uṣur), SAA X 329 (Ikkāru), SAA X 320 (Urda-Nanāya).

[72] SAA X 329: r. 2-10 *a-da-lip is-se-šú / a-na pa-ni la il-lak /* lugal *be-lí lu ú-di / ki-i ma-ri-ṣu-ú-ni / ur-ke-te* lugal *a-na hi-ṭi-ni / [l]u-u la i-šak-kan / [mar]-hi-ṣi* 2 *u* 3 */ [e-t]a-pa-áš ṭu-bu / lìb-bi la-a e-mur*.

[73] SAA X 310 et 335 (auteurs perdus).

[74] SAA X 320: r. 6-18 *ša* lugal *belí iš-pur-an-ni / ma-a i-ba-áš-ši-i /* ta *ra-me-ni-ka / ta-di-li-bi im-ma-te / a-ri-qa pa-an /* ^{I}*aš-šur-mu-kin*-bala-meš*-ia / a-na-ku a-du šu-la-an-šú / a-mur-u-ni a-na šul-me / ša* lugal *at-tal-ka / ú-ma-a* lugal *be-lí /* iti *u₄-me lu-ra-mu-ni / dul-lu me-me-ni le-pu-uš ú-la-a / a-mu-at*, "Ce que le roi mon seigneur m'a écrit: «Se pourrait-il que tu sois toi-même resté sans sommeil?» Quand donc ai-je été libre? Je me suis occupé d'Aššur-mukīn-palē'a et dès que je l'ai vu en bonne santé, je suis venu pour la santé du roi.

La veille du roi n'est en revanche mentionnée que dans un discours de reproches d'Assarhaddon, que cite le même Urda-Nanāya: "(Ce) discours que le roi mon seigneur a tenu à ses serviteurs, à propos des rois précédents qui étaient tombés malades: «Comme leurs serviteurs veillaient auprès d'eux et les transportaient dans des litières! Comme ils tenaient bien leur garde!»"[75].

Ce passage est d'interprétation difficile, en raison de ce qui a été vu précédemment. Il pourrait simplement signifier que le bon serviteur devait se priver de sommeil pour chercher les moyens de soulager son maître. Ou s'il s'agissait véritablement d'une veille médicale, elle se tenait peut-être dans une pièce attenante à la chambre du roi.

LES RELATIONS ENTRE *ASU* ET *AŠIPU*

Les remarques qui précèdent montrent ce qu'il pouvait y avoir de commun entre les pratiques des *āšipu* et des *asû*[76]. Il n'est pas question ici de régler définitivement la question du rapport entre ces deux spécialités[77], mais on peut toutefois apporter quelques éléments, valables au moins pour l'époque néo-assyrienne.

En premier lieu, et même si les titres officiels ne sont pas toujours explicitement donnés, il n'est généralement pas trop difficile de déterminer la spécialité d'un guérisseur. Les *āšipu* invoquent le plus souvent les dieux impériaux Nabû et Marduk dans leurs bénédictions, leurs fonctions dépassent largement le cadre thérapeutique, et les soins qu'ils apportent se fondent principalement sur l'exécution de rituels. Les *asû*, qui invoquent Ninurta et Gula dans leurs bénédictions, semblent avoir été exclusivement des guérisseurs. Et leurs méthodes thérapeutiques font appel à des préparations à base d'ingrédients censés avoir un effet bénéfique sur les malades. En se fondant sur ces critères, il est presque certain que Nabû-nāṣir était un *āšipu*, alors que Urda-Nanāya et Ikkāru devaient être des *asû*[78].

La plupart des maladies pouvait être traitée par les deux catégories de guérisseurs, chacune avec ses propres méthodes. Il existe d'ailleurs des indices d'une collaboration active. Une lettre concernant la santé de la reine mère est envoyée conjointement par Nabû-nāṣir et Urda-Nanāya[79] et une pétition d'Urda-Nabû, prêtre de Kalhu, sollicite la nomination d'un *āšipu* et d'un *asû*, pour qu'ils traitent ensemble sa maladie[80]. Une autre pétition, écrite par un certain Nabû-tabni-uṣur qui emploie la bénédiction par Ninurta et Gula, mentionne Nabû-rība-ahu, connu par ailleurs pour être un *āšipu*[81], comme son "associé" (*ša isseya*)[82]. Enfin, Urda-Gula est passé d'une profession à l'autre, le nom qu'il portait suggérant qu'il était primitivement destiné à être *asû*.

Cette collaboration était d'autre part facilitée par le fait que les guérisseurs des deux spécialités appartenaient à l'élite des lettrés. C'est là un fait bien connu pour les *āšipu*, et pour ce qui concerne les

---

Maintenant, ô roi mon seigneur, on devrait me décharger pour un mois entier! Je dois faire un traitement quelconque, sinon, je mourrai!"

75 SAA X 316: 7-14 *da-ba-bu ša* lugal *be-lí* / ta lú-arad-meš-*šú* / *id-bu-ub-u-ni ša* lugal-meš / *mah-ru-ti ša im-ra-aṣ-ṣu-ni* / *ma-a* lú-arad-meš-*šú-nu a-ke-e is-se-šú-nu* / *i-da-li-pu ina lìb-bi* giš-ná-meš / *i-zab-bi-lu-šú-nu* / *ma-ṣar-ta-šú-nu* / *a-ke-e i-na-ṣu-ru*.

76 Pour les points communs dans les salutations et souhaits propres aux deux professions, voir P. Villard, 2003.

77 Cf. *e.g.* E. Ritter, 1965; H. Avalos, 1995, p. 142-172; I. L. Finkel, 2000, en particulier p. 146. Voir aussi J.-M. Durand, 1988, p. 557, pour l'opposition entre *asûm* et *wāšipum* dans les textes de Mari.

78 Pour Ikkāru, cela est aussi suggéré par SAA X 330, où ce personnage informe le roi sur l'un des *asû* travaillant avec lui.

79 SAA X 297, qui débute par une formule mixte de bénédictions, invoquant Aššur, Sîn, Šamaš, Ninurta et Gula.

80 SAA XIII 66: r. 11'-13' 1-*en* lú-maš-maš 1-*en* lú-a-zu / *ina* igi-*ia lip-qid-ma [ki-i a-h]a-meš* / *dul-li le-pu-šu*, "Qu'il nomme auprès de moi un *āšipu* et un *asû*, pour qu'ils accomplissent ensemble le traitement".

81 Dans SAA X 257: r. 6, Nabû-rība-ahu est mentionné parmi les *āšipu* susceptibles d'entrer au service du prince héritier. On peut aussi remarquer que la lettre acéphale SAA X 254 (attribuable à Marduk-šākin-šumi selon S. Parpola, 1983, p. 192), qui traite de l'exécution de rituels exorcistiques, comprend aussi aux l. 16'-17' des souhaits par [Ninurta] et Gula.

82 SAA X 334: r. 6-7.

asû, on peut noter qu'un certain Ahu-šubši, qualifié d'*asû* très compétent, est mentionné parmi 20 *ummânu* dans une pétition du Babylonien Marduk-šāpik-zēri[83]. Un texte administratif dressant une liste d'experts logés à la cour lors d'une cérémonie[84] est aussi très éclairant: les *asû* sont mentionnés après les astrologues, les *āšipu* et les haruspices, mais avant les lamentateurs-*kalû*[85].

Il a été vu plus haut que les méthodes thérapeutiques sont suffisamment différentes pour qu'on puisse distinguer un *āšipu* d'un *asû* dès lors qu'on dispose de quelques lettres. Mais si on entre dans le détail des pratiques, les choses deviennent plus compliquées. La série de pronostiques et diagnostiques s a - g i g relève normalement de l'*āšipūtu*[86], mais on constate que des "symptômes" (*sakkikkû*) sont recherchés par Urda-Nanāya sur Assarhaddon[87] et Aššur-mukīn-palē'a[88]. Et Assarhaddon lui avait demandé de déterminer la "nature de sa maladie" (*šikin murṣi*): l'expression renvoie aussi à la série s a - g i g dont la troisième partie[89] s'intitulait *šikin lipti*, "nature de l'atteinte maligne"[90].

En sens inverse, Marduk-šākin-šumi discute de la manière d'appliquer un cataplasme[91] ou de l'usage de [*baumes*] et fumigations[92], préparations qui sont du domaine de l'*asûtu*. Il se peut que ces remèdes aient été prescrits par un collègue de l'exorciste, mais cela prouve au moins qu'il avait une certaine compétence en la matière. Cela n'est d'ailleurs guère étonnant si l'on songe qu'à la même époque, la bibliothèque des exorcistes du temple d'Aššur contenait une importante collection de traités sur les herbes médicinales[93].

Un cas mérite enfin une attention particulière, celui du nourrisson, le *piqittu ša bēt kutalli*, souffrant de vomissements et de diarrhée. Un message qui émane très probablement d'Urda-Nanāya[94] donne le pronostique suivant: "Voici ce qui est dit dans tous les recueils de remèdes (*bulṭu*): «S'il se purge par sa bouche et son anus, il guérira»"[95]. Cet optimisme est un peu surprenant, car la déshydratation pouvait être fatale, mais il se fondait sûrement sur des signes de guérison. On trouve en tout cas la même opinion dans une lettre d'Adad-šumu-uṣur: "La nature (*šiknu*) de ce (mal) n'est pas

---

83 SAA X 160: r. 33-35 ^{I}šeš-⌜*šub*⌝-*ši* ^{lú}*a-su-u ma-a'-diš i-le-'e-e* / *a-na* (lugal) en-*ia ṭa-a-bu* / pab 20 um-me-a-meš *le-'u-ú-tu*, "Ahu-šubši est un *asû* très capable, il convient au (roi) mon seigneur. Au total, vingt maîtres-érudits compétents".

84 SAA VII 1: ii 7-16. Voir F. M. Fales & J. N. Postgate, 1992, p. xvii.

85 Cf. aussi SAA VII 2, document du même type qui mentionne conjointement deux *āšipu* et quatre *asû*.

86 Outre les mentions de la série dans le "Manuel de l'exorciste" (J. Bottéro, 1985, p. 72 et 83), cf. *e.g.* une "fable" de Sultantepe, W. G. Lambert, 1963, p. 211: 24-25 *maš-maša-ku-ma* (…) / *a[lam]-dìm-<ma>-a u sa-gig-ga [ka-liš] mu-d[a-ku]*. "Je suis un *mašmaššu* (...), je con[nais en intégralité] (les séries) *Alamdimmû* et *Sakkikû*".

87 SAA X 315. Voir ci-dessus, n. 40.

88 SAA X 320: 7-12 *šul-mu ad-dan-niš* / *a-na* ^{I}*aš-šur-mu-kin*-bala-*u-a* / *hu-un-ṭu an-*⌜*ni*⌝*-u ša* 2-*šú* 3-*šú* / *[i]ṣ-bat-ú-šú-ni* lugal / *la i-pa-làh sa-[kik]-ku-šú* / di ⌜*ta*⌝*-ri-[i]ṣ šul-mu šu-ú*, "Aššur-mukīn-palē'a va très bien. Le roi ne doit pas s'effrayer de cette fièvre qui l'a saisi à deux ou trois reprises. Ses symptômes sont sains et normaux: il va bien".

89 R. Labat, 1951, p. xvi.

90 D'après les colophons. Cf. *e.g.* R. Labat, 1951, p. 168: 108 3-*šú ṭuppu* ud-1-kám *mariṣ-ma šikin lipti*^{ti}, "troisième tablette de «Si étant malade pendant un jour; nature de l'atteinte maligne»".

91 SAA X 241: 5-12 *ina* ugu *ka-ra-ri* / *ša ṣil-li-ba-a-ni ša* lugal / *be-lí iq-bu-u-ni ma-a ṣa-ri-ih* / *a-dan-niš lu ṣa-ri-ih* / *a-ni-in-nu-ma ba-si mì-i-ni* / *né-ep-pa-áš la-a šu-tú* / *ṣu-ur-he-e ma-a zu-ú-tú* / *ina lìb-bi li-ik-ru-ra*, "Concernant l'application des cataplasmes, à propos de laquelle le roi mon seigneur a dit: «c'est vraiment très chaud!» Cela doit être très chaud. Pour quoi d'autre faisons-nous cela? Lui (Urda-Nanāya?) (n'avait-il) pas (en tête) la chaleur en disant: «Cela doit provoquer sa sudation»?".

92 SAA X 250: 8'-9' [*ina* ugu *nap-šal-a-ti*] *qut*-PA *šá a-na* [lugal] / [en-*ia áš-pur-an]-ni*, "[concernant les baumes] et fumigations, au sujet desquels j'ai écrit] au [roi mon seigneur]".

93 O. Pedersén, 1986, p. 58 et n. 36; H. Avalos, 1995, p. 144.

94 S. Parpola, 1983, p. 141.

95 SAA X 326 3'- r. 3 *ina bul-ṭi gab-bu* / *a-ki an-ni-ie-*⌜*e*⌝ / *qa-bi* / R. *ina pi-i-šú ù* dúr-*šú* / *ú-še-šar-am-ma* / ⌜*i*⌝*-ba-al-lu-uṭ*.

favorable. (Mais) s'étant purgé par en haut et en bas, il a sué deux jours et il va bien"[96]. Cela devrait signifier que les traités de diagnostiques pouvaient faire craindre le pire, mais que l'évolution positive du patient conduisait cependant Adad-šumu-uṣur à partager l'avis de son collègue *asû*.

Ces quelques données montrent qu'il ne faut pas opposer trop systématiquement les arts de l'*āšipu* et de l'*asû*, pour ce qui concerne l'approche du traitement des maladies. Il pouvait arriver occasionnellement que des ingrédients utilisés dans les préparations de l'*asû* aient une action qui ne se limite pas à un simple effet placebo. Mais pour les praticiens qui ignoraient tout du mécanisme de leur action, des forces surnaturelles étaient en œuvre dans le processus de guérison. Les incantations qui accompagnent l'administration des remèdes montrent d'ailleurs que leur efficacité relevait d'une théurgie, tout comme pour les rituels de l'exorcisme. Quelles que soient les origines de ces deux disciplines, elles ne devaient pas être perçues au premier millénaire comme différentes par nature. Simplement, l'une était issue de l'enseignement d'Ea (l'*āšipūtu*), alors que l'autre (l'*asûtu*) était liée à la tradition de Gula.

---

[96] SAA X 217: r. 1-8 gar-*šú an-nu-ú* / *la de-iq* / *ša a-na e-liš* / *a-na šap-liš* / *ú-še-šir-u-ni* / 2 ud-meš *zu-ú-tú* / *ik-tar-ra* / *šùl-mu šu-u*.

Tableau 1: *Les guérisseurs de la cour d'Assarhaddon et leurs patients*[97]

Guérisseurs/ patients	Adad-šumu-uṣur	Marduk-šākin-šumi	Urda-Gula	Nabû-nāṣir	Urda-Nanāya	Ikkāru	Autres
Assarhaddon	SAA X 194; SAA X 196; (SAA X 200)	SAA X 236; SAA X 241; SAA X 242; SAA X 243; SAA X 250			SAA X 315; SAA X 316; SAA X 318; SAA X 320; SAA X 321; SAA X 323; SAA X 324; SAA X 325	SAA X 328	?, SAA X 336
Naqī'a	(SAA X 200); SAA X 201; (SAA X 223)	SAA X 244		SAA X 297			
Assurbani-pal	SAA X 191; SAA X 192; SAA X 193; (SAA X 223)	(SAA X 238)			(SAA X 320); SAA X 322; SAA X 323		
Šamaš-šumu-ukīn	(SAA X 193); (SAA X 223)	(SAA X 238); SAA X 239				SAA X 328	
Aššur-mukīn-palē'a				(SAA X 296); (SAA X 298); (SAA X 299); SAA X 300	SAA X 320		

[97] Les références entre parenthèses concernent les lettres qui donnent seulement des nouvelles du patient, les références soulignées les messsages contenant des prescriptions ou descriptions de traitement.

Aššur-etel-šamê-erṣeti-muballissu / Aššur-šarrāni-muballissu	SAA X 213; (SAA X 223)			(SAA X 296)	(SAA X 321)		
Sîn-pir'u-ukīn	(SAA X 199); SAA X 222; (SAA X 223)						
Piqittu ša Bēlet parṣī	(SAA X 194); (SAA X 196); (SAA X 197)			(SAA X 301); SAA X 302; SAA X 305; (SAA X 306)			
Piqittu ša bēt mār šarri ša kutalli / *piqittu ša bēt kutalli*	SAA X 213; SAA X 214; SAA X 217; SAA X 218; (SAA X 219)						
Piqittu ša bēt Urad-Dagūna	SAA X 202						
Tous les *piqittu*		(SAA X 247)					
Lakû / bébé anonyme	SAA X 187[98]			SAA X 298	SAA X 319; (SAA X 320)		
Les enfants du roi		(SAA X 244)			(SAA X 320)		
Šērū'a-ēṭirat	(SAA X 223)						
Nabû-nādin-šumi							Bānî, SAA X 333

[98] Cette lettre fait allusion à la mort récente d'un d'un jeune enfant (*ṣehru*) du roi.

Fils de Dannî	SAA X 222						
Neveu de Zēru-ukīn							Ana-Nabû-atkal, SAA X 309
[...]yah				(SAA X 299)			
2 *ša ina* é-gibil	SAA X 222						
Patients non identifiés	SAA X 193; SAA X 200; SAA X 212; SAA X 215; SAA X 230; SAA X 231 (lú-tur)	SAA X 238		SAA X 300; SAA X 304; (SAA X 307);	(SAA X 314); SAA X 320; SAA X 322; SAA X 326[99]; SAA X 327[100]	SAA X 329;	[NP], SAA X 335, ?, SAA X 337; Ana-Nabû-atkal, SAA X 309 (lú-tur); SAA X 310
Patientes non identifiées			SAA X 293		SAA X 317		

[99] Si le nourrisson atteint de diarrhée est le même que celui dont parle Adad-šumu-uṣur dans SAA X 217, il pourrait s'agir du *piqittu ša bēt kutalli*.

[100] Tablette de prescription, accompagnant probablement une lettre. Cf. S. Parpola, 1983, p. 258.

Tableau 2: *Pathologies de la famille royale assyrienne*

Patients et guérisseurs	Symptômes	Pronostique	Traitement
Assarhaddon			
Urda-Nanāya SAA X 315	fièvre (*huntu*)		lotion d'huiles (*marhuṣu ša* ì - g i š - m e š) cataplasme-*ṣilbānu*; phylactères (*mē'ēlu*); baume (*napšaltu*)
Urda-Nanāya SAA X 316: r. 15-28			herbes médicinales (ú - g í d ; ú - p a - t i)[101]; objet aux vertus curatives (*mušallimānu*), à placer dans le lit
Urda-Nanāya SAA X 318	lésions sur la peau: éruption (*undu*)		graisse d'oiseau (ì - m u š e n); nettoyage régulier des mains avec de l'eau pure, pas trop chaude
[Urda-Nanāya] SAA X 323: 13- r. 9			fumigations (*qutāru*), après instillation d'huiles aux plantes *kanaktu* et *nikiptu*[102] dans les oreilles
[Urda-Nanāya] SAA X 324: 8-15			remèdes pour les oreilles (*bulṭu ša uznī*) potion (*mašqītu*)
[Urda-Nanāya] SAA X 325: 6-11	pustules (*bi'āru*)[103]		remèdes pour les pustules (*bulṭu ša bi'ārī*), comprenant des graines de *kasû*.
Ikkāru SAA X 328: 8-18	inflammation des yeux (*huntu ina lib ēnāte*)		baumes (*napšaltu*), fumigations (*qutāru*), phylactères (*mē'ēlu*) et potions (*mašqītu*)
Prescription accompagnant une lettre SAA X 336			potion (*mašqītu*): 3 gouttes versées avec la pointe d'un calame dans un bol à libation
Adad-šumu-uṣur SAA X 196: 14-r. 20	le roi refuse de manger		"manger du pain et boire du vin supprimera bientôt la maladie du roi"
Marduk-šākin-šumi SAA X 236	refroidissement (*kuṣṣu*)	rien à craindre (*laššu hiṭṭu*), maladie saisonnière (*murṣu šatti*)	"nous ferons tout ce qui est pertinent à ce propos"
Marduk-šākin-šumi SAA X 241: 5- r. 2	refroidissement (*kuṣṣu*) au début de l'été (*harpī*)		cataplasme-*ṣilbānu* très chaud, provoquant la sudation (prescription d'un tiers?)

101 Sur ces herbes mal identifiées, cf S. Parpola, 1983, p. 243.

102 S. Parpola, 1983, p. 251.

103 S. Parpola, 1983, p. 254-55.

Marduk-šākin-šumi SAA X 242	les bras et pieds du roi sont sans force, il ne peut ouvrir les yeux et reste alité	la fièvre (*hunṭu*) persiste à l'intérieur des os. Rien à craindre (*laššu hiṭṭu*)	manger ce qui est approprié (?)[104]
Marduk-šākin-šumi SAA X 243	inflammation des yeux (*hunṭu ša ēnāte*)		rituels (*nēpēšu*) du mois ii contre l'inflammation des [yeux]
[Marduk-šākin-šumi] SAA X 250			[baumes (*napšaltu*)] et fumigations (*qutāru*)
Naqī'a			
Adad-šumu-usur SAA X 201			la reine a exécuté dix tablettes de rituels, parmi lesquels "[...] malades", [l'incantation "E]a, Šamaš, [Asalluhi]" (du rituel) "An[nuler la malédiction]" et l'incantation "Toi, Fleuve, [qui a tout créé]"
Assurbanipal			
Urda-Nanāya SAA X 322: 7-14			traitement pour la poitrine (*dullu ana irti*), d'une durée d'environ une heure et demie (5/6 *bēru*)
[...] SAA X 310	«lignes" (*pirku*) dans la poitrine (d'Assurbanipal?)[105]		
Adad-šumu-uṣur SAA X 191			herbes médicinales (*šammu*): des esclaves doivent goûter en premier la préparation, avant que le prince héritier ne boive
Adad-šumu-uṣur SAA X 192			le prince héritier doit s'abstenir de monter à cheval ou de tirer à l'arc
Adad-šumu-uṣur SAA X 193	la fièvre (*hunṭu*) a quitté [NP] (= Assurbanipal?)		exécution du rituel "Un substitut pour Ereškigal" pour le prince héritier; ce n'est pas nécessaire pour Šamaš-šumu-ukīn
Šamaš-šumu-ukīn			
Ikkāru SAA X 328: r. 12-20			sang à boire pendant trois jours, puis pendant trois jours, sang pour application interne (*ša ana bētāni*)
Marduk-šākin-šumi SAA X 239: 2'-4'	la fièvre (*hunṭu*) l'a saisi (Šamaš-šumu-ukīn?)		

[104] L'emploi du pluriel indique peut-être que ce conseil s'applique à d'autres patients. Voir ci-dessus, n. 52.

[105] S. Parpola, 1983, p. 248, estime que l'expression se réfère plus probablement à une douleur dans la poitrine qu'à une blessure.

Aššur-mukīn-palē'a			
Urda-Nanāya SAA X 320: 7-12	la fièvre (*hunṭu*) l'a saisi à deux ou trois reprises, mais les (autres) symptômes (*sakikkû*) sont normaux		
Aššur-etel-šamê-erṣeti-muballissu			
Adad-šumu-uṣur SAA X 213: 5-8	la fièvre (*hunṭu*) s'est apaisée	rien à craindre (*hiṭṭu laššu*)	
Patient dont le nez saigne (Etlu-šamê-erṣeti-muballissu?)			
Urda-Nanāya SAA X 321	saignements de nez (m ú d k i r$_4$)		tampons (*lippu*) de graines-*martakal* (les graines sont écrasées, mélangées à de la résine de cèdre, enveloppées dans de la laine rouge; les tampons sont insérés dans les narines après incantation); autres tampons (?) à insérer dans les narines après incantation. Utilisation de divers ingrédients, parmi lesquels de la [magn]étite ([n a$_4$ - k a - g i - n a] - d i b - b a), de la résine-*ballukku* (š e m - b a l), de la ⌈poussière⌉ d'un carrefour (⌈s a h a r ⌉ *ša sūqī erbette*)
Urda-Nanāya SAA X 322: r. 1-17	saignements abondants		tampons (*lippu*), à insérer dans les narines, sans presser le cartilage du nez (*nahnāhutu ša appī*)
Piqittu ša Bēlet parṣī			
⌈Nabû-nāṣir⌉ SAA X 302	forte chaleur (*ṣarāhu*) de la tête, des bras et des pieds, due à une poussée dentaire		

Piqittu ša bēt mār-šarri ša kutalli / ša bēt kutalli			
Adad-šumu-uṣur SAA X 213: 9-12			"Nous accomplissons le traitement (*dullu*) et ne sommes pas négligents"
Adad-šumu-uṣur SAA X 214			"Nous accomplissons le traitement (*dullu*), veillons, ne sommes pas négligents et prions les dieux"[106]
Adad-šumu-uṣur SAA X 217	vomissements et diarrhée	Son pronostique n'est pas bon. "(Mais) s'étant purgé par le haut et le bas, il a sué pendant deux jours et va bien"	
Nourrisson (*Piqittu ša bēt kutalli?*)			
[Urda-Nanāya] SAA X 326	vomissements et diarrhée	"Il est dit ceci dans tous les textes de remèdes (*bulṭu*): 's'il se purge par sa bouche et son anus, il guérira'"	
Lakû			
Urda-Nanāya SAA X 319	abcès (*sikru*) derrière l'oreille	guérison en 7 ou 8 jours	application d'un tissu absorbant (*tal'ītu*), maintenu par un pansement? (*širṭu*)
Patient qui perd du poids			
Adad-šumu-uṣur SAA X 200: r. 3'-10'			rituels contre la perte de poids (*nēpēšu ša haliqti šīri*), contre-sortilèges (*ušburrudû*) nombreux et efficaces
Adad-šumu-uṣur et Urad-Ea SAA X 212: 9- r. 4			rite (*dullu*) contre la perte de poids (*ša haliqti šīri*)
Fils de Dannî			
Adad-šumu-uṣur SAA X 222: 10-16	son affliction (*liptu*) est sévère, il est très malade		accomplissement d'un rite/traitement (*dullu*)

[106] Il faut probablement associer à ce texte SAA X 215, (6-10 *ina* ugu *ša* lugal *be-lí / iš-pur-an-ni ni-da-al-lip / né-ep-pa-áš / la ni-ši-a-at*, "Concernant ce que le roi mon seigneur m'a écrit, nous veillons et travaillons sans négligence") qui doit concerner la veille du même patient (S. Parpola, 1983, p. 144).

Enfant (lú-tur)			
Ana-Nabû-atkal SAA X 309: 1'-6'	l'épilepsie (*miqtu*) l'attaque toute la journée	l'épilepsie l'a quitté et l'enfant s'est calmé (*nuāhu*)	des pierres et phylactères (*mē'ēlu*) contre l'épilepsie sont placés sur le patient
Neveu de Zēru-ukīn			
Ana-Nabû-atkal SAA X 309: 7'- r. 1	épilepsie (*miqtu*)	le patient s'est calmé (*nuāhu*)	pierres et phylactères (*mē'ēlu*) contre l'épilepsie
«Berger" (lú-sipa)			
Ana-Nabû-atkal SAA X 309: r. 2-3	(épilepsie)	le patient s'est calmé (*nuāhu*)	(pierres et phylactères contre l'épilepsie)
Patients non identifiés			
Urda-Nanāya SAA X 320: r. 1-5	maux dentaires		remèdes pour les dents (*bulṭu ša šinnī*)
Ikkāru SAA X 329	maladie non précisée	pas d'amélioration visible	patient veillé, application de 2 ou 3 lotions (*marhuṣu*)
[...] SAA X 335	blessure		le patient est veillé, sa tête est rasée, sa blessure pansée par des bandages (*ṣindu*)
Prescription anonyme SAA X 337			herbes médicinales (*šammu*)
Marduk-šākin-šumi SAA X 238	épilepsie (*miqtu*)		incantation (*šiptu*) "En vérité, tu es mauvais" (h u l - g á l h é - m e - e n), faisant partie d'un rituel (*nēpēšu*) pour chasser le mauvais démon (*alû lemnu*) et l'épilepsie
[Nabû-nāṣir] SAA X 300			rituels-*zikurudû*

Bibliographie

Avalos, H.	1995	*Illness and Health Care in the Ancient Near East,* Atlanta.
Baker, H. D.	2002	*The Prosopography of the Neo-Assyrian Empire, 3/1,* Helsinki.
Borger, R.	1956	*Die Inschriften Asarhaddons Königs von Assyrien, AfO* Beiheft 9, Graz.
Bottéro, J.	1985	*Mythes et rites de Babylone*, Genève et Paris.
Cadelli, D.	1997	"Lorsque l'enfant paraît ... malade", *Ktéma* 22, p. 11-33.
Cole, S. W. & Machinist, P.	1998	*Letters from Priest to the Kings Esarhaddon and Assurbanipal*, SAA XIII, Helsinki.
Durand, J.-M.	1988	*Archives épistolaires de Mari I/1*, ARMT XXVI/1, Paris.
Fales, F. M. & Postgate, J. N.	1992	*Imperial Administrative Records, part I*, SAA VII, Helsinki.
	1995	*Imperial Administrative Records, part II*, SAA XI, Helsinki.
Finkel, I. L.	2000	"On Late Babylonian Medical Training", dans A. R. George & I. L. Finkel (éds.), *Wisdom, Gods and Literature, Studies in Assyriologiy in Honour of W. G. Lambert*, Winona Lake, p. 137-223.
Fuchs, A. & Parpola, S.	2001	*The Correspondence of Sargon II, Part III*, SAA XV, Helsinki.
Grayson, A. K.	1975	*Assyrian and Babylonian Chronicles*, TCS 5, Locust Valley.
Hunger, H.	1968	*Babylonische und assyrische Kolophone*, AOAT 2, Neukirchen-Vluyn.
	1992	*Astrological Reports to Assyrian Kings*, SAA VIII, Helsinki.
Kwasman, T. & Parpola, S.	1991	*Legal Transactions of the Royal Court of Nineveh, Part I*, SAA VI, Helsinki.
Labat, R.	1951	*Traité de diagnostics et pronostics médicaux*, Paris et Leiden.
Lambert, W. G.	1963	*Babylonian Wisdom Literature*, Oxford.
Luukko, M. & van Buylaere, G.	2002	*The Political Correspondence of Esarhaddon*, SAA XVI, Helsinki.

Parpola, S.	1983	*Letters from Assyrian Scholars to the Kings Esarhaddon and Assurbanipal II*, AOAT 5/2, Neukirchen-Vluyn.
	1987	"The Forlorn Scholar", dans F. Rochberg-Halton (éd.), *Language, Literature, and History, Philological and Historical Studies Presented to Erica Reiner*, AOS 67, New-Haven, p. 257-278.
	1993	*Letters from Assyrian and Babylonian Scholars*, SAA X, Helsinki.
Pedersén, O.	1986	*Archives and Libraries in the City of Assur. A Survey of the Material from the German Excavations II*, Acta Universitatis Upsaliensis Studia Semitica Upsaliensia 8, Uppsala.
Radner, K.	1998	*The Prosopography of the Neo-Assyrian Empire, 1/1*, Helsinki.
Ritter, E.	1965	"Magical Expert (= *āšipu*) and Physician (= *asû*): Notes on Complementary Professions in Babylonian Medicine", dans H. G. Güterbock and T. Jacobsen (éds.), *Studies in Honor of Benno Landsberger on his 75th Birthday, April 21, 1965*, AS 16, Chicago, p. 299-321.
Starr, I.	1990	*Queries to the Sungod*, SAA IV, Helsinki.
Stol, M.	1993	*Epilepsy in Babylonia*, Groningen.
Villard, P.	2003	"Bien-être du corps et de l'esprit d'après la correspondance des exorcistes, médecins et lamentateurs des Sargonides", *Estudos Orientais* VIII, p. 33-60.

INDEX GÉNÉRAL

NOMS DE LIEUX

ÉPOQUES

NOMS DIVINS, TEMPLES

NOMS DE PERSONNES

INDEX DES TEXTES CITES

INDEX DES OBJETS

www.ingramcontent.com/pod-product-compliance
Lightning Source LLC
LaVergne TN
LVHW072255300926
849160LV00018B/1669